Anaesthesiology and Resuscitation
Anaesthesiologie und Wiederbelebung
Anesthésiologie et Réanimation

65

Editors

Prof. Dr. R. Frey, Mainz · Dr. F. Kern, St. Gallen
Prof. Dr. O. Mayrhofer, Wien

Managing Editor: Prof. Dr. M. Halmágyi, Mainz

H. Baur

Der Wasser- und Elektrolyt-haushalt des Kranken

Ein Nachschlagwerk für die Praxis

Mit 22 Abbildungen

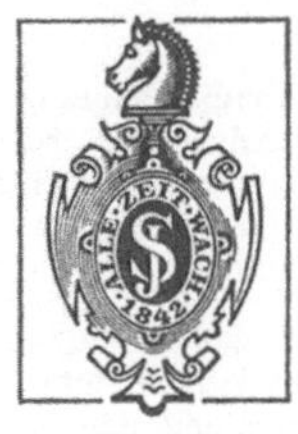

Springer-Verlag Berlin Heidelberg New York 1972

ISBN-13: 978-3-540-05862-5   e-ISBN-13: 978-3-642-65411-4
DOI: 10.1007/978-3-642-65411-4

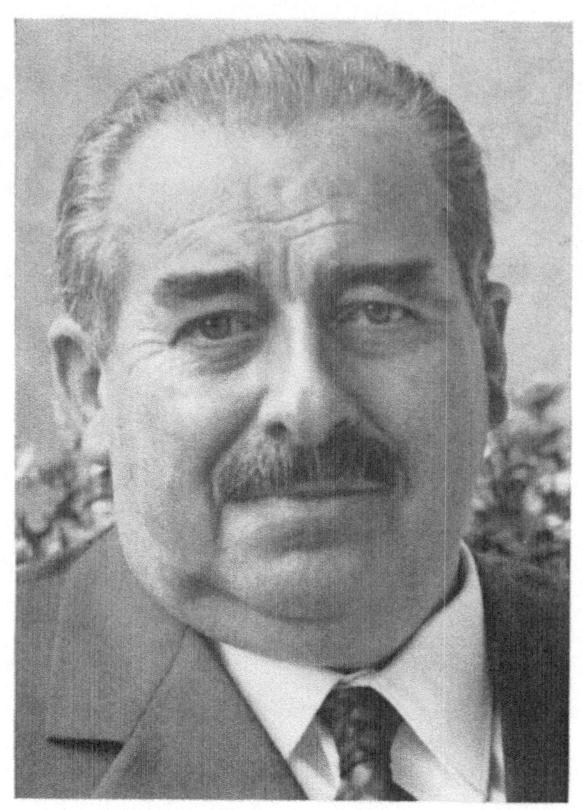

Professor Dr. Hans Baur

Vorwort

Das Ziel des Buches ist die Interpretation verfügbaren und anwendbaren Grundwissens.

Der Standort der Betrachtung ist das Erlebnis am Krankenbett. Mit der einzigen Ausnahme der Kochsalzvergiftung, die ich in meiner klinischen Spezialabteilung für Elektrolytphysiologie und in meiner klinisch-toxikologischen Abteilung nie zu sehen bekam, hatte ich im Laufe der letzten 15 Jahre Gelegenheit, sämtliche hier geschilderten Gefährdungen und lebensbedrohlichen Entgleisungen des Wasser-Elektrolyt-Haushalts in ihren verschiedenen Manifestationen zu behandeln seit ich sie erkennen lernte.

Die Anordnung der Darstellung entspricht dem Wunsch, den Zugang zum benötigten Grundwissen zu erleichtern und die Erfahrungen einer mehr als 15jährigen aktiven Lehr- und Fortbildungstätigkeit für Praxis und Klinik einem möglichst großen Kreis von Ärzten zugänglich zu machen.

Meinen treuen Mitarbeitern, den Oberärzten und Assistenzärzten der 2. medizinischen Abteilung des Städtischen Krankenhauses München rechts der Isar gebührt besonderer Dank. Meinen Zuhörern in unzähligen Seminaren, Kursen und Fortbildungsvorträgen verdanke ich viele Anregungen.

Ich widme dieses Buch meiner Frau HANNI, geb. SCHWALM, der ich die Kraft und die Lust zu arbeiten seit mehr als 30 Jahren verdanke.

München, Mai 1967   HANS BAUR

Nach seinem Tod übernahm Herr Professor Dr. Dr. KONRAD LANG, der mit der Materie und mit den Gedankengängen meines Mannes eng vertraut ist, in echter Hilfsbereitschaft die Zusammenstellung des Manuskriptes. Bei der Fülle des Materials wurden Kapitel weggelassen und manche neue Erkenntnisse hinzugefügt. Für diese schwierige Arbeit danke ich ihm von Herzen.

Herr Professor Dr. RUDOLF FREY, mit dem mein Mann ebenfalls in regem Gedankenaustausch stand, war bereit, dieses Buch in seiner Schriftenreihe „Anaesthesiologie und Wiederbelebung" aufzunehmen, wofür ich ihm zu großem Dank verpflichtet bin.

Im Mai 1972   HANNI BAUR

Inhaltsverzeichnis

Abkürzungen

ADH	Antidiuretisches Hormon (Adiuretin)
BÜ	Basenüberschuß (syn. „base-excess" d. anglo-am. Lit.)
E	Eiweiß
ez.	extracellulär
F	Fett
GIT	Gastrointestinaltrakt
iz.	intracellulär
IZF, EZF	Intracellulärflüssigkeit – Extracellulärflüssigkeit
KG	Körpergewicht
KH	Kohlenhydrate
$[Na^+]$	Konzentration von Na^+ (in mval/1)
[. . . . .]	sinngemäß von anderen Ionen
$\{Na^+{-}H_2O\}$	normoosmolare = normotone Extracellulärflüssigkeit
$\{Na^+ < H_2O\}$	hypoosmolare = hypotone Extracellulärflüssigkeit
$\{Na^+ > H_2O\}$	hyperosmolare = hypertone Extracellulärflüssigkeit
NNR	Nebennierenrinde
SBH	Säure-/Basenhaushalt
(↓)↓	(schnell) sinkende Tendenz bzw. zu niedriger Wert
(↑)↑	(schnell) steigende Tendenz bzw. zu hoher Wert
WEl (H)	Wasser-/Elektrolyt(Haushalt)

Einleitung

Elektrolyttherapie bedeutet Einschaltung des Arztes in die Umsätze (Bilanzen) des Wasser- und Elektrolythaushaltes (WElH). Sie beginnt mit der Verordnung oder dem Verbot von Speisen und Getränken und erstreckt sich bis zur vollen Übernahme der Bilanzlenkung einschließlich der parenteralen Ernährung, der apparativen Beatmung und der Dialyse. Ihr Zuständigkeitsbereich hält sich nicht an Fachgrenzen. Ein Schwerpunkt der häufigsten, einfachsten aber lebenswichtigen Verordnungen und Diagnosen liegt in der Praxis. Ein Schwerpunkt der routinemäßigen Anwendung diagnostischer und therapeutischer Hilfsmittel liegt im „Mittelbau" der fachärztlichen klinischen Behandlung.

Besondere Aufgaben fallen den Zentren für Respiration, Kreislauf, Toxikologie zu.

Die „Medikamente" der Elektrolyttherapie sind einfache Begleitstoffe der Nahrungsaufnahme. Ihre Verwendung (Gabe, Limitierung, Verteilung) und ihr Entzug (Verbot, Entnahme) wirken sich lebensrettend oder lebensgefährdend aus, je nachdem ob das Vorzeichen der Therapie richtig oder falsch war. Die Identität der Indikation mit der Diagnose der jeweiligen Situation im WElH des Kranken versetzt die Elektrolyttherapie in eine besondere Abhängigkeit vom Gewissen des Arztes. Die ärztliche Sorge für den WElH des Kranken sollte ein selbstverständlicher Bestandteil jeder ärztlichen Behandlung sein.

Das Eingreifen des Arztes in den WElH des Kranken beginnt bei der Beantwortung der Frage: „Was darf der Kranke essen und trinken?". Mit der Stellung dieser Frage wird dem Arzt die „Prokura" über den Haushalt übertragen, der in gesunden Tagen beinahe unerschütterlich funktioniert, nicht weil er eine unbedeutende Rolle spielt, sondern weil er über erstaunlich exakte und anpassungsfähige Regulationen verfügt. Ein integraler Bestandteil dieser Regulation ist der freie Zugang des Menschen zu den Stoffen des WElH. Mit dem Verlust dieser Freiheit durch Krankheiten (Sicherungsverlust) sind häufige Angriffe auf den Bestand und die Ordnung des WElH verbunden, die man erst in jüngster Zeit zu definieren lernte. Mit diesen Angriffen ist die Lenkung der Bilanzen (ärztliche Prokura) konfrontiert, und deshalb sind die Grundprobleme des WElH kein Reservat einer speziellen Ausrüstung oder bestimmter Spezialfächer. Ihr stufenweiser Aufbau erstreckt sich in den Arbeitsbereich klinischer Zentren, beruht aber immer auf demselben Prinzip des Einblicks in einen Haushalt, von dessen Eigenarten man bis vor kurzem nur spärliche und zumeist falsche Vorstellungen besitzen konnte.

Ein Schulbeispiel für die Verkennung des WElH ist der leicht verständliche Wunsch nach möglichst kurzer Information über die „Neuigkeiten der Elektrolyttherapie" nach Art der Benennung neuer pharmazeutischer Präparate für bekannte Krankheiten. Man kann aus der Äußerung solcher Wünsche einen unfehlbaren Test für „Neulinge im Gebiet der Elektrolyttherapie" gestalten. Die Stoffe, die wir verwenden, sind großenteils so alt wie das Leben auf der Erde. Neu sind die Einblicke in die Entstehung und die Erkennung eines einseitigen lebensbedrohlichen Mangels oder Überschusses. Neu ist z. B. für viele heute noch die Unterscheidung zweier Mangelkatastrophen, bei denen es den Kranken jedesmal an Wasser fehlt: das eine Mal an H_2O (rein) und das andere Mal an $\{Na^+-H_2O\}$ (an „Salz und Wasser").

Wer seinen Wunsch nach neuen therapeutischen Möglichkeiten in das Verlangen nach der Herstellung von Beziehungen zwischen seinen Verordnungen und ihren Auswirkungen auf den WElH umwandelt, wird sich über einen Mangel an Neuigkeiten im positiven Sinn von Erfolgen beklagen. Der Erfüllung dieses Wunsches soll dieses Buch als Niederschlag einer mehr als 15jährigen Fortbildungsarbeit dienen.

Im Vordergrund steht das Erlebnis des Arztes am Krankenbett, das ich dank meines klinischen Lehrers Friedrich von Müller zeitlebens für den Ausgangspunkt (Auftrag) der ärztlichen Arbeit und Forschung, auch der biochemischen Analyse ansehen werde. In der systematischen Darstellung wurde den Manifestationen der Störungen und ihrer Verflechtung mit Symptomen der Grundkrankheiten kein besonderer Raum gewährt. Der Lehrer soll sich an Erlebtes erinnern oder anläßlich einer Beobachtung nachschlagen können, bei welchen Störungen des WElH „so etwas vorkommen kann". Der bescheidene Beitrag entstammt der speziellen klinischen Arbeit, die es mir ermöglichte – zum großen Teil in sehr großer Anzahl – das Geschilderte ausnahmslos selbst zu beobachten.

Der immer noch weit verbreitete Irrtum, daß man Bilanzvorgänge „vernachlässigen" könne, wenn Plasmawerte zur Verfügung stehen, bedeutet nicht nur für die Praxis sondern auch für die Verfügung über eine klinische Ausstattung den Verzicht auf viele untrügliche Frühsymptome und die Möglichkeit der Erfolgssteuerung der Therapie. In diesem Sinne ist auch in diesen Abschnitten ein relativ größerer Auszug aus eigenen Wahrnehmungen am Krankenbett und in der konsiliarischen Tätigkeit wiedergegeben.

Die Darstellung der Soforthilfe der einmal eingetretenen Entgleisung des WElH beschränkt sich auf das Prinzip, da sie sonst mit einer hier nicht beabsichtigten Spezialisierung und Ausdehnung des Umfanges verbunden wäre. Der berechtigte Wunsch der Praxis nach realisierbaren Ratschlägen für die Verordnungen und Verbote der Elektrolyttherapie dürfte im letzten Abschnitt der einzelnen Kapitel nicht zu kurz gekommen sein.

Der Aufbau des ersten Teiles der Gesamtdarstellung ergibt sich aus den beiden Fragen: „Wie sieht der gestörte WElH aus?" und „Wie kommt es zu diesen Störungen?".

Diese Kapitel sind nicht deshalb vorangestellt, weil sie zuerst gelesen werden möchten oder müßten. Das Verlangen nach einem Zugang zu den bisherigen Grundlagen ist nicht weniger intensiv, wenn es durch ein praktisches Erlebnis ausgelöst wird, als wenn es auf dem theoretischen Vertrauen beruht.

Das Ziel der Darstellung ist die Vermittlung der therapeutischen Möglichkeiten. „Elektrolyttherapie" bedeutet im engeren Sinn des Wortes das Geben und Nehmen von Stoffen des WElH. Eine Nomenklatur der Gefährdungen und Entgleisungen, welche sich an den vorliegenden therapeutischen Bedarf des Kranken hält, besitzt neben dem Vorteil der Einfachheit gleichzeitig den Vorteil, mit der Indikation und großenteils auch mit der Bezeichnung des bilanzmäßigen Hergangs identisch zu sein.

Die Veröffentlichung dieses Bandes erfolgte mit Unterstützung der Jacques Pfrimmer-Gedächtnis-Stiftung Erlangen.

I. Die Rolle des Wasser-Elektrolythaushalts im System der Krankheiten

1. Die Katastrophen im Wasser-Elektrolythaushalt

Das Neuland des Elektrolytwissens besteht in der Erschließung des „Hergangs von" und des „Zugangs zu" den lebensgefährlichen Katastrophen des Wasser-Elektrolythaushaltes.

Die Phänomene der Katastrophen sind dramatisch, aber leicht erfaßbar. Die Gefährdungen werden weitgehend durch die Sicherungen verschleiert. Das gilt besonders für die Plasmawerte, die als biologische Konstanten nach dem Prinzip der Homoeostase gegen Erschütterungen vielfach abgesichert sind.

Zur Nutzbarmachung der Bilanzvorgänge als Bilanzphänomene dient die ärztliche Hilfe der Bilanzkunde des Wasser-Elektrolythaushalts.

Der Brückenschlag, der das exakte chemische bzw. physiologisch-chemische Grundwissen mit der täglichen Arbeit am Krankenbett zu verbinden hat, stellt die Interpretation von Daten dar, mit welchen der Mediziner im allgemeinen schon von der sprachlichen Seite her wenig vertraut ist.

Man kann auch beim besten Willen den Umgang mit der elektrischen Beleuchtung nicht zweckmäßig darstellen, wenn man die Nomenklatur verwendet, die für das Petroleumlicht adäquat ist.

Die Katastrophen des Wasser- und Elektrolythaushalts als echte, experimentell reproduzierbare, chemische Todesursachen sind ebenso wie der H_2O-Mangel, die Hyperthermie und andere Konflikte mit den Lebensvorgängen zu den elementaren Gefährdungen des Lebens zu zählen, die wir unter dem übergeordneten Begriff der Elementarpathologie zusammenfassen. Man kann das Elektrolytwissen als ein Neuland der Humoralpathologie bezeichnen und damit gleichzeitig den dringenden Bedarf einer Ausweitung der morphologischen Autopsie auf humorale Analysen anmelden.

Die praktische Bedeutung dieser Position des Elektrolytwissens kann nicht hoch genug gewertet werden. Die therapeutischen Nutzanwendungen, die sich aus jeder Aufklärung über fundamentale lebensbedrohliche Vorgänge ergeben, sind hinsichtlich der Anwendungsbreite, der dramatischen Erfolge und – das gilt besonders für den Wasser- und Elektrolythaushalt – der Einfachheit der benötigten Stoffe durch nichts zu übertreffen.

Die Homoeostase des WElH-Bestands ist eine unentbehrliche Voraussetzung des ungestörten Ablaufs der wichtigsten Lebensvorgänge. Nach dem heutigen Stand unseres Wissens lassen sich bestimmte Rollen bestimmter Stoffe des WElH für die Erhaltung des Zellstoffwechsels, der Funktion des Zentralnervensystems, der Atmung, des Kreislaufs, der Nierenfunktion, der neuromuskulären Koordination usw. definieren.

Die Umsetzungen des WElH stehen in engster Verflechtung mit dem Stoffwechsel, z. B. mit der Abgabe überschüssiger Wärme oder mit der Ausscheidung von Stoffwechselendprodukten durch die Nieren. Das Prinzip der Rolle des WElH als Voraussetzung des ungestörten Ablaufs vieler Lebensvorgänge ist auch hier realisiert.

Störungen der Ordnung (Homoeostase) des WElH lösen entsprechend der skizzierten Bedeutung sekundäre Störungen lebenswichtiger Funktionen aus. Dieser Übergriff vollzieht sich häufig in der Reihenfolge:

1. Funktionsbehinderung
2. Funktionsausfall
3. sekundäre reversible bis irreversible Schädigungen von Organen und Funktionsgemeinschaften.

Diese Übergriffe sind entsprechend der besonderen Rolle bestimmter Teilnehmer des WElH differenzierbar. Sie liefern die Erklärung für die Manifestationen der Gefährdungen und Entgleisungen des WElH (s. Kap. II).

Die Aufrechterhaltung der Ordnung des WElH beruht nicht nur auf den Eigenschaften der Stoffe (Rollenträger), sondern auch auf der Verflechtung dieser Eigenschaften mit denjenigen der strukturbildenden Bestandteile des Körpers, z. B. der grenzbildenden Membranen und dem zusätzlichen Aufwand von chemischer Energie, die aus dem Stoffwechsel gewonnen wird.

Die Feststellung, daß die Homoeostase des Wasser-Elektrolythaushalts eine unentbehrliche Voraussetzung vieler Vitalfunktionen ist, kann demgemäß ergänzt werden: der ungestörte Ablauf bestimmter Lebensvorgänge einschließlich des Zellstoffwechsels ist eine Voraussetzung der Erhaltung der Homoeostase des Wasser-Elektrolythaushalts.

Daraus folgt: Störungen der Homoeostase können durch ihr Übergreifen auf bestimmte Funktionen des Zellstoffwechsels, der Parenchyme usw. dazu führen, daß die Sicherung der Ordnung und damit ihre Wiederherstellung verloren geht. Funktionsstörungen, z. B. des Kreislaufs, der Atmung, der Nieren usw. können durch ihr Übergreifen auf den Wasser-Elektrolythaushalt und durch die Störung seiner Ordnung zu einer entsprechenden Rückwirkung als zusätzliche Funktionsbehinderung eine ausweglose Lage schaffen.

In beiden Fällen pflegt man das Wort „circulus vitiosus" anzuwenden. Diese Bezeichnung könnte bei der Analyse des Hergangs von Elektrolytkatastrophen fast beliebig oft in Erscheinung treten. Es wird durch die Aufzählung von „Schadensketten" ersetzt.

Das darstellende Prinzip des eigengesetzlichen Ablaufs liefert die Erklärung dafür, daß Katastrophen des Wasser-Elektrolythaushalts in der Regel einen raschen, oft auch rapiden Ablauf nehmen. Nimmt man dazu die Tatsache, daß die Homoeostase des Wasser-Elektrolythaushalts – repräsentiert durch die Konstanz bestimmter Proportionen und Konzentrationen (Plasmawerte) – im Zustand der Gefährdung oft für lange Zeit aufrechterhalten

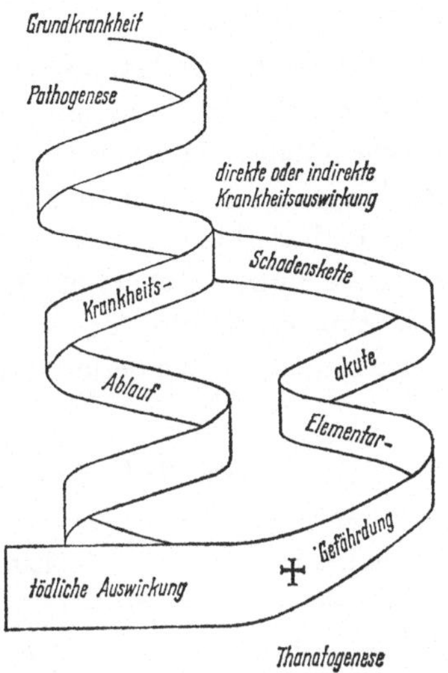

Abb. 1. Modell der „Seitenketten"

wird, so versteht man gewisse Gefahren der Verkennung des wahren Hergangs tödlicher Entgleisungen.

Nur relativ selten kann man den Begriff der Krankheitseinheit auf bestimmte spezifische Regulationsstörungen des Wasser-Elektrolythaushalts und ihren Ablauf anwenden, da die Mehrzahl aller Störungen im Ablauf von Krankheiten auftritt. Man kann sie Zweitkrankheit nennen. Ich habe versucht, die Beziehungen dieser humoralen Störungen zu der auslösenden Grundkrankheit in symbolischer Form zu skizzieren (Abb. 1). Die beiden Bänder entsprechen dem Verlauf der vorliegenden Grundkrankheit, der durch einen zweiten Störungsablauf jäh unterbrochen wird. Die Zweitkrankheit beginnt mit unmittelbaren oder mittelbaren Auswirkungen – in unserem Fall – auf das Säure-Basen-Gleichgewicht bzw. den Wasser-Elektrolythaushalt. Die Entgleisungen des Säure-Basenhaushalts und des Wasser-Elektrolythaushalts sind nach dem heutigen Stand unseres Wissens definierbare, experimentell reproduzierbare und häufig verhütbare, bzw. behebbare wahre chemische Todesursachen. Ihre Manifestationen sind wie geschaffen, um im Ablauf der auslösenden Grundkrankheiten unerkannt unterzutauchen. Für die epikritische Deutung des tödlichen Ausgangs mangelt es bei Verkennung des Sachverhalts nicht an scheinbar befriedigenden Phasen wie etwa „Herzversagen", „Kreislaufversagen", „Nierenversagen" usw. anstelle der korrekten Definition des Hergangs, nämlich z. B. Leistungsbehinderung der Nierenfunktion durch Volumenmangel.

Es liegt im Wesen der Elementargefährdungen des Lebens, daß die verschiedenartigsten Krankheiten zu bestimmten einheitlichen Entgleisungen des Wasser- und Elektrolythaushalts führen können. Jede dieser Krankheiten besitzt „ihre" Pathogenese. Daraus ergibt sich die Notwendigkeit, das Prinzip der Aufklärung des Hergangs echter, d. h. definierbarer und experimentell reproduzierbarer Todesursachen anders zu bezeichnen als die Aufklärung des Hergangs bestimmter Krankheiten, die man aus dem griechischen Namen Pathos (Leiden) und Genese (Hergang) die Pathogenese nennt. Die Bezeichnung Thanatogenese (von Thanatos, griechisch: der Tod) wurde eingeführt, um der Pathogenese einen paritätischen Begriff zur Seite zu stellen, der keinerlei Krankheitsbindungen aufweist (H. BAUR).

Tabelle 1

	Nosologisches System	Thanatogenese
Nomenklatur	Krankheitsbezeichnungen (konstruktive Zusammenfassung statistischer, erfaßbarer Syndrome, Verlaufsarten usw.)	Definition von Todesursachen (pathophysiologische Analyse).
Klassifikation	Ordnung nach auslösender Ursache (z. B. Infektionskrankheiten) und anatomischer Lokalisation (z. B. Lunge, Niere usw.)	Ordnung nach definierbaren, exp. reproduzierbaren Störungen bestimmter Funktionskreise (z. B. Atmung, Kreislauf, Wasser-Elektrolythaushalt).
Ätiologie und Hergang	Faktoren, die zur Entstehung und zum Ablauf der Krankheiten beitragen Ätiologie und Pathogenese	Faktoren, die zum universellen Ausfall aller wichtigen Lebensvorgänge beitragen Ätiologie und Thanatogenese
Ziel der Therapie	Möglichst krankheitsspezifische Therapie (evtl. „kausal") über die Indikationslehre	Gezielte Soforthilfe akuter lebensbedrohender Zustände über die Definition der aktuellen Gefährdung

Man kann die Schnittführung zwischen der Thanatogenese und der – für jede einzelne Krankheit recht verschiedenartigen – Pathogenese nicht bewußt genau vollziehen. Das Wort „Thanatogenese" beschränkt sich nicht auf die Feststellung der Todesart. Es bedeutet für die Nutzanwendung am Krankenbett den wirklichen Fortschritt der letzten Jahrzehnte, daß *der Hergang* der betreffenden Todesart experimentell und klinisch aufgeschlüsselt und damit gleichzeitig der Zugang am Krankenbett erschlossen wurde. Das geläufige System der Krankheitsbeschreibung (Nosographie) hält sich an die Reihenfolge: Pathogenese, pathologische Anatomie, Krankheitszeichen (Diagnose), und versetzt die jeweilige Therapie an das Ende der Darstellung. Mit der Definition einer akuten lebensbedrohlichen Situation, z. B. als H_2O-Mangel, wird automatisch das Richtungszeichen der wirksamen Prophylaxe und der einzig möglichen Therapie geliefert.

Für die Nomenklatur im Bereich des WElH verwenden wir deshalb das Prinzip von MARIOTT, das sich auf die Benennung des angegriffenen Stoffes (z. B. H_2O, Na^+, K^+ usw.) beschränkt und die einfachste und klarste Möglichkeit darstellt, den therapeutischen Bedarf mit der Nennung der Diagnose zu verbinden.

Der Umgang mit den chemischen Symbolen der ins Auge gefaßten Stoffe („Teilnehmer") des WElH bedeutet eine wesentliche sprachliche Erleichterung, setzt aber voraus, daß man die Rollenverteilung dieser Stoffe kennt und daß man sich an einen konsequenten Gebrauch dieser „Elektrolytsprache" hält.

H_2O ist dann stets „Wasser", wenn nicht Elektrolyt oder – wie man für unseren Zweck der Verordnungen sagen darf – H_2O mit „Elektrolyt", z. B. NaCl vorliegen, d. h. Na^+ und Cl^--Zuckerlösungen wirken sich demgemäß als H_2O ohne osmotischen Halt im Extracellulärraum aus (vgl. auch Abb.). Na^+ ist als Partner von H_2O der Repräsentant des osmotischen Haltes von H_2O im ez. Flüssigkeitsbereich und somit in seiner Auswirkung stets mit seinem Partner H_2O verbunden. $\{Na^+–H_2O\}$ kann als Symbol der isotonen Konzentration der EZF verwendet werden, $\{Na^+ < H_2O\}$ als Symbol einer hypotonen, $\{Na^+ > H_2O\}$ als Symbol einer hypertonen Lösung einer salzartigen Verbindung, z. B. NaCl, $NaHCO_3$ usw.

Die Katastrophen des WElH verlaufen nach einem noch zu erläuternden Prinzip in der Regel rasch, oft blitzartig. Sie besitzen die Fähigkeit, im Ablauf des Grundleidens „unterzutauchen". Für die „Deutung" des tödlichen Ausgangs stehen eine Reihe von Möglichkeiten zur Verfügung, angefangen von eindrucksvollen, aber inhaltslosen Phrasen bis zur – in solchen Fällen nicht zutreffenden, aber auch morphologisch schwer widerlegbaren – Feststellung eines „akuten Versagens", sei es des Herzens, des Kreislaufs oder der Nieren. Für die Therapie ist die Umwälzung des ärztlichen Handelns entscheidend, die sich daraus ergibt, daß an die Stelle von Resignation gegenüber der höheren Gewalt eines „Versagens" die aussichtsreiche

Möglichkeit der gezielten Soforthilfe tritt, wenn eine Elektrolytkatastrophe diagnostiziert wird.

Die Störungen der Homoeostase des WElH und des SBH liefern besonders typische Beispiele für die Fortschritte der Differenzierung von Elementargefährdungen. Sie werden durch Krankheiten der verschiedensten Art ausgelöst und nehmen unbehandelt über kurz oder lang einen eigengesetzlichen Verlauf, der durch eine tödliche Katastrophe abgeschlossen wird. Alle Entgleisungen des WElH sind definierbare, experimentell reproduzierbare und oft verhütbare bzw. behebbare wahre Todesursachen. Sie ziehen den Ausfall verschiedener biologisch wichtiger Funktionskreise nach sich. Die wertvollen Möglichkeiten des diagnostischen Zugangs auf dem Weg über die Zeichen von Seiten der Bilanzabfertigung sind durch das „Bilanzmodell" in der unteren Hälfte der Tafel angedeutet.

Beispiele für Manifestationen von Entgleisungen des WElH:

1. H_2O-Mangel als hyperosmolares Koma (naheliegende Fehldeutung: Auswirkung der Grundkrankheit).

2. H_2O-Intoxikation unter dem Bild epileptischer Krämpfe mit Stauungspapille (Fehldeutung als raumfordernder Prozeß) oder als hypervolämische Katastrophe mit Lungenödem.

3. Na^+-Mangel als Volumenmangel (Leistungsbehinderung des Kreislaufs und der Nierenfunktion).

4. Na^+-Überladung als akute Salzvergiftung (cerebrales Bild), als hypervolämische Plethora und als Krankheitsbild der großen Ödeme.

5. K^+-Mangel mit verschiedenartiger Auswirkung, z. B. als komatöser Zustand, Atemlähmung, Ileus, Lähmungsbild, Digitalisüberempfindlichkeit.

6. K^+-Intoxikation mit akutem Herzstillstand.

7. Respiratorische Azidose (CO_2) als partielle Erstickung.

8. Respiratorische Alkalose mit Tetanie und Ausfall der physiologischen Atemregulation.

9. Metabolische Azidose durch Säure-Beladung (z. B. Diabetes, renale Retention) oder durch Alkaliverlust (z. B. bei hochsitzenden Verlusten aus dem Darm). Teilbestand des „stillen" azidotischen Komas.

10. Metabolische Alkalose mit Tetanie und sekundärer Leistungsbehinderung bzw. Schädigung der Niere, meist mit K^+-Mangel verbunden.

2. Der laborative Teilzugang

Die laborativen Möglichkeiten des WEl-Bestands und seine Ordnung zu erfassen, stellen – auch bei Verfügung über vollständige Einrichtung und Pesronalbesetzung – einen Teilzugang dar:

a) Man kann im klinischen Betrieb stets nur einen bestimmten Teil der gesamten Ordnung des WElH erfassen, da man so gut wie ausschließlich auf Blut- oder Serumuntersuchungen angewiesen ist.

b) Diese laborativen Untersuchungen sind stets nur ein Teil der laborativen Untersuchungen, die nötig sind. Ein besonders wertvoller Zugang zu den Störungen ergibt sich aus der laborativen Analyse von Bilanzvorgängen. Diese wird auch heute noch viel zu wenig geübt, da der Aussagewert von Plasmakonzentrationen z. T. überschätzt, z. T. falsch eingeschätzt wird. Ein einfaches Beispiel: laufende Messung des Körpergewichts ist einfach und liefert das Symptom gewichtiger Bilanzvorgänge bezüglich H_2O.

c) Es ist stets nötig, neben den Elektrolytwerten auch andere Plasmawerte zu berücksichtigen, da sie häufig einfache und wertvolle Aussagen in bezug auf den WElH erlauben, wie z. B. Bestimmung von Erythrocyten, Hämoglobin, Eiweiß und Rest-N.

Bei der Auswertung der erhaltenen Daten muß man sich aber über die Möglichkeiten und Grenzen der Deutung von Plasmakonzentrationen im Rahmen des WElH im Klaren sein:

a) Das Prinzip der Homoeostase hebt die Verhältnisse auf, die bei einigen leicht „beweglichen" Plasmakonzentrationen vorliegen. Die Sicherungen verschleiern die mögliche Gefahr.

b) Die Deutung von Konzentrationswerten als Mengenangaben ist ohne Kenntnis der gesamten Bezugsmenge prinzipiell falsch und praktisch bestenfalls bei Kenntnis des Hergangs bedingt möglich. Tödlicher Mangel ist bei normaler Konzentration möglich, wenn der Mangel in gleicher Weise die untersuchten Stoffe und die Bezugsfläche trifft.

c) Konzentrationswerte können stets von zwei Seiten aus verändert werden, vom analytisch erfaßten Stoff und von der Bezugsflüssigkeit aus.

d) Die Plasma-Elektrolytwerte können durch Verteilungsänderungen ohne Mengenänderungen ebenso beeinflußt werden wie durch absolute Mengenänderungen des betreffenden Stoffes oder der Bezugsflüssigkeit.

Man muß also die folgenden Gefahren vermeiden:

a) Die Identifizierung normaler Konzentrationsangaben mit „WElH o. B." führt zur Verkennung lebensbedrohlicher Angriffe.

b) Die kritiklose „Umrechnung" von Konzentrationsangaben auf Bedarfs- oder Überschußmengen führt zu kosmetischen, aber gefährlichen Korrekturversuchen und therapeutischer Vergewaltigungen des WElH.

3. Die Wirklichkeit

a) Plasmakonzentrationswerte für Elektrolyte stellen im Bereich der Diagnose und Therapie schwerer Störungen des WElH einen unentbehrlichen Bestandteil der Befunderhebung dar. Ihre richtige Deutung setzt ärztliches Wissen, Erhebung der gezielten Anamnese, Taxierung bzw. Messung von Bilanzvorgängen und Bewertung des gesamten Krankheitsbildes voraus, ersetzt diese Maßnahme aber nicht.

b) Definitionsgemäß handelt es sich bei Konzentrationsangaben nicht um Mengenangaben.

c) Definitionsgemäß stellt die Sicherung der Homoeostase eine Verschleierung des wirklichen Zustandes durch möglichste Erhaltung jener Konzentration dar, die biologisch nicht konstant ist.

d) Die Therapie dient der Erhaltung des Lebens, nicht der Abwicklung eines „Programms", das aus Konzentrationswerten „am grünen Tisch" aufgestellt wurde (Erfolgssteuerung über Bilanzzeichen).

Serumwerte sind demnach für die ärztliche Steuerung des WElH unentbehrlich. Sie sind aber nur dann richtig deutbar, wenn die Bilanzwerte und die Analyse des Hergangs vorliegen. Ein Blick auf den Modus der Verteilung des WElH zeigt, daß die relativ kleinen Mengen, die zur Aufrechterhaltung der Plasmawerte nötig sind, keinen zuverlässigen Einblick in die Verteilung und insbesondere keinerlei Frühdiagnose liefern können.

Nichts ist irreführender als zu glauben, man könne aus normalen Plasmawerten schließen, „daß der WElH des Kranken in Ordnung sei". Es ist aber heute noch vielfach üblich, die beweiskräftigen Bilanzvorgänge (corpus delicti) zu verwerfen, die Serumwerte zu bestimmen und – wie wir oft genug sehen – dabei auf die schwer behebbaren Katastrophen zu warten, während die Prophylaxe oft kinderleicht gewesen wäre.

Umgekehrt muß es Verteilungsschwierigkeiten geben, die zu Konzentrationsänderungen führen, ohne daß Mengenänderungen des Bestands vorliegen.

4. Die sogenannten Rechenregeln der Substitution und die „Substitution nach Maß" (tailor made substitution)

Der begreifliche Wunsch, dem Grundwissen des Arztes „entgegenzukommen", hat zur Konstruktion von „Rechenregeln aus pathologischen Serumwerten" geführt. Diese Regeln setzen – meist recht stillschweigend – voraus, daß der Hergang der Änderung der Plasmawerte als „Mangel" bekannt sei. Auf den „falschen", d. h. hier nicht vorausgesetzten Hergang angewandt, liefern sie Mengenangaben, deren Verabreichung mit mathematischer Sicherheit in diesen Fällen lebensgefährlich wäre.

Das gilt auch für die Na^+-Werte und – in ganz besonderem Maß – für die HCO_3^--Werte und ihre „Korrektur nach Maß" (vgl. entgegengesetztes Verhalten je nach Hergang, d. h. nach respiratorischer und metabolischer Auslösung). Daß die K^+-Konzentration des Serums nichts über die wirklichen Bestandsmengen im iz. Bereich aussagen kann, zeigt ein Blick auf die Art der Verteilung.

Wer die Beschäftigung mit der Elektrolyttherapie bei den „Rechenregeln aus Plasmawerten" beginnen und sich darauf beschränken möchte, ist vor ernsten Gefahren zu warnen.

Wer bei der Pathophysiologie der Bilanzen beginnt, wird die Rechenregeln selten vermissen, weil er nach Bilanzen rechnet und die Therapie kontrolliert. Wer den WElH einigermaßen kennt, weiß, daß der Traum von einer „Kosmetik der Serumwerte" zu den Kinderkrankheiten des neuen Wissens gehört.

5. Beispiele für die kritische Deutung einiger pathologischer Serumkonzentrationen

Hyponatriämie – 3 Möglichkeiten der Auslösung (s. auch Tab. 2).

Tabelle 2. Veränderungen der Natriumkonzentration im Serum

Werte [Na⁺] mval/l Plasma	Grenzen der Deutbarkeit des laborativen Wertes ohne Kenntnis der Bilanzsituation	Deutungen, die falsch sein können und zu therapeutischen Fehlern Anlaß geben.
135–145 mval/l Plasma Na^+	Normale Na^+-Konzentration, spricht gegen $\pm$ H_2O oder $\downarrow$ H_2O, möglich bei isotonem Na-H_2O-Mangel oder Überschuß	„Na^+-Haushalt o. B." (vgl. die „Rechenregeln, nach welchen bei isotonem Na-H_2O-Mangel „keine" Substitution nötig ist).
120–130 mval Na/l Plasma	deutliche Hyponatriämie	„Na^+-Mangel" und Verabreichung des aus den Rechenregeln ermittelten Substitutionsbedarfs ohne Differenzierung der Auslösung (Gefahr der iz. Na^+-Intoxikation und des Angriffs auf K^+).
110–120 mval Na/Plasma	starke Hyponatriämie. Auslösungsmöglichkeit (nur vom Hergang aus zu entscheiden) $\uparrow$ H_2O (meist [Na⁺] $\downarrow\downarrow$ = Verdünnung (hypo). Verteilungshyponatriämien ohne N⁺-Mangel Substitutionsbedarf (vgl. Ödem oft). Mangelhyponatriämie (mit Substitutionsbedarf).	

Tabelle 3. Synopsis der wichtigsten Ereignisse am Krankenbett unter zugrunde

Lösungsmittel	H_2O Wasser spielt durch seine besonderen physikali Rolle. Die zentrale Unterbringung im Modell der
Beteiligung des H_2O	Osmotische Kräfte als Folge der Beeinflussung des H_2O.
Vorzeichen (Etikettierung)	H_2O und Na^+ EZF Menge, Verteilung, Konzentration.
Hergang der Störungen am Krankenbett als Bezeichnung der Syndrome	Wassermangel und -überschuß (Intoxikation) Na^+-Mangel und -überschuß EZF-Mangel und -überschuß Volumensymptome von Seiten der EZF und des Plasmas.
Physiol. Prinzip der Therapie	Wasser und diffundible Stoffe (Glucose) als H_2O, Kolloid als Sicherung des Plasmavolumens, Na^+ als Sicherung des EFZ-Volumens.
Klinische Definitionen der physikalisch-chemischen Aktivitäten	Wasser als ubiquitärem Bestandteil der 3 Räume. Wasser als Repräsentant des Volumens, Garantie des Volumens und der Verteilung durch den – im klinischen Gebrauch raumbezogenen – effektiven osmotischen Druck der Stoffe, die durch die Raumgrenzen nicht permeieren (Kolloid – Plasma, Na^+ und ez. Elektrolyte – ez. Flüssigkeit).
Einfachste physikalisch-chemische Ableitung (für den vorliegenden Fall im WElH).	Osmotischer Druck = Wirksamwerden von Kräften in Systemen, die aus 2 Lösungsräumen mit differenter Konzentration und einer Trennungsschicht bestehen, an welcher der Diffusionsausgleich des Gelösten behindert ist. Exakte Messung: Gefrierpunkterniedrigung infolge von Donnan-Gleichgewichten bei physikalischer Elektrolytkonzentration höherer – im physikalisch-chemischen Sinne – effektiven kolloid-osmotischen Druck, als der Konzentration entspräche.

liegenden physikalisch-chemischen Eigenschaften von Wasser und Elektrolyten

schen und chemischen Eigenschaften bei allen Vorgängen im WElH eine besondere Trias soll die Beziehungen zwischen Wasser und gelösten Stoffen andeuten.

Dissoziation der Elektrolyte, gegenseitige Beeinflussung auch des Lösungsmittels.	Abgabe und Bindung von Protonen (H^+), Entstehung von $(H_2O)^+$, Beteiligung des Wassers.
K^+ IZF/EZF Na^+/K^+	H^+ (pH) Säure-Basen-Haushalt.
K^+-Bestand, Tendenz der Zelle zu K^+-Aufnahme und -Abgabe (Kaliophilie und -phobie). Hypo- und Hyperkaliämie. Gefährdung des K^+-Bestands durch Na^+ (iz. Na^+-Intoxikation). K-Mangelsyndrom, K-Intoxikation.	CO_2-Retention = respiratorische Azidose. CO_2-Verluste = respiratorische Alkalose. H^+-Beladungs- oder OH^--Verlust-Azidose. H^+-Verlust oder OH^--Beladungs-Alkalose metabolisch oder renal.
K^+ als Binnenelektrolyt nur unter besonderen Kautelen über den Blutweg. K^+-Entzug (Dialyse). Gefährdung durch Na^+ bei K^+-Mangel.	Respiratorische Maßnahmen in besonderer Verflechtung mit O_2-Haushalt. Säure- und Alkali-Entzug und -gabe, Therapie und Lösungen mit HCO_3^-- oder Cl^--Besetzung.
Sicherung der Charakteristik der EZF und IZF an den Zellgrenzen (Aktiver Transport und Passive Penetration). Herstellung von Konzentrationsgefällen, bioelektrische Potentiale, Ruhepotentiale (Aktionsströme). Dissoziation der Elektrolyte als Ursache ihrer maßgebenden Rolle für die osmotische Konzentration.	„Azidose" und „Alkalose" als Bezeichnung für jede Gefährdung oder Verschiebung der aktuellen Wasserstoffionenkonzentration (auch bei voller Kompensation) und Pufferung. Regulationen der Reaktion (Reaktionsregulation) Säuremechanismen in der renalen Excretion.
Elektrolyt = dissoziierende (schwach = unvollständig, stark = praktisch vollständig) Verbindung, die Ionen abgibt. Individuelle Ioneneigenschaften und -Beziehungen untereinander und zu den Makromolekülen. Elektroneutralität = Gleichheit der Kationen- und Anionenkonzentration (deshalb Na^+-Konzentration maßgebend für Gesamtkonzentration).	Säuren = Protonen (H^+) abgebende, Alkali = Protonen (H^+) aufnehmende Stoffe oder Verbindungen. Stärke der H^+-Abgabe = Stärke (der Dissoziation) der Säure; in wäßriger Lösung stets $(H_2O)^+$-Ionen = Hydroxoniumionen durch Wasseranlagerung (Hydration des Protons), Ampholyte.

H_2O-Überladung ohne Na^+ Bestandsminderung (nur relativer „Na^+-Mangel"). (Verdünnungshyponatriämie, besonders niedrige Werte möglich.)

Verteilungsstörung – Hyponatriämie, die häufigste Auslösung (eine Störung der inneren Ordnung, Energiemangel, gegenseitige Verdrängung von K^+ und Na^+ im iz. Bereich) ohne Na^+ Bestandsminderung, häufig sogar mit Bestandsmehrung, z. B. bei großem Ödem möglich. Das Geben von Na^+ (vgl. Rechenregeln) gefährdet den iz. K^+-Bestand. Meist Werte zwischen 120–130 mval/l.

Na^+-Mangel (Mangelhyponatriämie) Auslösung durch Na^+-Verluste, zusätzlich durch H_2O-Verabreichung statt Na-H_2O und durch regulatorische Aufrechterhaltung des Volumens, so daß Aussagen über die absolute fehlende Menge problematisch sind.

Hypernatriämie. *H_2O-Mangel* ist die häufigste Art der Auslösung. Hierbei sind Werte um 150 mval/l bis zu exzessiven Steigerungen auf 180 mval/l möglich.

Salz-(Na^+)-Überladung. Seltene Art der Auslösung.

Normokaliämie. Werte von 3,5 mval/l sind bei normalem K^+-Haushalt und Bestand noch möglich. Im Zuge von Angriffen auf K^+ sind sie bereits als Verdachtszeichen zu werten. Normale Werte liefern keine Aussage über eine etwaige Gefährdung, die abrupt zu Änderungen der Hypokaliämie oder Hyperkaliämie führen kann.

Hypokaliämie. Sie sind mit der voranstehenden Einschränkung als obligate und zuverlässige Begleitzeichen der Mangelkatastrophe (K^+-Mangelsyndrom) zu werten. EKG berücksichtigen!

Hyperkaliämie. Jeder Wert von 6 mval/l und höher ist ein zuverlässiges Begleitzeichen der hochgradigen Gefährdung durch eine K-Intoxikation. Es besteht aber keine obligatorische Bindung der tödlichen Katastrophe an bestimmte Werte im Bereich von 5,5–8,0 mval/l. Bei dieser Höhe und noch höheren Werten besteht höchste Alarmstufe für den plötzlichen Herzstillstand.

Die Serumwerte für Cl^-–HCO_3^- im venösen Blut

Nicht mit Na identifizieren (Na messen).

Bei Na ↓ ↑ entsprechend ↓ ↑ (Na messen). Wichtig für SBH Cl/HCO_3^-.

Das Zustandekommen der häufigsten Konstellationen:

Cl ↓ HCO_3 ↑ bzw. Cl ↑ HCO_3 ↓ sind in der Tabelle 3 erläutert.

Das Zustandekommen der häufigsten Konstellationen:

Die venösen Serumwerte liefern eine Schnellorientierung, wenn man den Hergang der Störung des SBH kennt. Beweiskräftig ist die exakte Analyse des großen SB-Status im arteriellen Plasma.

II. Angewandte Bestandskunde des Wasser-Elektrolythaushalts

Leitsatz : Man kann die Prokura eines Haushalts nicht übernehmen, wenn man das Prinzip seiner Gefährdungen nicht kennt.

Gefährdung ist – stets – gleichbedeutend mit der Störung bestimmter Beziehungen und Rollen der Stoffe. Die profilierte Darstellung einseitigen störenden Mangels oder Überschusses liefert gleichzeitig den Schlüssel zum Verständnis „gemischter" Störungen.

1. Der Wasserbestand des Menschen

Abbildung 2 liefert eine „Bestandsaufnahme", die das Ergebnis der Mumifizierung eines hypothetischen Modellfalles (Erwachsener, 60 kg KG) sein könnte. Den Bestandsaufnahmen wurde als Modellfall ein Körpergewicht von 60 kg zugrunde gelegt, obwohl im Schrifttum häufig die Bestandsangabe für den sog. „Standardmenschen" mit einem Gewicht von 70 kg zu finden ist.

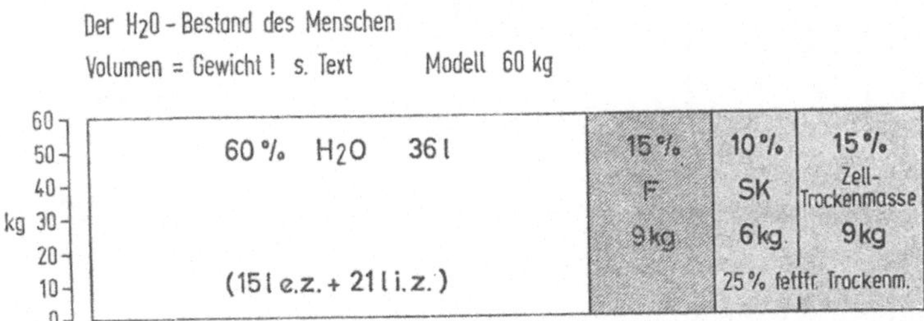

Abb. 2. Der H₂O-Bestand des Menschen

Begründung dieser Abweichung:

a) Der Wasser-Elektrolytbestand des Modellfalls 60 kg liegt angesichts des relativ größeren Fettanteils an höheren Durchschnittsgewichten und ebenso bei reduziertem Allgemeinzustand am Krankenbett der Wirklichkeit näher.

b) Die verschiedenen Bestandszahlen des 60 kg-Modellfalls sind leichter einprägsam.

Der „Standardmensch" ist so selten wie der Modellfall.

Abbildung 3 veranschaulicht bestimmte Varianten der Beziehung zwischen dem Körpergewicht und seinem H_2O-Anteil.

Die folgende schematische Übersicht zeigt die biologische Bedeutung anderer Bezugsgrößen (Beziehungen zwischen dem H_2O-Bestand und dem laufenden H_2O-Verbrauch sowie dessen Parametern):

Körpergewicht und Fettanteil	→ H_2O-Bestand (Bestands-kunde)	H_2O-Verbrauch (Bilanzkunde) ←	Körperober-fläche (m²)
Alter			Alter
Krankheit und Körperzusam-mensetzung	max. Mangel- u. Überladungs-toleranz 33 % des Bestandes	Verbrauch/Be-stand = Gefähr-dung	Krankheit
(Körperober-fläche)			(Körper-gewicht)

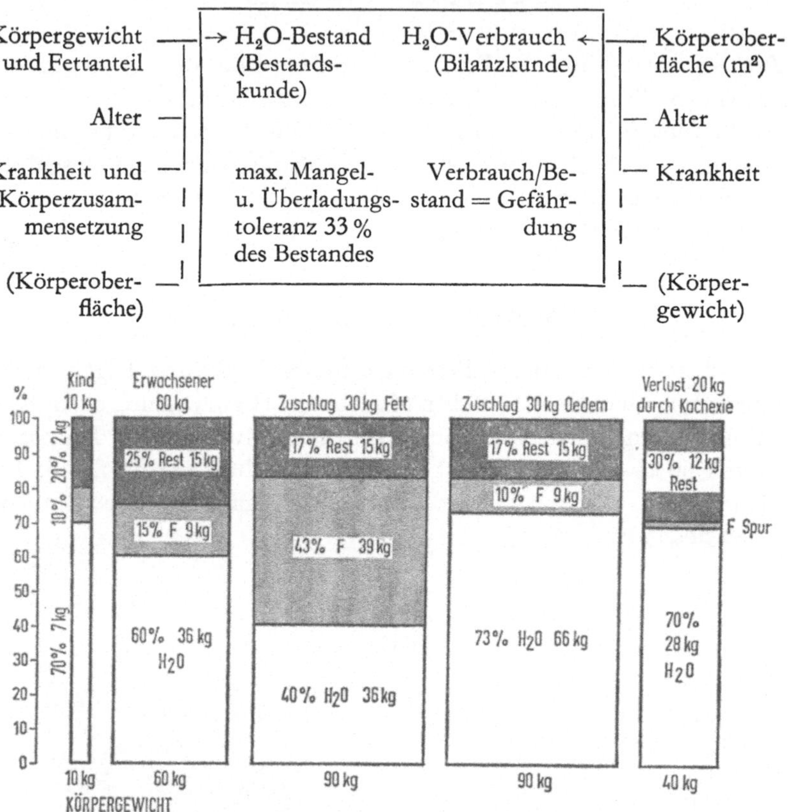

Abb. 3. Varianten der Beziehung zwischen dem Körpergewicht und seinem H_2O-Anteil

Wesentlich deutlicher kommt die wechselnde Korrelation zwischen Körpergewicht und Umsatz zum Ausdruck, wenn man die beiden Größen im Wachstumsalter verfolgt. Das kindliche Gewicht steigt von 3 kg auf das 20- bis 25fache (ohne außerordentlichen Fettbestand), die kindliche Oberfläche von 0,2 nur auf das 8 bis 9fache. Auf das kg KG entfällt eine 2–3fach größere Oberfläche, ein 3mal größerer Verbrauch von Kalorien und ein 4–5mal höherer H_2O-Umsatz, stets aber – solange nicht durch Fettreichtum beeinflußt – ein ähnlicher *Bestand* an Körperwärme.

„Kein Tropfen H_2O-Vorrat“. Die Variabilität der Beziehung zwischen dem Körpergewicht und dem Wasserbestand wird unter physiologischen Bedingungen durch den Fettbestand ins Spiel gebracht. 70% der „fettfreien Körpermasse“ bestehen aus H_2O. An keiner Stelle des Körpers existiert reines H_2O; überall sind die Beziehungen, Proportionen und Konzentrationen im Sinne der Ordnung des WElH festgelegt. Man kann sie auch an der Konstanz des Gesamtbestands an osmotisch aktiven Kationen (im Sinne *Moores*) erkennen. Jede einseitige Änderung des H_2O-Bestands ändert die Beziehungen. Die Tatsache, daß in unserem Modellfall mit 36 kg (= l) H_2O ein Entzug von 12 l H_2O (osmotisch freiem H_2O) zum Tode führt, bedeutet alles andere, als daß er über einen „Speicher“ oder „Vorrat“ von 12 l H_2O verfügt. Die mißverständliche Formulierung der maximalen (!) Mangeltoleranz als „Speicher“ steht in dramatischem Gegensatz zum Prinzip der Homoeostase des WElH, nach welchem übrigens auch die Entnahme von 1,5 l H_2O (ein Dursttag mit minimalem Verbrauch) zu beachtlichen Störungen Anlaß gibt.

Der Eiweißbestand des Körpers. Der Anteil des Zelltrockenbestands entspricht einem Eiweißbestand von 12–15% des Körpergewichts. Das Primat des Zellstoffwechsels – auch für die Sicherung der Homoeostase des WElH! – sollte bei aller Einschätzung der Bedeutung des WElH immer im Auge behalten werden. Der Zellbestand verteilt sich vorwiegend auf

a) einen Anteil der aktiven, ständig arbeitenden Parenchyme, wie z. B. die Leber, die Nieren, die Lunge, das ZNS und die glatte Muskulatur des Herzens und der Gefäße sowie

b) die Skelettmuskulatur („temporäre“ Beanspruchungszuschläge besonderer Art).

Bestandsschwankungen erheblicher Art betreffen vorwiegend die Muskulatur. Die Parenchyme beteiligen sich auch bei hochgradigem Verlust an Körpersubstanz in geringem Maß. Der Anteil der Muskulatur, gerechnet als feuchte Zellmasse, am Körpergewicht beträgt ungefähr 40%. Für den Modellfall ergeben sich daraus 24 kg mit einem Trockenzellbestand von 6 kg und einem intracellulären H_2O-Anteil von 18 kg (bzw. l). Die Bewertung des „Kräftezustands“ liefert deshalb manche Rückschlüsse und Verdachtsmomente, so z. B. bezüglich des H_2O- und K^+-Haushalts der betreffenden Kranken (vgl. einige Varianten in der Abb. 3).

Das Skelett, ein stiller aber wichtiger Teilhaber des WElH.
Etwa $^1/_3$ des Gesamtbestandes an Na^+ findet sich im Skelett. Von diesen 1500 mval Na^+ stehen etwa 500 mval im Bedarfsfall, d. h. bei kumulierendem Na^+-Mangel als Rückendeckung des Na^+-Bestands der EZF, d. h. als Dispositionsfond zur Verfügung (entsprechend dem Na^+-Gehalt von 3,5 l EZF).

Der Knochen besteht aus anorganischem Material: Apatit-artigen Mineralsalzen, die das Gewebe imprägnieren und festigen, und organischem Gewebe: Matrix. An der Oberfläche der Kristalle herrscht ein Fließgleichgewicht, welches das Massenvorkommen des undissoziierten Salzbestands (etwa 1200 g Kalzium und etwa 650 g Phosphor) über die Lieferung bzw. Aufnahme von ionisierten Ca^{++}- und Phosphatverbindungen mit dem aktiven WEl-Bestand, insbesondere mit den minimalen Konzentrations- und Mengenvorkommen dieser Stoffe in den Körperflüssigkeiten verbindet. Das große Phosphatvorkommen im Skelett kann bei der Annahme einer Disponibilität von $^1/_3$ des Mineralbestands als „Basenreserve" von 7000–8000 mval und damit als erhebliche Rückendeckung des Säure-Basen-Gleichgewichts angesehen werden.

Die Kenntnis der „humoralen Stützfunktion" des Skeletts sollte daran erinnern, bei der Erhebung pathologischer Befunde am Bewegungsapparat stets auch die Möglichkeit einer Störung des WElH oder des SBH differential-diagnostisch zu bedenken.

Nutzanwendung am Krankenbett
durch ärztliche Befunderhebung

Ergebnis der Befunderhebung ist die Beurteilung des „Ernährungszustandes", des „Kräftezustands" und des „Skelettsystems", die in der Aufteilung des Trockenbestands (Abb. 2) ihren Niederschlag als Fett-, Eiweiß- und Skeletttrockenmasse finden (jeweils F. E. Sk.). Dem Bestand an Körperwasser wurde das Körpergewicht als naheliegende und einfachste Bezugsgröße zugrunde gelegt. Die Unverbindlichkeit einer Taxierung[1] aus 60% ergibt sich aus der Tatsache, daß der H_2O- und der Fettbestand des Körpers um einen Anteil von 75–80% zum Körpergewicht konkurrieren.

Das fettreiche Übergewicht (Variante 2 und 3 in der Abb. 3)

Fett ist wasserfrei. Fettgewebe ist wasserarm. Es besteht zu etwa 65% aus Fett, zu 20% aus Zellbestand und zu 15% aus Wasser.

Der Zuschlag von 30% Fett verwandelt den Standardfall in ein extrem fettreiches Individuum von 90 kg und „drückt" den H_2O-Anteil am Körpergewicht auf etwa 40% herab. Diese einfache Berechnung nimmt keine Rücksicht auf mögliche Varianten dieser Disintegration, lehrt aber, daß man gut daran tut, je nach dem „Ernährungszustand" die Taxierung des H_2O-Bestands des Erwachsenen in einem „gleitenden" Umrechnungsfaktor vorzunehmen, der zwischen 70% (muskulöser, fettarmer Athletentyp), 50–60% (Durchschnitt und darunter) liegt.

---

[1] Die exakte Bestimmung (Antipyrin-, H_2O-Tritium-Methode) wird nicht routinemäßig durchgeführt.

Die „Rivalität" erstreckt sich bis zur Symptomatik. Eine optische Täuschung kann die üppige Abrundung der Formen durch Fett auslösen: H_2O-Mangel oder Na^+-H_2O-Mangel ist beim Fettreichen leicht zu übersehen! Die verminderte Mangeltoleranz des Fettreichen sollte schon angesichts seines erhöhten thermoregulatorischen Verbrauchs aufgrund der dargestellten Varianten beachtet werden (Elektrolytrisiko der Chirurgie).

Das wasserreiche Übergewicht (Variante 4 der Abb. 3)

Es ist nicht Wasser (H_2O), dessen Bestandsmehrung in einem Ausmaß toleriert wird, daß dieser Darstellung einer Gewichtsmehrung um 30 kg durch Hinzufügung von 30 l extracellulärer Flüssigkeit ($\{Na^+$–$H_2O\}$-Ödem) zugrunde gelegt wurde. Der Vergleich der beiden Arten von Disintegration der Zusammensetzung des menschlichen Körpers belegt die oben erwähnte „Konkurrenz" von Fett und Wasser um einen Anteil von 75–80% am Körpergewicht. Am Krankenbett sehen wir übrigens, daß es Beziehungen der beiden Varianten gibt, die auf einen gemeinsamen Nenner einer relativen und absoluten Verarmung an hochwertigem Zellbestand zu bringen sind: hochgradige Reduktion des Fettbestands durch Hunger kann mit Ödembildung (über pathologisch gesteigertes Salzbedürfnis) einhergehen (Hungerödeme).

Bei der sog. „Salz-Wasser-Fettsucht" handelt es sich um primäre kombinierte innersekretorische Störungen.

Das wasserreiche Untergewicht (Variante 5 der Abb. 3)

„Les extrémes se touchent" kann man angesichts der vorliegenden Bestandsaufnahme eines schwer kachektischen Kranken sagen, der nach laienhafter Definition nur noch aus „Haut und Knochen" besteht. Der Schwund von 20 kg ($^1/_3$ Körpergewicht) betrifft in erster Linie das Fett und den Zellbestand der Muskulatur. Die relative Vermehrung des H_2O-Anteils auf 70% entspricht dem Anteil beim athletischen Typ, zeigt aber eine grundlegende andere Zusammensetzung und Verteilung, hier zu Ungunsten des intra- und zu Gunsten des extracellulären Flüssigkeits-Anteils.

Die Variante Kind (Variante 1 der Abb. 3, vgl. auch die schematische Übersicht und Bemerkungen über maßgebliche Beziehungen, Seite 71).

Das Leben beginnt mit einem embryonalen Wassergehalt von mehr als 95%. Der Körper des Säuglings erscheint (!) mit 70% H_2O als „wasserreich" (EZF überwiegt IZF). „Der Nachteil, klein zu sein", wie F. H. GAMBLE treffend formulierte, ergibt sich aus der Bindung des H_2O-Bestands an das niedrige Körpergewicht bei einer Bindung des H_2O-Verbrauchs an den Stoffwechsel, dessen Umsetzungen pro kg KG beim Säugling dreimal höher liegen als beim Erwachsenen.

2. Das Raummodell der Körperflüssigkeiten als Arbeitshilfe für die Diagnose und die Therapie
(Bestandsaufnahme unter Einbeziehung der Verteilung)

Begründung am Krankenbett: „Zweimal fehlt dem Kranken die gleiche Menge an Wasser, aber der Hergang, die Bedrohung des Lebens und der Substitutionsbedarf sind grundverschieden".

Die Lösung dieser quizartigen Frage kann durch nichts so vereinfacht werden wie durch die Skizzierung des sog. Raummodells (in diesem Abschnitt) und die funktionelle Beschreibung (im nächsten Abschnitt). Man sieht alsbald, daß sich ein ubiquitärer H_2O-Mangel und ein extracellulärer isotoner Na^+- und gleich großer H_2O-Mangel sehr verschieden auswirken

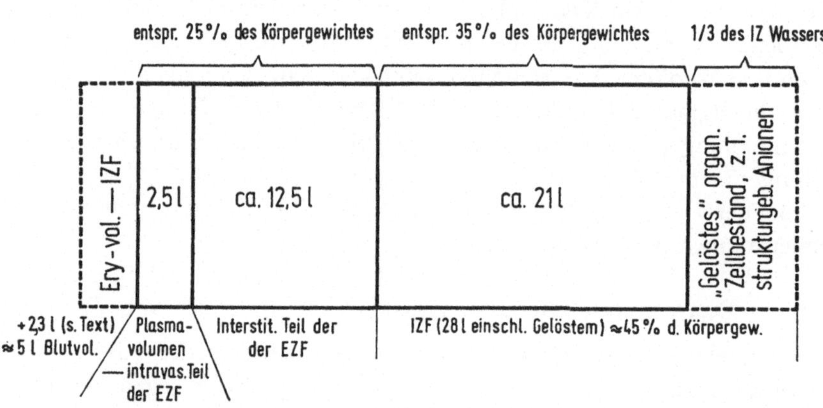

Abb. 4. Das Raummodell als Arbeitshilfe für die Diagnose und Therapie (Vol.-Gewicht)

müssen, ja, daß die Substitution des richtigen das Leben rettet und das falsche den tödlichen Ausgang der Katastrophe besiegelt.

Die Vorstellungen, die das Raummodell vermittelt, gehen weit über diese Probleme hinaus. Damit ist die Berechtigung gegeben, der Realität einige Gewalt anzutun, wie dies bei allen unseren medizinischen Arbeitshilfen zur Genüge geschieht. Man sollte sich dessen bewußt bleiben, wenn man die recht primitiven Manipulationen, die jetzt folgen, in den Stand einer chemischen Topographie des Körpers erhebt: „Chemische Anatomie".

Der erste Schritt (Abb. 4) besteht in der Aufteilung des Gesamtkörperwassers nach einem anatomischen Prinzip. Der zweite Schritt besteht in der Festlegung der – sehr differenzierten – chemischen Charakteristik der EZF und IZF. Sie erfolgt durch die graphische Auftragung der Ionenkonzentrationen (Abb. 5, Ionogramm 1 und 2). Der Vermittlung allgemein benötigter Vorstellungen dienen die Abb. 5 und 6, die sich auf die Verteilung der dominanten Kationen Na^+ und K^+ beschränken. Das Raummodell ist eine Arbeitshilfe, die eine chemische Charakteristik verbindet mit der anatomischen Bezeichnung der Bereiche, in welchen der Bestand vorkommt. Der gesamte intrakranielle Raumkomplex (ZNS) ist angeschlossen, unterliegt aber anderen Verteilungsgesetzen, anderem Verhalten der Grenzflächen usw.

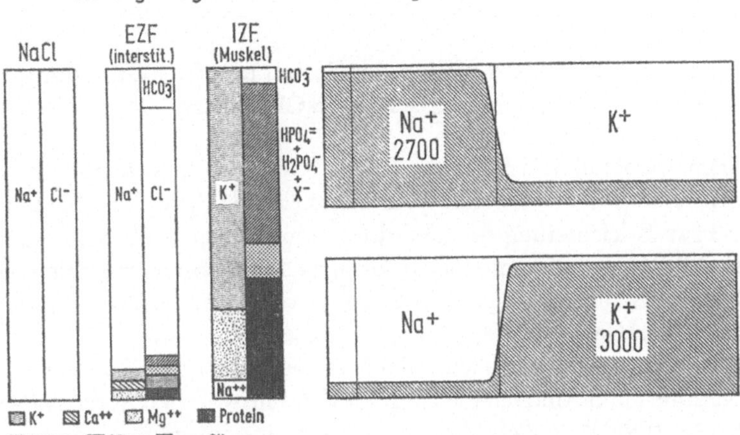

Abb. 5. Ionogramm und Raummodell von Körperflüssigkeiten

Nutzanwendung am Krankenbett
(Verteilung und Rollen der Stoffe des WElH)

Der alte Satz „corpora non agunt nisi soluta" kann in bezug auf das Gelöste und das Solvens umgewandelt werden: „soluta non agunt nisi in

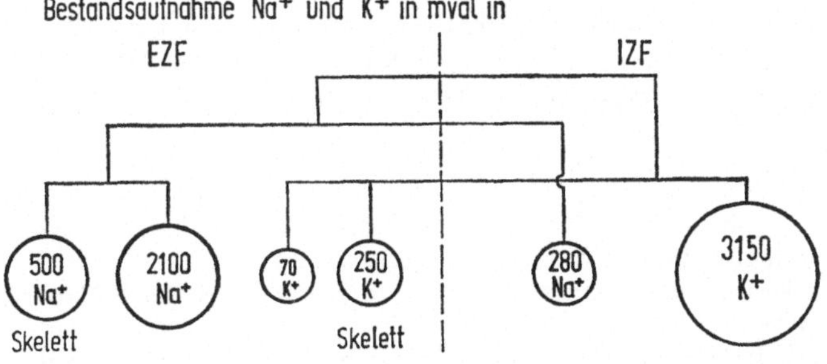

Abb. 6. Verteilung der dominanten Kationen Na^+ und K^+

corpore". Die Rollen der einfachen Stoffe des WElH als lebenswichtige Bestandteile des Körpers werden erst dann verständlich, wenn man die Eigenart ihrer Verteilung, ihre Gleich- und Ungleichgewichte zu den Strukturen und Parenchymen in Beziehung setzt. Die faszinierende Tatsache der Koexistenz von zwei grundsätzlich verschiedenen Typen von Körperflüssigkeiten dürfte in Abb. 5 und 6 zum Ausdruck kommen. Die dominanten Kationen Na^+ bzw. K^+ geben den beiden Flüssigkeitsräumen ihr Gepräge. Neben dem „Wasservorkommen" gibt es kleine Bestandsmengen und niedrige Konzentrationen im Gegenraum, die von großer biologischer Bedeutung sind.

2.1. Die EZF als inneres Milieu der Zellen und ihre Beziehung zur „physiologischen NaCl-Lösung"

Dem Ionogramm des Plasma (Abb. 5), das mit unwesentlichen Änderungen[2] auch für die eiweißfreie interstitielle Flüssigkeit repräsentativ ist, wurde zur Erleichterung des „Schrittes vom Salz- zum Wasser-Elektrolythaushalt" das Ionogramm einer 0,85%igen NaCl-Lösung zur Seite gestellt (vgl. Hinweis auf Problematik der sog. physiologischen NaCl-Lösung im Kap. 4, Therapie).

Nach dem Gesetz der Neutralität[3] ist die Summe der Konzentrationen der Kationen und Anionen gleich. In beiden Flüssigkeiten ist die Na^+-Konzentration ($[Na^+]$) ähnlich. Auch im Plasma und im EZF repräsentiert sie praktisch zusammen mit einer entsprechenden Konzentration von Anionen die osmolare Konzentration (vgl. II/3: Partnerschaft zwischen Na^+ und H_2O). Ihr Wert von 140 mval/l Plasma verhält sich als biologische Konstante[4], d. h. als vielfach gesicherter Bestand der Homoeostase, hier der „Isosmie", oft „Isotonie" genannt.

Das Kochsalz unserer Speisen und Getränke (und unserer Verordnungen und Verbote) ist der Lieferant von Na^+ und deshalb für den WElH oft genug nach der Art einer „Na^+-Valuta" zu kalkulieren (1 g Salz entspricht ca. 17 mval Na^+ bzw. 17 mmol NaCl). Wenn 1 l EZF fehlt und dieser Fehler als Verlust von 140 mval Na^+ und 1 l H_2O sich störend auswirkt, vermag 1 l der rund 0,9%igen NaCl-Lösung hinsichtlich Na^+ Ersatz zu leisten (9 g NaCl/l entspr. ca. 155 mval Na^+/l). Insofern besitzt die EZF

---

[2] Sog. Donnan-Verteilung zwischen dem eiweißhaltigen Plasma und der hypothetisch eiweißfreien interstitiellen Flüssigkeit.

[3] Die nicht mit chemischer Neutralität in bezug auf den pH-Wert verwechselt werden sollte.

[4] Innerhalb einer gewissen Schwankungsbreite also nicht zu verwechseln mit den Konstanten der physikalischen Chemie.

eine Ähnlichkeit mit einer 0,9%igen Kochsalzlösung. Nicht übertragbar ist diese Ähnlichkeit auf die Isotonie und die Isohydrie (Konstanz des pH-Wertes der EZF).

2.2. Die Unterteilung der EZF in einen intravasalen und einen interstitiellen Anteil

a) Der *intravasale Anteil* der EZF repräsentiert zusammen mit den Plasmaproteinen (70 g E/l Plasma) das Plasmavolumen, d. h. etwa 60% des Gesamtblutvolumens (vgl. die Bedeutung des Erythrocyten-Volumens in Abb . 4). Der Zuschlag von etwa 0,2 zum H_2O Volumen (2,5 l) ergibt sich aus der Hinzurechnung des Gelösten (vgl. letzter Absatz „IZF"). Die erstrangige biologische Bedeutung des Volumens dieses Sonderraumes der EZF, ihres kleinsten, aber bestgesicherten Bestandsvorkommens beruht auf ihrer Rolle als unentbehrliche Voraussetzung einer adaequaten Kreislauffunktion hinsichtlich des Blutvolumens (!), der Zusammensetzung des Blutes (Viskosität). In diesem Bereich liegt die Auslösung von Kreislaufkatastrophen durch Störungen des $\{Na^+{-}H_2O\}$ Haushalts (s. II/3). Über diesen Raum führen die meisten Wege der Diagnose und der parenteralen Therapie.

b) *Interstitieller Anteil.* Als Symptomatik finden sich hier Exsiccosezeichen bei verminderter EZF bzw. Ödeme bei vermehrter EZF. Beachtenswert ist aber, daß ein Ödem nicht identisch mit einem erhöhten interstitiellen Volumen ist (s. Kap. IV über erhöhtes $\{Na^+{-}H_2O\}$).

Der – hypothetisch – eiweißfreie interstitielle Anteil der EZF wirft viele heterogene Bestandsvorkommen „in einen Topf". Der stiefmütterlichen Behandlung der – z. T. bis zu 4% – Eiweiß enthaltenden Lymphe und ihres Halbkreislaufs sei wenigstens kurz gedacht. Neben kleinen Beständen, z. B. Benetzungswasser in Körperhöhlen, dem Liquor cerebrospinalis, den Kammern usw. befinden sich etwa 5 l EZF im Bestandteil extracellulärer makromolekularer Strukturbildungen, z. B. der Mucopolysaccharide im Bindegewebe, in einer nicht tropfenden Phase (Gel, vgl. Ödeme im II/5). Dazu kommen noch die Sekretionen des Gastrointestinal-Traktes, deren transcelluläres Vorkommen manchmal als dritter Raum (third space) registriert wird. Das Vorkommen eines großen Anteils von EZF im Bereich des subcutanen Bindegewebes erschließt nur am Krankenbett die eindrucksvollen Zeichen der Exsiccose bei EZF-Mangel (Turgorverlust, stehenbleibende Hautfalten) und des Ödems bei EZF-Bestandsmehrung besonderer Art (s. II/4 und 5).

Die Bestimmung des Plasmavolumens kann routinemäßig durchgeführt werden (Verteilung von Evansblue oder von markiertem Plasmaalbumin). Die Bestimmung des gesamten extracellulären Volumens liefert derzeit infolge der heterogenen Verteilungsverhältnisse verschiedene Werte, die man von der angewandten Methode her als . . .-Raum bezeichnet. Die Volumenangaben unseres Standardmodells entsprechen den Gesamtwerten nach EDELMANN, um den Fehler zu vermeiden, den ein zu geringer Ansatz für das intracelluläre Volumen nach sich zieht. Die geläufige Bewertung des intracellulären H_2O-Volumens erfolgt durch Subtraktion des extracellulären Volumens vom Gesamtkörperwasser.

2.3. Volumen und Zusammensetzung des sog. IZF

Die „Konstruktion" einer homogenen IZF (s. Ionogramm, Abb. 5 und 6 und Konzentrationsangaben) beruht auf seiner globalen Verallgemeinerung analytischer Daten, die an der Muskelfiber bzw. am Erythrocyten gewonnen wurden, aber weder für die Flexibilität der individuellen Ionenstruktur von Zellen des stoffwechselaktiven Parenchyms noch für die räumlich in der Zelle herrschenden chemischen Varianten verbindlich sind.

Das Modell ist für die Interpretation der Aufrechterhaltung der Homoeostase des WElH und des SBH brauchbar (vgl. II/3 und die folgenden Kap.). Abbildung 4 vermittelt eine Vorstellung über die Konsequenzen, die mit der Verwendung eines Raummodells als Modell der Körperflüssigkeiten verbunden sind. Wenn man für die feuchte Zellmasse einen H_2O-Gehalt von 75% zugrunde legt, sind zu 21 kg intracellulären Wassers noch 7 kg intracellulärer Trockenbestand hinzuzuzählen. Für unsere Zwecke kann der nicht unerhebliche Fehler der Auswechslung der Maßeinheiten hingenommen werden, was auf ein Volumen der IZF von 28 l führt. Diese Art der Rechnung wird nur deshalb durchgeführt, weil sie erklärt, wie die Wertangaben des Schrifttums zustande kommen, die über 28 l IZF zu einem Gesamtvolumen von 28 + 15 = 43 l, d. h. 70% des Körpergewichts gelangen. Auf diesem Weg erklären sich auch differente Konzentrationsangaben, deren Bezugswert einmal 1 l intracelluläres Wasser und ein anderes Mal intracelluläre Flüssigkeit (mit nur 75% H_2O) ist.

3. Die Partnerschaft von H_2O und Na^+ im extracellulären Bereich
(Sicherung der Isosmose und der Isovolämie)

Begründung am Krankenbett. „Es sind dieselben Mechanismen, die das Leben sichern und die es unter pathologischen Bedingungen gefährden." Die Nutzanwendung einfacher, aber korrekter Vorstellungen über die Volumen- und Osmoregulation erstreckt sich auf ungezählte ärztliche Maßnahmen, angefangen bei der Frage „Soll der Kranke Wasser (z. B. Tee) oder Salz und Wasser (z. B. Suppe) bekommen?" bis zur gezielten Sofortbehandlung des Schocks.

Konstruktion der Bilder

Das Raummodell wurde durch die Verbreiterung der „Barriere" so gestaltet, daß deren Verhalten in die dynamische Betrachtung einbezogen werden kann (Abb. 7 und 8). Die Rolle des intravasalen Anteils der EZF als „kreislaufaktiver Bestandteil" des Blutvolumens wurde durch ein Kreis-

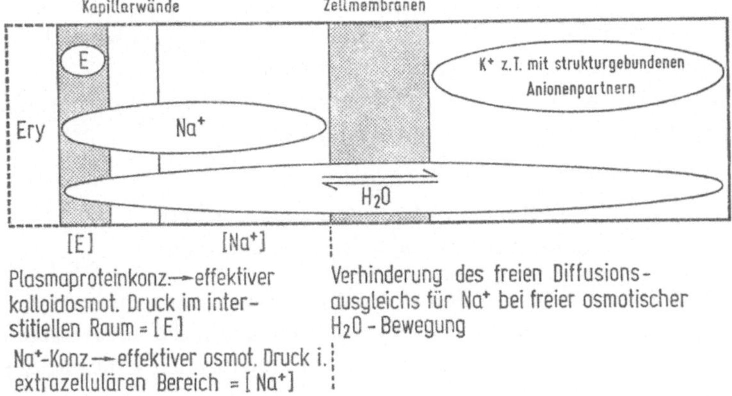

Abb. 7. Die Partnerschaft von H_2O und Na^+ im extracellulären Bereich (biologische Bedeutung der EZF als Substrat des Plasmavolumens)

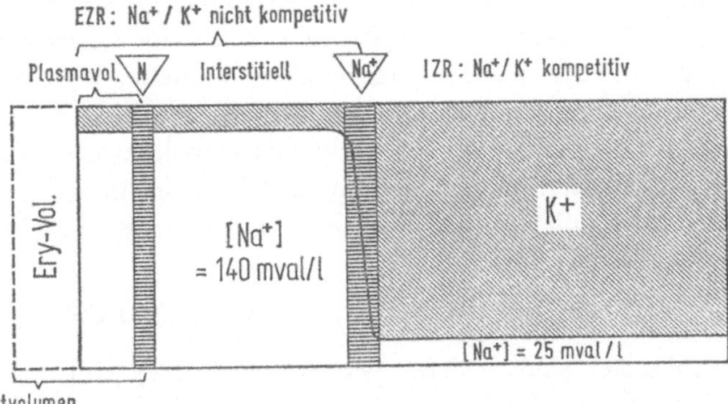

Abb. 8. Biologische Rolle der Na^+-Ionen (NNR, Blutdruck, usw. allgemeine Symptomatik)

laufmodell des WElH in einer schematischen Darstellung mit zwei Herzhälften verdeutlicht (Abb. 9).

Die wichtigsten, an der Sicherung des intravasalen Anteils des EZF beteiligten Faktoren sind in folgender Übersicht zusammengefaßt (Angaben für den Modellfall):

Plasmavolumen 2,7 l

Na^+ = Repräsentation des effektiven osmotischen Drucks der EZF.

Beachte: Verhalten der Zellmembran einschließlich Zellstoffwechsel.

Interstitielle Flüssigkeit als Rückendeckung (12,5 l): Repräsentation des effektiven kolloidosmotischen Druckes durch die Plasmaproteine.

Beachte: Verhalten der Kapillarmembran.

Dispositionsfond an Na$^+$ im Skelett: 500 von insgesamt 1500 mval Na$^+$ entsprechen dem Na$^+$-Gehalt von etwa 3 l EZF.

Na$^+$-Bestand gesichert durch regulatorische Bilanzabfertigung, besonders renale Konservierung unter Aldosteron.

Nutzanwendung am Krankenbett
„Homoeostase oder Homoeodynamik?"

Die statisch deskriptive Betrachtung des vorangegangenen Abschnittes kann folgenschwere diagnostische und therapeutische Mißverständnisse auslösen. Das „pantha rei"[5] des WElH beginnt mit den Umweltbeziehungen über zahlreiche Umschlagstellen der Bilanz (s. III/1) und setzt sich für diesen Abschnitt fort in den Austausch (flux) der Stoffe des WElH zwischen den Räumen.

Nichts ist statisch, auch die sog. Homoeostase bestimmter biologischer Konstanten könnte man von der Realität her besser betrachtet eine „Homoeodynamik" nennen. Die mitgebrachten Eigenschaften der Stoffe des WElH würden im geschlossenen System aus der thermodynamisch unwahrscheinlichen Ordnung in die wahrscheinliche Verteilung mit der größten Entropie tendieren, die mit dem Leben nicht zu vereinbaren ist.

Keine ärztliche Maßnahme der Elektrolyttherapie kann sich der Frage entziehen, wie sie sich bei der vorliegenden Konstellation angesichts der zu erwartenden regulatorischen Reaktion beim Kranken auswirken wird.

3.1. Die Grenzflächen zwischen IZF und EZF

Zellmembranen sind selektiv permeabel (passiv) und mit energieabhängigen Stofftransportern ausgestattet (aktiv). Aber die alte Vorstellung von einem „Häutchen", das die Zellen von ihrer Umgebung trennt, sollte zugunsten der Definition der Grenzareale aufgegeben werden, in deren

---

[5] alle Dinge sind im Fluß

Bereich die großen Konzentrationsgradienten durch heute noch schwer erklärbare Mechanismen und durch akuten Aufwand chemischer Arbeit (Gleichnis der Ionenpumpen) aufrechterhalten werden. Für den vorliegenden Zweck genügt es, vom Effekt her festzustellen, daß zu diesem Komplex auch die Aufrechterhaltung einer Konzentrationsstufe für Na$^+$ von EZF zu IZF gehört, die nahezu 10:1 ausmacht. Das Verhalten, als ob (!) die Zellmembran für Na$^+$ nicht permeabel wäre und der unbehinderte Durchtritt von H$_2$O sind die Voraussetzung für die bereits erwähnte Repräsentation des effektiven[6] extrazellulären osmotischen Druckes (verstanden als Diffusion des Wassers in den höher konzentrierten Teil im System mit einer semipermeablen Membran). Diese osmotische H$_2$O-Bewegung resultiert nicht nur in einem Ausgleich der osmotischen Konzentration, sondern auch in einer Änderung der Volumenverteilung. Die strikte Aufteilung von Osmo- und Volumenregulation ist nur von der Auslösung her berechtigt. Für unsere Vorstellungen genügt die Definition der hier ins Auge gefaßten Rollen:

Na$^+$ repräsentiert die effektive osmotische Sicherung der EZF

H$_2$O repräsentiert das Volumen der EZF.

Die Partnerschaft zwischen Na$^+$ und H$_2$O drückt sich unter physiologischen Bedingungen in der Aufrechterhaltung der Konzentration *und* des Volumens der EZF aus.

Der osmotische Druck kann definiert werden als das Wirksamwerden von Kräften in einem System, das aus zwei Lösungsräumen mit differenter Konzentration und einer Trennungsschicht besteht, an welcher der Diffusionsausgleich des Gelösten behindert ist. Faßt man die H$_2$O-Konzentration zu beiden Seiten ins Auge, die in der weniger konzentrierten Lösung höher ist, so versteht man die Diffusion des Lösungsmittels (H$_2$O) in die Richtung der konzentrierten Lösung. Diese Erklärung benötigt keine vagen Vorstellungen von „Druck" oder „Sog". Die Verwendung des einfachen Symbols {Na$^+$–H$_2$O} als Ersatz für die umständliche Definition: „Na$^+$ und H$_2$O in (annähernd) isotoner (physiologischer) Konzentration von 140 mval Na$^+$/l EZF" erlaubt die gleichzeitige Abwandlung in {Na$^+$ < H$_2$O} und {Na$^+$ > H$_2$O} für Konzentrationen, die unter (hypoton) oder über (hyperton) der Isotonie liegen.

3.2. Der transkapillare Flüssigkeitsaustausch (Abb. 9)

Das Prinzip von *Starling*, *Heidenheim* und *Schade* liefert als sehr vereinfachtes Modell brauchbare Vorstellungen: Zwischen dem sog. arteriellen Druckbereich und dem Niederdrucksystem des Kreislaufs (GAUER) vollzieht sich

---

[6] Nicht effektiv sind die Konzentrationen von Molekülen oder Ionen, die frei durch die Zellen diffundieren.

1. unter einem hydrostatischen Druck, der den kolloid-osmotischen Druck übertrifft, ein Austritt von EZF in den interstitiellen Bereich und

2. nach Absinken des hydrostatischen Drucks unter dem kolloid-osmotischen Druck ein Eintritt von EZF in den intravasalen Raum.

Dieser Flux dürfte ein Ausmaß von etwa 60–70 l/24 Std erreichen.

Voraussetzung des Systems ist die – nicht restlos gültige und auch störbare – Impermeabilität der Gefäßmembranen für die großen Eiweißmoleküle des Plasmas. Man kann hier von der Herstellung einer osmotischen Konzentrierung durch hydrostatische Wasserbewegung (Ultradiffusion) sprechen.

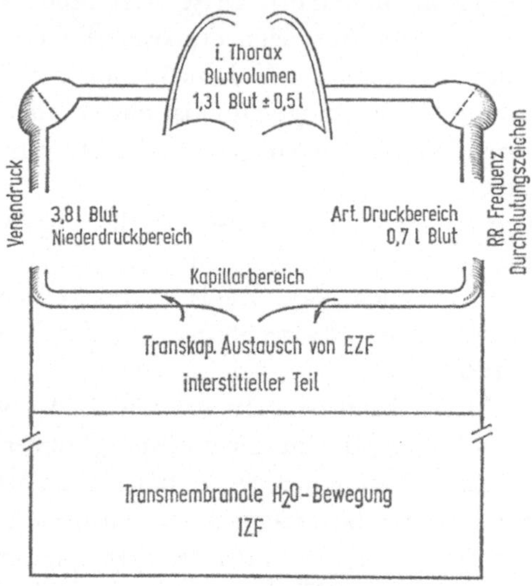

Abb. 9. Kreislaufmodell des Wasser-Elektrolythaushalts

Die Rolle des Plasmaproteins ist zu definieren als effektive osmotische (kolloid-osmotische, onkotische) Sicherung des intravasalen Anteils der EZF

Der transkapillare Flüssigkeitsaustausch versetzt das Massenvorkommen der interstitiellen Flüssigkeit in die Rolle einer möglichen Rückendeckung und gewährleistet zusammen mit der Flexibilität des Niederdrucksystems ein Abstimmung des Plasmavolumens auf die jeweilige Kapazität bzw. den jeweiligen Bedarf des Kreislaufs.

Die ubiquitäre Rolle des H_2O

Beim Anblick der schematischen Beschränkung und Verweisung des Plasmaproteins auf den intravasalen und des Na^+ auf den extracellulären

Raum könnte man an die alte Weisheit denken: „Seid wie das Wasser; es gelangt überall hin, ohne Gewalt anzuwenden". Die gewaltigen Kräfte der osmotischen H$_2$O-Bewegung muß man dann allerdings auf das Konto der verhinderten Diffusion der Soluta buchen.

Am Krankenbett geht es um die Vorstellung, daß sich das Geben und Nehmen von H$_2$O, d. h. osmotisch nicht mit Na$^+$ belegtem Wasser, stets ubiquitär, d. h. im ez. und iz. Bereich auswirkt, während die Auswirkung des Gebens oder Nehmens von Na$^+$, gefolgt von entsprechenden osmolaren Änderungen der EZF in erster Linie im EZF-Bereich lokalisiert ist (vgl. IV, Therapie, Verteilungsregel). So kommt es, daß (vgl. die Quizfrage zu Beginn von II/2) zweimal die gleiche Menge an Wasser fehlen kann, daß aber die jeweilige Störung lebenswichtiger Funktionen, die Manifestation und die Therapie grundverschieden sind, je nachdem nämlich, ob nur H$_2$O fehlt oder Na$^+$ und H$_2$O (s. II/4).

3.3. Die Abhängigkeit des Kreislaufs vom Na$^+$- und H$_2$O-Haushalt

Die Verminderung des Plasmavolumens um 30% liegt im lebensgefährlichen Bereich, diejenige um 50% im tödlichen Bereich, weil zur Hypovolämie (20–30% Gesamtblutmenge) noch die Umlauferschwerung durch Hämo-Konzentration kommt. Wir beschränken uns hier auf die keineswegs seltene Auslösung durch einen *Mangel von etwa 1,0 l (30% des Plasmavolumens)* bzw. 1,25 l (50% des Plasmavolumens) *EZF* ({Na$^+$–H$_2$O}), entsprechend dem Na$^+$-Gehalt und einer „Salzmenge" von etwa 8–10 g NaCl. *Die Aufwertung der einfachen Stoffe des WElH* zu biologischen Rollenträgern ersten Ranges ergibt sich aus der Frage nach den Sicherungen, die unter physiologischen Bedingungen des Lebens gegen diese Art von Volumenmangel schützen.

Die entsprechende Aufzählung (s. vorangegangene Übersicht) ermöglicht die optische Koordination mit dem Kreislaufmodell. Gleichzeitig wird damit eine Übersicht über die wichtigsten Angriffspunkte von Störungen und die Ziele der Therapie gegeben. Der Vermerk „falsche Verbrauchs- oder Verlustdeckung" bezieht sich auf einen der häufigsten, aber heute nicht mehr zu verantwortenden Fehler, bei einem Na$^+$- *und* H$_2$O-Bedarf nur H$_2$O allein zu geben. Er stammt aus der Zeit, in der die Konfusion von Wasser und EZF unter Namen wie „Dehydration, Flüssigkeitsmangel usw." mangels besseren Wissens herrschen mußte, bis die Pionierarbeit der vergangenen Jahrzehnte das verfügbare Wissen bereitstellte.

Volumenmangel und Schock

Die eben ins Auge gefaßte Auslösung einer Hypovolämie durch das Fehlen von EZF im intravasalen Bereich ist eine der Möglichkeiten, die vom Mangel an *Vollblut* über den Mangel an *Plasma* (Protein + EZF,

z. B. bei Permeabilitätsstörungen) bis zum einfachsten Fall des EZF-Mangels reichen. Daraus ergibt sich, daß die Verabreichung von EZF, d. h. $\{Na^+\text{–}H_2O\}$ sich nicht als adaequate und „haltbare" Volumensubstitution auswirken kann, wenn es an der kolloid-osmotischen Sicherung des intravasalen Volumens fehlt (vgl. Mangelkategorie, Substitution und Verweilregel in IV).

1. Die Fortschritte der Schockbehandlung beruhen auf der Aufklärung der Rolle, die dem Volumenmangel bei der Reduktion des Strom-Zeit-Volumens, der sekundären Funktionsbehinderung, der Harnbildung und der Entstehung schwerer metabolischer Störungen zukommt.

2. Das „Denken in Volumen" (*Allgöwer*), das für die ärztliche Arbeit eine größere Bedeutung gewinnt, ist die Nutzanwendung des verfügbaren Grundwissens über die thanatogenetische Bedeutung des Volumenmangels (therapeutisches Zentralproblem des Schocks).

3. Die Katastrophen des $\{Na^+\text{–}H_2O\}$-Mangels stellen das bezüglich des fehlenden Stoffwechsels einfachste und leichtest verhütbare oder behebbare Modell des hypovolämischen Kreislaufzusammenbruchs dar.

4. Die Unterscheidung zwischen H_2O- und Na^+–H_2O-Mangel
(synoptische Darstellung) („Wasser"- und „Salzmangel")

Begründung – Krankenbett

Der Besitz einiger Vorstellungen über das biochemische Bild (Topographie, facies biochemica nach *Klingmüller*) der Störungen des WElH erleichtert die Deutung der Manifestation am Krankenbett.

Die Tatsache, daß es am Krankenbett auch „Mischbilder" beider Störungen gibt, rechtfertigt die hier vorgenommene Reproduktion profilierter Störungen ganz besonders, weil sie die Zurechtfindung mit solchen Bildern ermöglicht und weil die Therapie stets eines – wenn auch nur provisorischen – Anzeichens bedarf.

Konstruktion der Bilder

Die Zerlegung des Hergangs in mehrere Teilvorgänge entspricht nicht dem „fließenden" Ablauf sondern der schematischen Verdeutlichung der wesentlichen Mechanismen, vor allem des osmotischen Prinzips (Partnerschaft zwischen Na^+ und H_2O – vgl. II/3 und die folgenden Kurztexte).

Nutzanwendung am Krankenbett
(vergleichende Besprechung einiger Manifestationen)

a) *Die Bildfolge „H_2O-Mangel"*. Das Leben ist mit dem laufenden Verbrauch von Wasser verbunden. Die Vormerkung „Entnahme von H_2O"

entspricht dem Gesetz der Entnahme ungedeckten Verbrauchs aus dem lebenswichtigen Bestand, der keinen Vorrat kennt. Die häufigsten Ursachen einer Entnahme von H_2O liegen beim Kranken bei ungenügender Deckung von Verbrauchszuschlägen.

Abbildung 10a besitzt nur theoretische Bedeutung. Es gibt keinen ez. H_2O-Mangel dieses Ausmaßes als Folge von H_2O-Entnahme, da die osmotische H_2O-Bewegung „automatisch" bei jeder Erhöhung der ez. Osmolari-

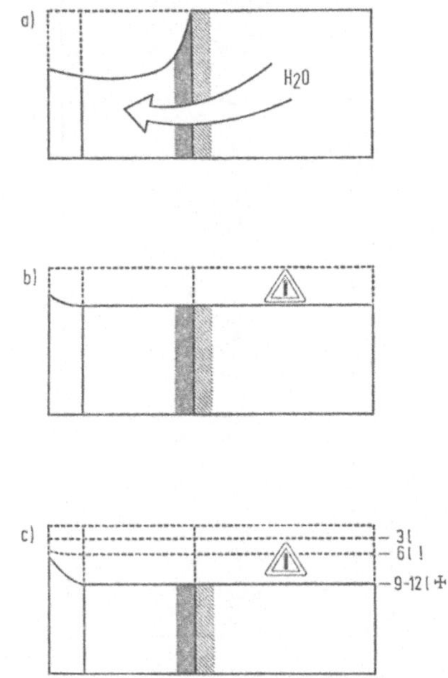

Abb. 10a–c. Ubiquitärer hyperosmolarer H_2O-Mangel. a) Theoretische (!) Zerlegung in 2 Akte (Bild b stellt sich sofort ein!) Entnahme von H_2O aus dem iz. Bereich löst über relativen Na^+-Überschuß ↑ ez. Osmolarität aus. b) Die osmotische Wasserbewegung (iz. → ez.) überträgt den H_2O-Mangel auf „2 Schultern" = ubiquitärer H_2O-Mangel. c) Bei relativ langer Aufrechterhaltung des Plasmavolumens (Kreislauf): tödliche Auswirkung des hyperosmolaren H_2O-Mangels im ZNS und im Bereich der gesamten Vitalität

tät in Gang kommt. Reines Wasser kann man effektiv nur aus dem Gesamtkörperwasserbestand entnehmen, wie dies in Abbildung 10b und c gezeigt ist.

Von der Erhaltung des Plasmavolumens (intravasaler Anteil des ez. Volumens) her gesehen, wirkt sich die osmotische H_2O-Bewegung als „Rückendeckung" aus, die nicht nur auf dem relativen Überschuß von Na^+ sondern auch auf die kolloid-osmotische Sicherung durch die Plasmaproteine zurückzuführen ist (vgl. Andeutung dieser Bevorzugung gegenüber dem interstitiellen Anteil der EZF).

Teleologisch gesehen verbleibt auf diese Weise dem Kranken (bzw. dem Verdurstenden) mehr Zeit als dem Kranken mit akuten Na–H_2O-Verlusten und Kreislaufkatastrophen über den kategorischen Durst wieder

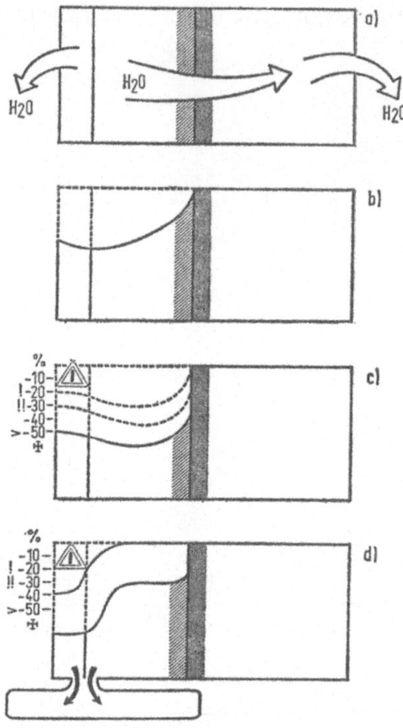

Abb. 11 a–d. Extrazellulärer Na^+–H_2O-Mangel. a) Entnahme von Na^+ aus dem ez. Bereich löst relativen H_2O-Überschuß aus, der abgegeben wird oder den iz. Bereich bedroht (H_2O-Intoxikation). b) Dasselbe Bild als Folge der Abgabe des relativen H_2O-Überschusses oder als Folge von primären $\{Na^+–H_2O\}$-Verlusten = ez. Na^+–H_2O-Mangel. c) Interstitieller IZF-Mangel (Exsiccose) mit relativ spätem Übergreifen auf das Plasmavolumen (hypovol. Kreislaufkatastrophe) kumulierender Hergang. d) Primärer Angriff auf das Plasmavolumen (Volumenmangelkatastrophe) durch akute brutale Verluste oder akute Sequestrierung (auch bei ↑ interstitiellem EZF-Volumen möglich, s. II/5)

zu Wasser zu gelangen. Teleologisch gesehen kann man auch der Auswirkung auf den Zellstoffwechsel eine gute Seite abgewinnen. Der sofort einsetzende Untergang von Zellen (↑ K^+-Ausscheidung) verkleinert den Bestand, d. h. die *Gesamtkapazität* für K-Wasser und liefert destruktives Wasser. Er liefert aber auch Harnsoluta, deren Ausscheidung wieder zur Entnahme von H_2O führt.

Am Krankenbett kann das Übergreifen auf den Zellstoffwechsel zur Beeinträchtigung aller Vitalfunktionen führen, so daß der Hergang tödlicher Katastrophen ein völlig anderes Bild zeigt, als dasjenige des akuten Kampfes um Wasser, da der Kranke demgemäß auch alles andere bekommt als das was ihm fehlt.

Wie kann es in diesem Zusammenhang zu einer Entnahme von Na$^+$ kommen?

Die einfachste Möglichkeit ist der „Ersatz" von 1 l Schweiß durch das Trinken von 1 l H$_2$O. Die H$_2$O-Bilanz ist zunächst ausgeglichen, der Na$^+$-Gehalt des Schweißes (oft entsprechend demjenigen von 3 g NaCl) muß dem Na$^+$-Bestand entnommen werden.

b) *Bildfolge Na$^+$–H$_2$O-Mangel* (Abb. 11a–d). Das Bild 11a zeigt in größerem Ausmaß die Bestandsänderung, die eine Folge der falschen Deckung von Na$^+$ und H$_2$O-Verlusten oder -Verbrauchs durch eine adaequate Menge H$_2$O – aber ohne Salz – ist. Die experimentelle Aufklärung bediente sich keiner anderen Versuchsanordnung als der – leider auch heute noch häufig vorkommenden – „fehlerhaften" Verordnung am Krankenbett.

Die Verminderung der osmotischen Sicherung löst eine H$_2$O-Bewegung von „EZF nach IZF" aus. „An Wasser, d. h. Wasser ohne Na$^+$, besteht kein Interesse", soll durch die osmotische H$_2$O-Bewegung (Pfeil) interpretiert werden. 11b ist die Folge eines raschen relativen H$_2$O-Überschusses (somit Gefahr des iz. Überschusses s. II/5). Ebensogut kann der EZF-Mangel (b) natürlich von vornherein die Folge von ungedeckten [Na$^+$–H$_2$O]-Verlusten sein; dem Kranken fehlt es jetzt ebenfalls an Wasser (wie bei H$_2$O-Mangel), der Mangel ist anders entstanden (Na$^+$- oder Na$^+$–H$_2$O-Verlust), ist anders lokalisiert (EZF) und erst dann zu beheben, wenn gleichzeitig mit H$_2$O$^-$ auch Na$^+$ substituiert wird.

11c und d (3 und 4 Na H$_2$O ↓) beruhen auf der dargestellten Beziehung zwischen den beiden Anteilen des EZF-Bereiches, dem lebenswichtigen intravasalen (Plasmavolumen) und dem wesentlich flexibleren und biologisch weniger bedeutenden interstitiellen Bestandsvorkommen (vgl. II/2 und Abb. 9).

Die *thanatogenetische* Auswirkung des EZF-Mangels hängt von der *jeweiligen* Einbeziehung des Plasmavolumens in den Angriff des ez. Vol. ab.

Unser Augenmerk sollte immer auf das Verhalten des transkapillaren Flüssigkeitsaustausches gelenkt werden (Capillarpermeabilität, kolloidosmotische Sicherung durch Plasmaproteine und entsprechende therapeutische Maßnahmen). Das zentrale Problem des störenden Na–H$_2$O-Mangels ist das des Plasmavolumens, hier die Auslösung der Volumenmangelkatastrophe (vgl. Schock, s. auch Abb. 8).

Perakute brutale Verluste (Abb. 11d) müssen sich ebenso wie innere Verteilungsstörungen, z. B. die Sequestrierung in das Lumen des GIT bei Peritonitis und Ileus rapid auf das Plasmavolumen auswirken. Daß es aber auch bei den großen Bestandsmehrungen von Na–H_2O (beim Ödemkranken) zu einem {Na^+–H_2O}-Mangel im intravasalen Bereich kommen kann, ist im nächsten Abschnitt zu besprechen (vgl. II/5 Na–H_2O ↓ bei Ödem).

Die Symptomatik (Manifestation) der Störungen des WElH weist besondere Eigenarten auf

1. Die Laborwerte

Ein Blick auf das chemische Bild des H_2O-Mangels zeigt, daß die Entnahme von H_2O obligatorisch zu einer Hypernatriämie führen muß. Wer sich dem Glauben hingibt, daß der Konzentrationswert[7] von Na^+ ([Na^+] Plasma) eine *Bestandsangabe* sei, wird die Fehldiagnose „Na^+-Überladung" (anstelle von H_2O-Mangel mit *normalem* [oft sogar ↓] Na^+-Bestand aber relativem Na^+-Überschuß) stellen.

Aus der Darstellung des Na^+–H_2O-Mangels geht hervor, daß die isotone Partnerschaft [Na^+–H_2O] bei noch so großem Mangel an Na^+ (und H_2O) keineswegs gestört sein *muß*. Niemand würde es für klug halten, aus dem Alkoholgehalt (Konzentration) auf die Menge an Wein zu schließen, die sich noch in einem fast zu Ende geleerten Faß befindet. Das osmotische Prinzip der Abgabe eines etwaigen relativen H_2O-Überschusses (Abb. 11 a und b) tendiert zur Erhaltung der Na^+ Konzentration. *Wenn* das Prinzip der Volumenerhaltung „unter Opferung der Osmose" ins Spiel kommt, *kann* eine Hyponatriämie bestehen. In Wirklichkeit finden wir aber eine solche besonders häufig – ohne daß ein EZF-Mangel vorliegt – bei Schwerkranken mit energetischen Störungen der Gradientenerhaltung an den Zellgrenzen, auch bei hochgradigen Ödemen und obligatorisch bei absoluter H_2O-Überladung als Gegenstück zum hypernatriämischen H_2O-Mangel (s. II/5).

Die Auswirkung der Partnerschaft zu H_2O und Na^+ legen große Zurückhaltung bei der Deutung der Plasma-Na^+-Werte auf. Die Identifizierung dieser Werte mit absoluten Änderungen der Bestandsmengen an Na^+ ist schon wegen der obligaten Beeinflussung durch Änderung des H_2O-Bestandes falsch.

2. Die Manifestation der Auswirkung der Störungen des WElH am Krankenbett

a) Die beiden in den Abbildungen 10 u. 11 dargestellten *Katastrophen* des WElH sind experimentell erschlossen und reproduzierbare Todesursachen. Ihre thanatogenetische Bedeutung liegt – allgemein ausgedrückt –

---

[7] ohne Bezugsangabe, d. h. *keine* Mengenangabe.

bei der Auslösung von zumeist akuten Konflikten mit lebenswichtigen Funktionen (vgl. Tab. 4).

Die Funktionsbehinderungen und -ausfälle, die sie obligatorisch zur Folge haben, sind – selbstverständlich – auch anderweitig auslösbar und deshalb leicht anderweitig deutbar. Wer in die Frage: „Wodurch ist dieses Leben akut bedroht?" den Gedanken an die thanatogenetische Bedeutung von Elektrolytkatastrophen nicht einbaut, hat es in der Regel nicht schwer,

Tabelle 4. Synoptische Darstellung einiger Manifestationen des H_2O- und Na-Mangels (Bestandsänderung)

H_2O-Mangel	Na^+–H_2O-Mangel (Salzmangel)
Synonyme	
Hypertonie, Dehydration. Vorwiegend H_2O-Mangel, globale Dehydration, Hyperelektrolytämie, Durstexsiccose.	Hypo- und isotone Dehydration, ez. Dehydration.
Manifestation der tödlichen Konflikte mit lebenswichtiger Funktion (thanatogenetische Auswirkung der Katastrophe).	
Koma, Psychose (neuropsychiatr. Syndrom) „Verlöschen" aller Vitalfunktionen (3). „Auslöschen des Lebens." Funktionsbehinderung des Herzens, der Atmung und der Nieren. Keine obligate Kreislaufkatastrophe.	Hypovolämische Kreislaufkatastrophe (Schocksymptom = RR $\downarrow\downarrow$ Frequenz $\uparrow\uparrow$ periphere Durchblutung $\downarrow\downarrow$. Akute tödliche Auswirkung, sekundäre Funktionsbehinderung der Nieren mit akuter Oligurie und Azotämie. Geprägt von der Auswirkung auf das Plasmavolumen, s. 3a und b.
Äußere Aspekte der Austrocknung (Exsiccose.)	
Speichelversiegen, Mundhöhle warme *trockene* Haut und Hautfalten. Diskrete (!) Zeichen von Seiten der Substitution (3).	Akuter Volumenverlust: facies hippocratica und Trockenheit der Mundhöhle (s. 3b). Sonst: Feuchtigkeit der Mundhöhle (1). Bei starkem interstitiellen Flüssigkeitsverlust (3a): *Eindrucksvolle subcutane Exsiccosezeichen.* Möglich: akuter Volumenmangel neben interstitiellem $\uparrow\uparrow$ Ödem (s. 3b).
Durstempfindung und Äußerung	
Obligates Frühsymptom wie bei absoluter Na^+-Überladung (1). *Kein Zeichen*, aus dessen Fehlen man verbindliche Schlüsse ziehen kann (fehlt im fortgeschrittenen Stadium!! oft auch beim Greis). Schluckunfähigkeit obligatorisch.	Durst obligatorisch bei akutem Volumenverlust (3b). Sonst: „Antidurst" als Folge der relativen H_2O-Überladung (1).

Tabelle 4 (Fortsetzung)

Erbrechen

Möglich (!) als Folge. Häufig als Zeichen der Auslösung durch ungedeckten H_2O-Verbrauch = Entnahme aus Bestand.

Häufig als Folge (vgl. H_2O rel. [1]) und als Zeichen der Auslösung (Verluste aus GIT).

Harnbildung

Als Folge von H_2O-Mangel über ↑ Adiuretinabgabe sinkendes Harnvolumen (0,5–0,7 l/Tag) bei steigender Konzentrierung = H_2O-Konservierung bei *suffizienten* Nieren (!), aber *Fortgang* der Harnbildung als Zeichen der *Auslösung*: ↓ Konzentration, ↑ Vol. Polyurie.

Zeichen (Volumenmangelkatastrophe), Funktionsbehinderung der Nieren durch Volumenmangel: akute Oligurie (vgl. 3a und 3b) Vol. < 0,1 l/ Tag. Warnungszeichen der Abgabe des relativen H_2O-Überschusses „Scheinbar gute Diurese" vor akuter Oligurie (vgl. 1).

Zeichen von Seiten der Thermoregulation

Als Folge: Hyperthermie, Hyperpyrexie als Leistungsbehinderung.
Zeichen der Auslösung: ↑ thermoregulatorische H_2O-Schweißabgabe bei *fehlender* Deckung.

Als Folge: mögliche Hyperpyrexie bei kalter Haut (Zeichen der Behinderung des Wärmetransportes des Volumenmangels (3a und b).
Zeichen der Auslösung: Schweißverbrauch bei *falscher* Deckung durch H_2O allein (vgl. 1).

Plasmawert/Hämokonzentration!!

↑↑ [Na^+] ↑↑ Osmolarität (↑) [K^+] (1–3) obligatorisch

Ery, Hb ↑, Hämatokrit ↑, Protein ↑, Na^+ *kann* normal sein (vgl. Text), häufig ↓ (DD vgl. Text). Volumenmangelkatastrophe über akutem Funktionsausfall der Nieren: Rest-N, U ↑↑

Therapie

H_2O! (vgl. 1–3), falsch ist {Na^+–H_2O} (vgl. 1).

{Na^+–H_2O} (s. 1–3b), (vgl. 1–3b), falsch ist H_2O (vgl. 1).

andere Arten des Hergangs, besonders seitens des vorliegenden Grundleidens „zu konstruieren".

b) Die klinische Symptomatik der *Gefährdungen* hat mit derjenigen der Katastrophe die Verkennbarkeit und das Untertauchen in vermeintliche Auswirkungen der Grundkrankheiten gemeinsam. In weitem Abstand rangieren aber die Zeichen von Seiten der Bilanzabfertigung („Bilanzphänomen"), wenn man in ihrer Deutung die Trennung zwischen *Auswirkungen* (Folgen) und *Auslösung* (Ursachen) erschließt.

Daß H_2O-Mangel zu einer renalen Konservierung von H_2O (↓ Harn-volumen ↑ Konzentrierung) führt, ist ebenso verständlich wie die *Aus-lösung* von H_2O-Mangel durch Polyurie (↑ Harnvolumen ↓ Konzentrie-rung).

Im Alltag weiß man, daß eine luxuriöse Anschaffung das „Symptom vom Überfluß" oder auch das „Symptom eines bevorstehenden Konkur-ses" sein kann. Die hiermit angeschnittene spiegelbildliche Möglichkeit der symptomatischen Bedeutung einer Polyurie gehört in den Bereich der „Bi-lanzkunde" des WElH, die eine unentbehrliche Voraussetzung nicht nur der Diagnose sondern auch der ärztlichen Lenkung der Bilanzen des WElH ist. An dieser Stelle sei vorgemerkt:

Die lapidare Kurzaufzählung der Symptome der Störungen des WElH und ihre Differentialdiagnose kann lapidare Fehler aufweisen, wenn sie nicht auf die konträre Symptomatik der Folgen und der Ursachen hinweist. Sie unterschlägt aber außerdem oft genug die prinzipielle Abhängigkeit der Symptome vom jeweiligen Stand der Gefährdung, wie dies z. B. für das „Leitsymptom" des H_2O-Mangels, den Durst, gilt, das im höchsten Stadium der Lebensgefahr fehlt, ja durch Trinkabwehr ausgelöst werden kann.

Die folgende synoptische Skizze einiger (!) Manifestationen (Hinweis auf Bildziffern) dient der möglichen Koordination des klinischen und des chemischen Bildes und der Unterscheidung zwischen zwei Mangelzustän-den, „bei denen dem Kranken jedesmal Wasser fehlt, aber die Auslösung, das klinische Bild und die Therapie grundverschieden sind". (Vgl. Quiz-frage II/2).

5. Synoptische Darstellung der Überladung mit H_2O, Na^+ und $\{Na^+\text{--}H_2O\}$ (EZF) und ihre Auswirkungs-möglichkeiten

H_2O-Überladung (Abb. 12a u. b) (hypertone Hyperhydration)

Lokalisation. Nach dem Prinzip der osmolaren Wasserbewegung wirkt sich ein Überschuß an osmotisch freiem Wasser (H_2O) ubiquitär im ez. und iz. Bereich aus (vgl. Abb. 12b). Die Tendenz zur Einbeziehung des Zellraumes ist durch die Pfeile in der Abb. 12a angezeigt.

5.1. Relativer H_2O-Überschuß kann das lebensbedrohliche Bild einer H_2O-Intoxikation auslösen

Abbildung 12a entspricht einer Auslösungsart, die nicht auf das Krankenbett beschränkt ist, der einseitigen oralen Aufnahme von H_2O oder parenteralen Verabreichung von H_2O in Form von elektrolytfreien

Zuckerlösungen[8] nach Verbrauch von Na^+ und H_2O (vgl. Auslösung der sog. Hitzekrämpfe und ihrer abortiven Erscheinungsbilder). Das biochemische Bild des absoluten Na^+-Mangels und relativem H_2O-Überschuß deckt sich mit demjenigen, das in Abbildung 11b vorliegt, dort aber mit den Zeichen der unmittelbaren Entfernung des relativen H_2O-Überhangs versehen ist. Daß die Wasserdiurese durch verschiedene Umstände, in letzter Instanz aber durch die Auswirkung der H_2O-Intoxikation auf suffiziente und besonders insuffiziente Nieren ausgeschaltet werden kann, ist

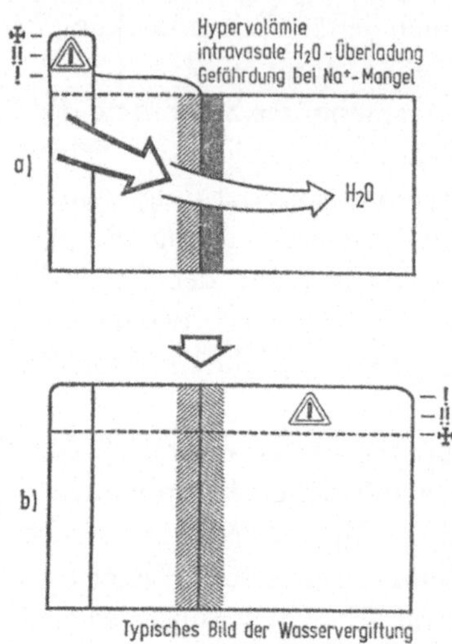

Abb. 12. a und b. H_2O-Überladung

ein Beispiel für den eigengesetzlichen Ablauf aller Katastrophen des WElH (vgl. III, Behinderung der Harnbildung, „wenn der Kranke die Entstörung am nötigsten bräuchte").

Die lebensbedrohlichen Katastrophen der Überwässerung beruhen auf einer akuten intercraniellen Drucksteigerung[9] (Bewußtlosigkeit und epileptisches Krampfbild, s. Manifestation).

Als beweiskräftiges Zeichen für die katastrophale Störung der effektiven Sicherung des osmotischen Druckes der EZF findet sich obligatorisch eine Hyponatriämie erheblichen Grades, auch bei absoluter H_2O-Überladung und normalem Na^+-Bestand (beachte die Bedeutung der Natriumkonzentration).

---

[8] Zur Herstellung der Isotonie verwendeter Zucker wird im Stoffwechsel umgesetzt und es verbleibt bilanzmäßig osmotisch freies H_2O.

[9] Nach den bisher vorliegenden Untersuchungen nimmt der iz. Raum des ZNS nicht an der Überwässerung teil (vgl. Emanzipation).

5.2. Absolute H_2O-Überladung mit H_2O-Intoxikation und möglicher Auslösung hypervolämischer Katastrophen

Prinzip der Auslösung. Jede Aufnahme oder Verabreichung von osmotisch freiem Wasser, die die exkretorische Kapazität des Kranken überschreitet, besonders bei gleichzeitigem Na^+-Bedarf oder Na^+-Mangel.

Das Bild der absoluten H_2O-Überladung wurde in 2 Phasen zerlegt (Abb. 12a und b), obwohl sich die osmotische Wasserbewegung fließend und rasch einstellt. Abbildung 12a soll lediglich darauf hinweisen, daß das intravasale Volumen auch durch Wasserüberladung gefährlich überdehnt werden kann. Hypervolämische Katastrophen wurden im Anschluß an die Überdosierung von Glukoselösungen beschrieben.

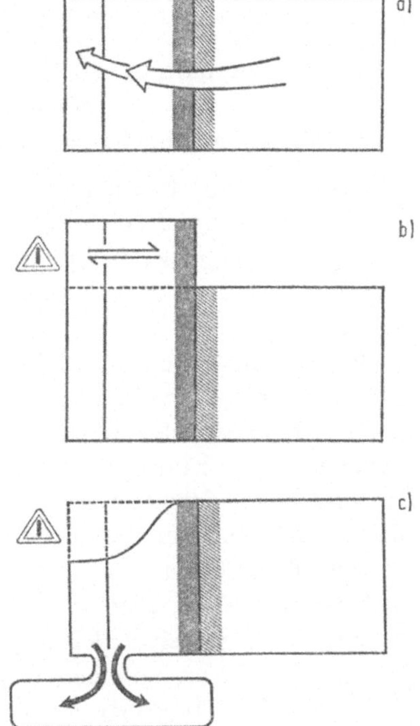

Abb. 13a–c. Darstellung der Na^+-Bestandsmehrung. a) Salzvergiftung, absolute Na^+-Überladung, Tendenz zur osmotischen H_2O-Bewegung, die iz. $H_2O \downarrow$ und ez. Na^+-H_2O-Überladung führt. b) Na^+-H_2O-Überladung, lokalisiert im ez. Bereich, Gefährdung durch Hypervolämie („ez. Plethora"). c) Bestandsmehrung des Ödems auf Kosten des Stammhaushalts. Einbeziehung der Harnbildung (Fehlleistung des tubulären Mechanismus und der hormonalen Regulation)

Die Tatsache, daß Na^+-freie Lösungen in keinem Fall zur Behebung eines Plasmavolumenmangels geeignet sind, steht nicht im Widerspruch zu dieser Art der störenden Expansion.

Die hier beschriebene Elementargefährdung „H_2O-Intoxikation" wäre das Letzte, was man einem Kranken mit Volumenmangel zumuten dürfte. Sie liegt aber – wie gezeigt – immer näher, je mehr es an Na^+ (EZF) oder anderen Blutbestandteilen fehlt.

5.3. Salzvergiftung (Überladung mit Na⁺) (Abb. 13)

Extreme Na^+-Überladung ist auf oralem (Verwechselung von Zucker mit Salz beim Säugling) und auf parenteralem Weg (Konzentrationsfehler) möglich. Das Bild des absoluten Na^+-Überschusses steht über dem relativen H_2O-Mangel bezüglich der Partnerschaft zwischen Na^+ und H_2O in einer gewissen Beziehung zum hyperosmolaren H_2O-Mangel (Abb. 10). Es stellt die „Umkehr" des abgebildeten absoluten Na^+-Mangels dar. Wiederum liegt die Auslösung tödlicher Konflikte im Bereich des ZNS. Die Reaktionsform erinnert an die Symptome der „*Aliquorrhoe*" (s. Manifestation).

Die Pfeilrichtung der osmotischen Wasserbewegung zeigt, daß es über eine Zelldehydratation zur hypertonen Hyperhydratation im ez. Bereich kommen muß. Hier liegt der Anschluß an die viel häufigeren Zustände einer Na^+–H_2O-Überladung, die durch die Entnahme von H_2O für ungedeckten Verbrauch zu einem hypertonen Überschuß (Na^+–H_2O) werden kann.

5.4. Die Überladung mit Na⁺ und H₂O im isotonen Verhältnis* (Na^+–H_2O-Plethora)
und die Auslösung hypervolämischer Katastrophen (Abb. 14a–c)

Das dargestellte Bild der „extracellulären Plethora" ist – topographisch gesehen – das Gegenstück zum EZF-Mangel, dem sog. Wasser- und Salzmangel. In Analogie zu diesem geht die akute Gefährdung des Lebens vom intravasalen Raum aus (s. Volumenmodell Abschnitt: „Denken in Volumen").

Bei Zugrundelegung einer Toleranz von $+30$ bis $+50\%$ (!) für die Erhöhung eines Blutvolumens von rd. 5 l handelt es sich um Mengen von 1,5–2,5 l EZF, welche die lebensbedrohliche Katastrophe des Lungenödems und der hämodynamischen Niereninsuffizienz auslösen können. Der Doppelpfeil deutet an, daß die mengenmäßige Erträglichkeit des EZF-Überschusses von der Lastenverteilung zwischen intravasalem und interstitiellem Raum abhängt.

Am Krankenbett sehen wir zwischen exklusiver Expansion des Plasmavolumens und exklusiver Beladung des interstitiellen Raumes, ja die Möglichkeit von Plasmavolumenmangel neben monströsem Ödemmangel (Abb. 14c) alle Übergänge. Eine gewisse Differenzierung der Bestandsänderungen, die man in der Regel unter der Sammelbeziehung der „isotonen Hyperhydratation" zusammenfaßt, ist schon deshalb gerechtfertigt, weil der Kranke, seine Grundkrankheit, die Auslösung der Bestandsmehrung und die Therapie ein diametral entgegengesetztes Verhalten zeigen können. Maßgebend für die Differenzierung ist der therapeutische Bedarf des Kranken in bezug auf die störende Bestandsmehrung.

---

* einschließlich der im vorigen Absatz erwähnten Möglichkeit einer mäßigen Hypernatriämie.

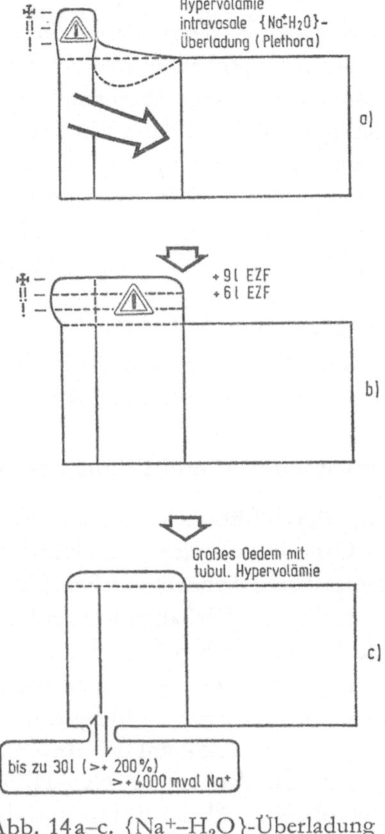

Abb. 14a–c. $\{Na^+\!-\!H_2O\}$-Überladung

5.5. Hypervolämie allein

Unmittelbar in den intravasalen Raum treffen „Stoßinfusionen", welche die Verteilungskapazität überrunden. Hyperexpansion durch Kolloidüberdosierung ist auf Kosten von interstitieller Flüssigkeit möglich. Die entsprechenden Raumbilder sind leicht gedanklich zu konstruieren.

5.6. Bestandsmehrung im Bereich der interstitiellen Flüssigkeit

Der Gesunde verfügt über die Möglichkeit, eine Bestandsmehrung, die bis zu etwa 6 l EZF betragen kann (unter gleichzeitiger Vermehrung des Plasmavolumens), „unterzubringen", ohne daß man ein Ödem feststellen kann[10]. Weitere Überladung führt zu sichtbarer und fühlbarer Ödembildung, verbunden mit der Gefahr vom Hypervolämie.

---

[10] vgl. die treffende Bezeichnung „Ödemfestigkeit".

Ödeme mit Bestandsmehrung

Trotz der überaus häufigen Kombination von Ödem und Bestandsmehrung sehen wir am Krankenbett immer wieder das rasche Auftreten von Ödemen, die „aus dem Bestand stammen", ohne daß eine Mehrung desselben durch positive Na^+–H_2O-Bilanzen stattfand. Die *Bestandsänderung*, d. h. das Auftreten einer pathologisch tropfbaren Phase im interstitiellen Bereich[11] oder eine pathologische Ergußbildung ist das wesentliche, allen Ödemen gemeinsame und bei geeigneter Methodik auch histologisch erfaßbare Merkmal der Ödeme. Die Beziehungen zur *Bestandsmehrung* können verschieden sein.

Primäre Überladung mit Na^+–H_2O kann zur Ödembildung führen und primäre Auslösung von Ödem kann mit Bestandsmehrung einhergehen, bzw. auf lange Sicht mit einer Tendenz zur Bestandsmehrung verbunden sein.

Bestandsmehrung und Bilanz bei Ödemen

Als „Alltagsfall der Praxis" überwiegen die großen Ödeme, bei welchen an erster Stelle die Grundkrankheiten der Herzinsuffizienz, der Lebercirrhose oder das nephrotische Syndrom stehen. Die „Tendenz zur sekundären Bestandsmehrung" (vgl. „Verhalten wie ein Faß ohne Boden"), kann durch die Fortschritte der diuretischen Therapie weitgehend unter Kontrolle gehalten werden. Entsprechend der genannten pathogenetischen Reihenfolge führt die – bei Niereninsuffizienz und nephrotischem Syndrom häufig mögliche – Besserung der Grundkrankheit prompt zur profus renalen „Ausschwemmung" der „Überladung mit Na^+–H_2O".

Das Verhalten des tubulären Mechanismus und der hormonellen Steuerung (Aldosteron) ist in diesem Fall grundsätzlich anders als bei einer exkretorischen Insuffizienz der Nieren[12]. Die Fehlleistung der renalen Bewahrung von Na^+ und H_2O vor der Ausscheidung ist durch Saluretica und Aldosteronantagonisten zu blockieren (s. III, Konservierung von Na^+).

Die Anbringung eines „Ödemraumes" am R-Modell
(Abb. 14b und 14c)

Abbildungen 14b und 14c sind geeignet, die „Lastenverteilung", eine Bestandsmehrung am EZF zwischen intravasalem Raum (Hypervol.) und interstitiellem Raum (Ödem) zu zeigen. Sie eignet sich nicht zur Inter-

---

[11] vgl. das Phänomen der „Delle", die ein Druck z. B. auf den Fußrücken als Zeichen einer – sonst nicht vorhandenen – verschiebbaren Flüssigkeitsansammlung hinterläßt.

[12] Die Auslösung einer Na–H_2O-Überladung durch Aufnahmen, welche die excretorische Kapazität überschreiten, stellt den Fall der primären Bilanzstörung dar, die zu Hypervolämie und Ödem führt.

pretation einer Verhaltensweise, die wir zur schadlosen Durchführung saluretischer Maßnahmen kennen müssen. Durch die Verbringung von Ödem
in einen eigenen Raum kann man zum Ausdruck bringen, was wir am
Krankenbett oft sehen: große Ödeme schließen Mangel im Stammhaushalt nicht aus, ja ihre Nachbildung oder forcierte Maßnahmen zu ihrer Entfernung können auf Kosten des Plasmavolumens gehen (vgl. Pfeile und
Bild Sequester in der Abb. 15), z. B. die deletären Folgen der Punktion
eines Ascites.

5.7. Störender K^+-Mangel und K^+-Intoxikation

(Beziehungen zwischen den Störungen des K^+-Haushalts und dem K^+-
Bestand und seiner Verteilung).

Begründung – Krankenbett

Die Bezeichnung K^+-Mangel und -Überladung entspricht den Indikationen Geben bzw. Nehmen von K^+. Die Anlässe und die Situationen im
K^+-Haushalt sind heterogen und nur verständlich, wenn man gewisse Vorstellungen über das Prinzip der Bestands- und der Verteilungsänderungen
besitzt.

Konstruktion der Bildtafeln

Das Raummodell (Abb. 16) liefert einen Überblick über den Bestand
an K^+ und seine Verteilung. Der Begriff der iz. Kapazität und der Verhältnisse zwischen Kapazität und Bestand ist in der Abbildung 17 schematisch dargestellt. Die Abbildung 18 befaß sich mit der Beziehung zwischen
dem iz. und dem ez. Bestand. Abbildungen 19 u. 20 geben Aufschluß über
einerseits die physiologische Bedeutung der homoeostatisch regulierten K^+-
Konzentration im Plasma und andererseits der mangelnden Aussagekraft
der Alleinbestimmung des Plasma-K^+ für Bilanzfragen.

1. Die Konflikte mit lebenswichtigen Funktionen, die nach dem heute verfügbaren Wissen durch Geben bzw. Nehmen von K^+ zu verhüten sind

Die thanatogenetische Auswirkung der biochemischen Konstellationen,
in welche obligatorisch eine Hypokaliämie und eine rasche Behebbarkeit
durch Verabreichung von K^+ eingeschlossen ist[13], variiert und zeigt gewisse Beziehungen zum vorhandenen Grundleiden. Das Leben des Kran-

---

[13] Diese „umständliche" Definition beruht auf der tatsächlich komplexen
Situation (vgl. Abs. 2) und der Vermeidung einer Identifizierung von Hypokaliämie mit dem Bild der Katastrophe.

ken kann durch periphere oder zentrale Atemlähmung, durch eine Digitalisintoxikation (Unverträglichkeit korrekter Dosen), einen postoperativ paralytischen Ileus oder auch durch einen komatösen Zustand bei Leberinsuffizienz („falsches Leberkoma") bedroht sein. Lähmungen der Skelettmuskulatur sind eine relativ konstante Erscheinung.

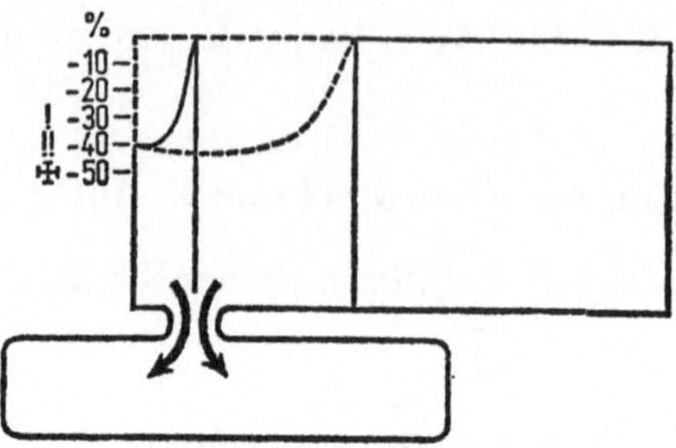

Abb. 15. Gefährdung des Stammhaushalts an $\{Na^+–H_2O\}$ bei Ödem

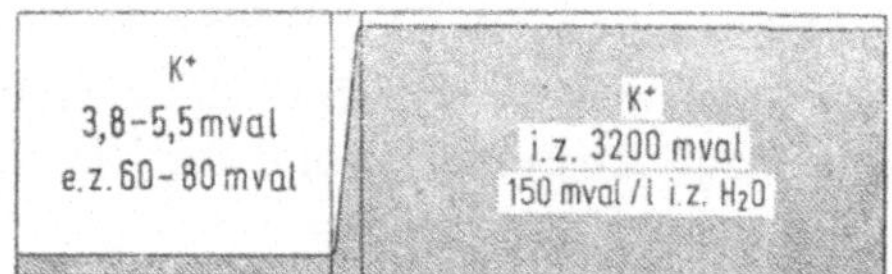

Abb. 16. Kalium-Raummodell

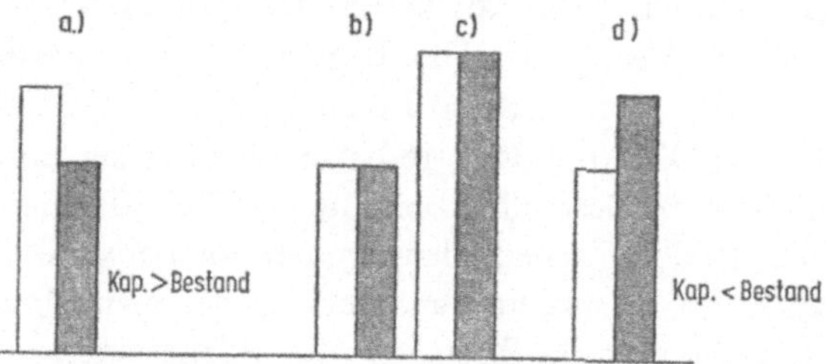

Abb. 17. Änderung des Verhältnisses. Kapazität: Bestand an Kalium

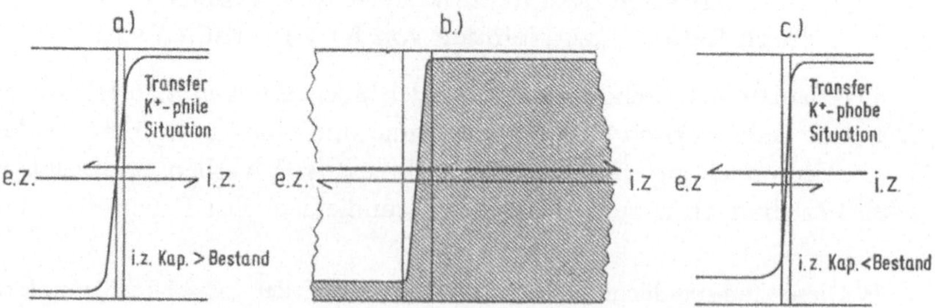

Abb. 18. Beziehung zwischen iz. und ez. Kaliumbestand

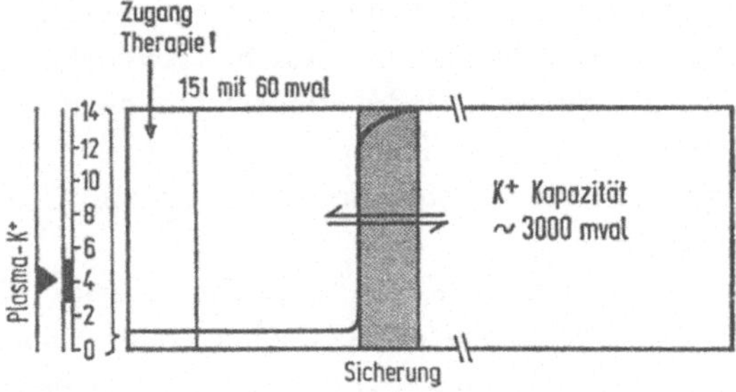

Abb. 19. Sicherung der ez. Kaliumkonzentration

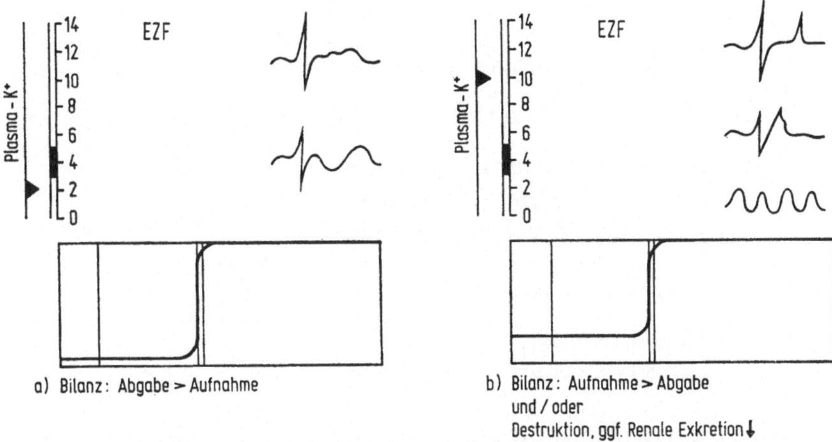

Abb. 20. Gefährdung der ez. Kaliumkonzentration

Die kardiotoxische Auswirkung der ez. K$^+$-Überladung (Hyperkaliämie) war schon 1880 mit nahezu 100 Fällen bekannt (HERING, 1880). Sie führt – meist unvermittelt – über Kammerflimmern zum Tod an Herzstillstand.

2. Kurze Interpretation der biologischen Rolle des K$^+$

Das Ungleichgewicht der Verteilung vor allem des Konzentrationsgefälles von ez. und iz. [K]$^+$ ist im speziellen Bereich der Zellmembran mit dem Aufbau eines elektr. Membranpotentials verbunden. Neben anderen Rollen des K$^+$ (z. B. bei der Herstellung eines geeigneten Milieus für einen bestimmten enzymatischen Hergang) ist diese Funktion eine *unentbehrliche Voraussetzung aller Lebensvorgänge, die mit Erregbarkeit und Erregungsablauf verbunden sind.* Das ins Auge zu fassende System besteht aus:

a) den Ioneneigenschaften des K$^+$ und seinen iz. Anionenpartnern, zu welchen strukturbildende Proteinate als „artgebundene" Anionen gehören, die den freien Diffusionsausgleich behindern,

b) der Hergang eines großen umgekehrt gerichteten Konzentrationsgefälles zwischen ez. und iz. Na^+, zu dessen Zustandekommen die Ioneneigenschaft des Na^+ (größerer Hydratationsmantel als K^+) die Eigenschaften der Membran und aktiven Transportmechanismen beitragen und

c) einer Reihe weiterer Konstellationen, z. B. im SB-Gleichgewicht und im Ca^{++} Haushalt.

Die häufig gebrauchte Bezeichnung „Kaliumbatterie" bedeutet nicht, daß man K^+ als „Energiespender" betrachten darf. Seine Rolle ist eher derjenigen eines Baustoffs (Material) der elektrischen Batterie zu vergleichen, von dessen Existenz und Verteilung die Funktion – in unserem Fall das Leben – abhängt. Seine sekundäre Einbeziehung in andersartige Störungen der skizzierten Konstellation ist damit verständlich (s. Abs. 7).

3. Kurze Bestandsaufnahme (vgl. Abb. 6)

Unser „Modellfall" von 60 kg Körpergewicht möge besitzen:

In 15 l EZF bei 4,5 mval K/l	70 mval (!)
Im IZF-Bereich (Zellbereich)	
bei 150 mval K/l iz. H_2O und	
21 l H_2O iz.	3150 mval (!)
Im Skelettbereich	250 mval
Gesamtkörper-K^+	
(rd. 60 mval/kg Körpergewicht)	3470 mval K^+

Einfach zu bestimmen ist Plasma-K^+ (Deutung vgl. Abs. 8). Die Analyse des K^+-Erythrocyten liefert gewisse (!) Rückschlußmöglichkeiten auf iz. K^+. Die flammenspektrophotometrische Analyse des Körper-K^+ ist keine klinische Routineangelegenheit.

Die Kreatinintagesausscheidung in mg $\times$ 1,75 = K^+-Bestand (z. B. 1700 mg $\times$ 1,75 = ca. 3000).

Der naheliegende und einfache Bezugswert des Körpergewichts (z. B. die Berechnung des K^+-Bestandes aus einem Anteil von etwa 60 mval/kg = 3000 mval K^+/60 kg) stößt wie die Berechnung des Gesamtkörperwassers aus dem Körpergewicht auf die störende Rolle des variablen Fettanteils (s. II/1).

4. Funktionelle Beziehungen

Nach dem Prinzip des WElH sind Beziehungen, Partnerschaften usw. wichtiger als absolute Mengen (vgl. I). Im Vordergrund jeder Betrachtung steht das Nebeneinander eines Massenbestandes und eines kleinen Bestandsvorkommens, das auch hier wieder, wie es im Raumsystem für das kleinste

Kompartiment gezeigt wurde, besondere Bedeutung besitzt. Die ez. [K^+], die etwa 30mal niedriger als die iz. liegt und auf einem Bestandsvorkommen beruht, das rd. 50mal kleiner als das iz. ist, kann nach dem Prinzip ihrer Sicherung als biologische Konstante definiert werden. Sie zeigt eine auffallend große „Normalzone", an deren beiden Enden aber der pathologische Bereich scharf abgegrenzt ist.

Für die iz. K^+-Menge herrschen gesicherte Beziehungen zum Zellbestand. Man rechnet mit einer Proportion von 2 g Eiweiß zu 1 mval K^+ oder 1 g Eiweiß-N zu 3 mval K^+, die man bei Verlusten zu Rückschlüssen auf die Änderung der Kapazität des Zellbestandes für K^+ bilanzmäßig benützen kann (s. IV Bilanz). Der Begrifff der Kapazität ist eine wichtige Arbeitshilfe auch dann, wenn keine Analysen verfügbar sind (Abb. 17). Wir übertragen ihn zunächst auf ein Vorkommen im physiologischen Bereich:

Abbildung 17 diene dem Vergleich eines Athleten (c), mit einem gleichschweren muskelschwachen Individuum (b), das einen wesentlich geringeren K^+-Bestand (pro kg Körpergewicht) besitzt, aber deshalb – natürlich – noch nicht an K^+-Mangel leidet oder gar einer Substitution bedürfte. (Weitere Anwendung des Modells s. Abs. 6).

5. Die physiologische protektive Beziehung zwischen iz. und ez. K^+

Die bildliche Abstraktion (Abb. 16) des „Nebeneinander" von zwei Bestandsvorkommen läßt die physiologische Abhängigkeit der Erhaltung (Homoeostase) des „kleinen" vom protektiven Verhalten des „großen", dessen Menge etwa 50 mval und dessen Konzentration etwa 30 mval höher liegt, deutlich erkennen. Verhalten bedeutet, wie der Doppelpfeil in Abbildung 18 zeigt, nicht (!) Diffusionsausgleich, sondern die Sicherung des ez. K^+ gegen Überladung (K-Intoxikation) und pathologische Verminderung. Beides ist nachweisbar realisiert, und rasche Distribution von resorbiertem K^+ im Zellbereich und die celluläre Nachlieferung von K^+ bei sonst für das ez. K^+ bedrohlich negativen K-Bilanzen. Verluste, die $\frac{1}{3}$ des Gesamt-iz. K^+ ausmachen, können vorliegen, ohne daß sich ez. K^+-Konzentration und -Bestand erheblich verkleinert (Rückendeckung des ez. Bestands).

Eine weitere Erklärung dieser Verschleierung von Bestandsänderungen ergibt sich aus einem Blick auf die Abbildungen 17b und c.

Auf ein Erlebnis am Krankenbett übertragen, kann es sich aber um 2 Momentaufnahmen bei einem Kranken handeln, der $\frac{1}{3}$ seines Zellbestandes (Muskelmasse) und damit auch seines iz. K^+-Bestands (1000 mval K^+, vgl. Abs. 4) eingebüßt hat und infolge dieser *Kapazitäts- und Mengenverminderung* keinen „störenden" K^+-Mangel hat. Wiederum wird die Problematik der Umrechnung von Plasma/K^+ auf Bestandsmengen erkennbar.

6. Störungen der Verhältnisse zwischen Kapazität und Bestand als auslösende Ursache für Mangel und Überladung*

Das jeweilige Verhältnis zwischen Kapazität und Bestand an K^+ ist von größerer Bedeutung für die Entstehung von störendem Mangel oder Überfluß. Man muß sich aber die zwei entgegengesetzten Arten des Hergangs gut überlegen.

a) **Primäre Änderung der Kapazität.** Wenn die Einbuße am Zellbestand und K^+ mit einem Kapazitätsverlust beginnt (Zelluntergang) (Abb. 17d), fällt K^+ an, das in Ermangelung seiner „Partner", z. B. strukturbildender Anionen, überflüssig wurde und als Destruktions-K^+ ausgeschieden werden muß. Sein Transfer in den ez. Bereich (Abb. 18c) muß sich bei gestörter renaler Exkretion als *aggresives Verhalten* auf die ez. Menge und Konzentration auswirken, z. B. bei akuter Oligurie nach zellzerstörenden Aggressionen (vgl. K^+-Intoxikation bei Schock und Anurie). Die katabole Lage schafft im Zellbereich eine kaliophobe Situation. Wenn nach Überwindung der katabolen Lage eine Erhöhung der Kapazität (kaliophile Situation) hergestellt wird, kann nach Abbildung 17a u. 18a das Mißverhältnis Kapazität > Bestand ein aggressives Verhalten mit umgekehrten Vorzeichen auslösen, nämlich die Entnahme von ez. K^+ in den iz. Bereich, die zum Bild des störenden K^+-Mangels beiträgt.

Die Art der Auslösung ist häufig, wenn man sie nicht prophylaktisch und therapeutisch rechtzeitig erkennt. (Klassisches Beispiel K^+-Mangelkatastrophe nach Behebung (!) einer diabetischen Acidose).

b) **Primäre Änderung des K^+-Bestandes.** Negative K^+-Bilanzen (z. B. ungedeckter Verbrauch und Verluste) wirken sich in der Regel über die beschriebene Rückendeckung des ez. Bestandes auf iz. K^+ aus: sie gefährden damit die Existenz des Zellbestandes. Prinzipiell und besonders bei schweren Grundleiden und katabolen Situationen im Stoffwechsel sind sie als Angriff auf den Zellstoffwechsel und den Elektrolythaushalt zu definieren.

Die Aufgabe der Prophylaxe und Therapie ist dann die Verhütung solcher Angriffe durch das Geben von K^+, und zwar aufgrund der Bilanzzeichen bei fehlendem Mangelsymptom.

Das Zustandekommen eines manifesten K^+-Mangels kann bei gleicher Verminderung von Kapazität und Bestand verhindert werden. Damit wird es verständlich, daß man am Krankenbett die Symptome eines K^+-Mangels manchmal erstaunlich spät vorfindet und den Hergang und (!) die Reduktion des Kräftezustandes auf Jahre zurückverfolgen kann.

Die Überforderung der Rückendeckung des ez. Bestandes ist es letzten Endes, die nach Abbildung 18a bei primären Bilanzstörungen für das Ma-

---

* Das störende Mißverhältnis zu K^+-Bestand kann als „kaliophobe bzw. kaliophile" Situation gekennzeichnet werden.

nifestwerden des Mangels maßgebend ist. Es kann sich nur um ein Bagatellereignis bei Gefährdungen oder um einen massiven Angriff auf K^+ handeln.

Die Probleme des K^+-Haushalts stehen in unlösbarer Verbindung zur „multiplen" Sorge für den WElH und den Stoffwechsel (vgl. I). Letzten Endes deckt der Mensch seinen laufenden K^+-Verbrauch „nach der Speisekarte".

7. Primäre Regulations- und Verteilungsstörungen

a) **Verteilungsstörungen zwischen K^+ und Na^+ bei Störungen des Zellstoffwechsels.** Die Vorgänge, die sich im Membranbereich fortlaufend als Depolarisation und Repolarisation vollziehen, können in einfachster Formulierung auf den Transfer einerseits von $K^+ \rightarrow$ ez. und $Na^+ \rightarrow$ iz. und andererseits von $Na^+ \rightarrow$ ez. und $K^+ \rightarrow$ iz. bezogen werden. Man kann diese Oscillation „vom Hintergrund aus", d. h. von der EZF bzw. IZF aus im allgemeinen nicht wahrnehmen. Sie liefern aber eine Art von Modell, das bei Störungen des K^+-Haushalts realisiert ist. Die Zelle kann an K^+ verarmen und dafür bis zu einem gewissen Grad Na^+-reicher werden. Krankheiten der verschiedensten Art gehen mit einer Hyponatriämie einher, die mit K^+-Verarmung und Na^+-Anreicherung der Zellen verbunden ist (Hypokaliämie braucht nicht aufzutreten).

Mangelhafter Energieaufwand für die Erkennung der Homoeostase wird zur Erklärung herangezogen. Man spricht in diesem Fall von einer *Verteilungshyponatriämie*, weil keine Bestandsminderung vorliegt. In therapeutischem Sinne liegt auch kein Na^+-Mangel vor. Die Verabreichung von viel Na^+ kann seine iz. Anreicherung und die K^+-Verarmung verstärken (wash out effect, vgl. Problematik der Deutung der Na^+-Plasmawerte in I).

b) **Hypokaliämische Alkalose.** Ein anderes Austauschmodell liegt vor, wenn der Austritt und Verlust von 3 K^+ aus dem iz. Bereich durch 2 Na^+ und 1 H^+ aus dem ez. Bereich „ersetzt" wird. Die resultierende „hypokaliämische Alkalose" ist eine häufige Begleitkonstellation von K^+-Verlusten, auch von störendem K^+-Mangel. Der Mechanismus kann auch durch eine primäre ez. Alkalose in Gang kommen. Primär hormonale Regulationsstörungen von Seiten der NNR, besonders des Aldosterons greifen ubiquitär in dieses Verteilungssystem und an die Bilanzabfertigungen ein (vgl. hyperkaliämische Alkalose bei primärem Hyperaldosteronismus und Gefahr der Hyperkaliämie bei Morbus Addison).

c) **Anfallsweise Auslösung von K^+-Mangel und -Überladung.** Akute primäre Verteilungsstörungen liegen den seltenen Krankheitsbildern der hereditären paroxysmalen Muskellähmung (Hypokaliämie) und der episodischen Muskellähmung (Hyperkaliämie) zugrunde.

8. Hypo- und Hyperkaliämie, Deutung und Fehldeutung
des K$^+$-Plasmaspiegels

Die vorangehende Darstellung eines Kapitels der Bestandskunde ist auf die Bedeutung der Plasmawerte[14] für K$^+$ anwendbar.

Der K$^+$-Plasmaspiegel ist:

a) ein unentbehrlicher Bestandteil (!) der Diagnose und Therapie, wenn Verdachtsdiagnose verifiziert und die klinische Therapie kontrolliert werden muß. Bei Gefahr der Kaliumintoxikation ist seine laufende Überwachung nötig,

b) kein diagnostisches Hilfsmittel für die Entscheidung, ob „der K$^+$-Haushalt des Kranken in Ordnung ist" (vgl. die Verschleierung der Gefährdungen durch die Mechanismen der Homoeostase),

c) kein zuverlässiger Ausgangswert für die mengenmäßige „Berechnung" von Mangel oder Überladung (vgl. die Beziehungen zwischen iz. und ez. K$^+$, dazu kommt noch eine Beeinflussung des Plasmas durch die Lage in SBH),

d) kein Grund zur „Resignation" mangels technischer Ausstattung, da ein großer Bereich der Anwendung verfügbaren Wissens die frühe Prophylaxe betrifft und die Hypokaliämie alles andere als ein Frühsymptom ist.

Mit kleinen Abänderungen gilt dieses Prinzip auch für das Kalium-Mangel-/Hyperkaliämie-EKG. Letzteres konkurriert bei Gefährdung der Richtung K-Intoxikation durch seine rasche und laufende Gewinnungsmöglichkeit mit dem Plasma-K$^+$.

---

[14] Serum/Plasma vgl. STAIB Thrombocytose.

III. Angewandte Bilanzkunde

Die Bezeichnung „Bilanzkunde" wird gebraucht für die Information über die Umsätze des Wasser-Elektrolythaushalts und ihre bilanzmäßige Bedeutung. Sie umfaßt entsprechend der therapeutischen Anwendbarkeit:

Die Umschlagplätze (wo finden die Umsätze statt?).

Die Art der Abfertigung (wie vollziehen sich die Umsätze?).

Die Art und Mengen (Zeiteinheit und ihre Beziehung zur Bilanz).

Die bilanzmäßige Bedeutung (Registrierung) der Umsätze.

Der Gesunde kann sich auf die Sicherung seines Wasser-Elektrolythaushalts verlassen, der Kranke bedarf der Bilanzkenntnisse seines Arztes.

Es sind dieselben Grundvorstellungen, die man braucht, gleichviel ob man die Frage beantwortet, was der Kranke essen oder trinken soll, oder ob man den Wasser-Elektrolythaushalt über einen in die V. cava eingeführten Dauerkatheter lenkt. Jede sinnvolle Lenkung des Wasser-Elektrolythaushalts ist angewandte Bilanzkunde.

Die Umsätze des Wasser-Elektrolythaushalts werden unter den verschiedensten Bezeichnungen „verrechnet", z. B. als Einnahmen, Ausgaben, Aufnahmen, Abgaben, Verluste, Gewinne usw. Die ärztliche Lenkung des Wasser-Elektrolythaushalts trägt die Vorzeichen „Geben" und „Nehmen".

Die Entscheidung was falsch oder richtig ist, basiert – nicht wie heute oft angenommen wird, auf Plasmawerten – sondern in erster Linie auf den tatsächlichen Umsätzen des Kranken. Auf ihrem weiteren Verhalten basiert auch die Entscheidung, was falsch oder richtig war (Erfolgskontrolle der Therapie). Man benötigt daher mehr als ein „Richtungszeichen", Aus, Ein und definitionsgebundene Bezeichnungen, welche die entsprechenden Indikationen des Handels liefern. Wo zunächst keine Entscheidung getroffen werden kann, ist es wesentlich besser, sich über diesen Zweifel klar zu sein (Erfolgskontrolle) als ihn hinter einer falschen Bewertung zu verbergen.

1. Bilanzvorgänge

Die Bilanz (von Waage) bedeutet die Herstellung des Ausgleichs zwischen Einnahmen und Ausgaben, die Abrechnung auf einen bestimmten Zeitraum. Das Bilanzergebnis ist positiv, wenn ein Überschuß der Einnahmen über die Ausgaben vorliegt und sinngemäß negativ bei einem Überschuß der Ausgaben über die Einnahmen. Für den Bestand des WElH gibt es unter physiologischen und unter pathologischen Bedingungen positive, ausgeglichene und negative Bilanzabschlüsse für bestimmte Zeiträume. Der gewöhnlich zugrunde gelegte Zeitraum beträgt 24 Std.

Für die Beurteilung, ob der Bilanzabschluß physiologisch oder pathologisch zu bewerten ist, ist die Frage maßgebend, ob bei dem betreffenden Kranken eine Konstanz des Bestands oder eine Bestandsänderung erwünscht, d. h. den Normalbedingungen entsprechend ist.

So ist z. B. im Kindesalter eine Bestandsmehrung, im Greisenalter eine Bestandsminderung von bestimmter Größenordnung im erwünschten, d. h. im physiologischen Bereich gelegen.

Zum Unterschied vom kaufmännischen Bereich spielt ein positiver Bilanzabschluß nur unter bestimmten Umständen (Wachstumsperiode, Restitutionsphasen) und nur in sehr beschränktem mengenmäßigen Ausmaß eine wünschenswerte Rolle.

Im allgemeinen herrscht als Ziel eines normalen Bilanzabschlusses die Erhaltung der Konstanz des Bestandes vor. Überschüsse sind bedeutungsgemäß nicht als Gewinn sondern als Überladung zu bewerten.

Einen Vergleich mit dem kaufmännischen Bereich kann man in bezug auf die Ausscheidung eines Dekonstruktionsfalls anstellen: auch dem Kaufmann wäre bei einer etwaigen Geschäftsverkleinerung nur selten damit gedient, wenn ihm die Sorge für den ehemaligen, jetzt nicht mehr benötigten Bestand zufiele. Dieser würde sich als Störung der Proportion belastend auswirken (vgl. Kraftwagenpark oder gar Personal, Räume usw.). In dieser Beziehung ist der Begriff der „Kapazität" in beiden Fällen als Grundlage für die Beurteilung von Mangel und Überladung sehr fruchtbar.

Man kann die Bezeichnung „Bilanzvorgänge" für alle Vorgänge verwenden, die mit einer Änderung des Bestands verbunden sind.

Da der Bestand des WElH eine bestimmte physiologische Verteilung aufweist, handelt es sich auch dann um einen Bilanzvorgang, wenn z. B. H_2O aus dem intracellulären Bereich in den extracellulären Bereich transferiert wird (innerer Transfer oder „shift").

Ein innerer Bilanzvorgang vollzieht sich, wenn die Sekrete des GIT gebildet und anschließend wieder resorbiert werden. Der Ausgleich solcher Vorgänge kann dadurch gestört werden, daß während des Vorgangs der Sekretion die äußeren Bilanzvorgänge beeinflußt werden. Physiologisches Beispiel: Alkaliurie während der Bildung sauren Magensafts, pathologisches Beispiel: Erbrechen oder Durchfall mit irreversibler Abgabe einer von der Zusammensetzung der Körperflüssigkeiten weitgehend abweichenden Sekretion.

Der wichtigste laufende physiologische innere Bilanzvorgang wird durch die Entstehung von Stoffen des WElH im Stoffwechsel dargestellt (Oxydationswasser, Säuren, Harnsoluta als Forderung an Lösungsraum bzw. Begleitelektrolyten für die Harnbildung).

Als äußere Bilanzvorgänge kann man die Aufnahme und die Abgabe von Stoffen des WElH aus der bzw. an die Umwelt bezeichnen.

In erster Instanz sind die Bilanzvorgänge mit dem Richtungszeichen EIN bzw. AUS zu versehen.

Diese Richtungszeichen liefern nicht nur keine Aussage über die bilanzmäßige Bedeutung des betreffenden Vorgangs, sondern tragen außerdem die Gefahr in sich, daß es zu einer Konfusion, z. B. unter der Bezeichnung „Ausscheidung" kommt. Es liegt nahe, es für richtig zu halten, zwecks Schonung des ausscheidenden Organs, nämlich der Niere, die Ausscheidung von der Aufnahme her zu drosseln, ohne sich die Frage vorzulegen, ob diese Drosselung nicht auf eine unabdingbare Voraussetzung der Nierenarbeit trifft.

Ebenso besteht die Gefahr, daß der Vorgang der Ausscheidung bei Katabolie als unmittelbarer renaler Verlustvorgang verbucht wird und nicht als die notwendige Folge einer inneren Störung der Ordnung und somit als Ausdruck eines adäquaten Verhaltens der Nieren.

Die Spezifizierung der Sammelbezeichnungen EIN und AUS ist deshalb eine unbedingte Notwendigkeit und wichtigste Voraussetzung für die richtige diagnostische und therapeutische Deutung der Bilanzvorgänge (Bilanzkunde).

Nach dem Prinzip des WElH gibt es eine ganze Reihe von Anlässen zu Bilanzvorgängen. Man kann diese Anlässe in zwei große Gruppen teilen:

1. die laufenden physiologischen Bilanzvorgänge.
Diese verhalten sich so, daß man sie aufteilen kann in
   a) laufenden Verbrauch und Verbrauchsdeckung
   b) Überschuß und Überschußabgabe.

2. die pathologischen Bilanzvorgänge.
Diese kann man aufteilen in
   a) die primären Störungen der Bilanzabfertigung
   b) die primären Störungen der inneren Ordnung mit sekundären Auswirkungen auf die äußeren Bilanzen.

Für die Praxis liegen die Probleme vorwiegend bei den primären Störungen der Bilanzabfertigung, d. h. bei der Frage nach dem Verbrauch, der Verbrauchsdeckung und etwaigen Verlusten.

Ungenügende Verbrauchsdeckung wird durch das Gesetz der Entnahme aus dem Bestand zu einer Umwandlung von Verbrauch in Verlust. Durch diese Art der Definition wird der Bilanzvorgang zur Erhaltung oder zur Störung der inneren Ordnung und des Bestands in Beziehung gesetzt.

Für die Abfertigung der äußeren Bilanzvorgänge erhebt sich die Frage nach einem adäquaten Verhalten oder einem störenden Verhalten der betreffenden Funktionskreise, insbesondere der Nieren.

Bei dieser Betrachtung liefern Bilanzvorgänge

1. quantitative Aussagen für die Dosierung der Prophylaxe und Therapie,

2. unentbehrliche Grundlagen für die Erfolgssteuerung der Therapie.

Jede Verordnung und jedes Verbot bedeutet: Einschaltung. Die Verwerfung (Nichtbeachtung) von Bilanzzeichen, besonders seitens der Harnbildung ist mit allen Gefahren der Blindlenkung verbunden.

Kodex der Bilanzkunde. Der Vorgang wird am Beispiel des Wassers so definiert, daß seine Feststellung gleichzeitig einen therapeutischen Rückschluß ermöglicht.

Der Vorgang	Wird nach dem Kodex der Bilanzkunde bezeichnet als:
A) „Ausscheidung" einer H_2O-Überladung	Überschuß-Excretion
Einfaches Beispiel: Überschußaufnahme „angenehmer" Getränke, H_2O als Begleitwasser für Alkohol und Geschmacksstoffe, z. B. in Bier und Wein. Vermeidbarer Ansatz! Die rasche H_2O-Diurese.	Entstörungsvorgang, Sicherung gegen Überladung, Harnvolumen steigt, spez. Gewicht fällt.
	Eine „Entstörung", welche als Regulationsmechanismus auf die Gesamtverbrauchsdeckung/24 Std keine Rücksicht nimmt! (Mangelgefahr) cave! Ungenügende Beachtung.
B) Weitgehend variable Einbeziehung der „Ausscheidung" von H_2O 1. in die Abgabe überschüssiger Wärme 2. in die Excretion der Harnsoluta a) Stoffwechselprodukte b) Fremdstoffe c) überschüssige Elektrolyte.	Laufender H_2O-Verbrauch Beanspruchung von H_2O für die Excretion von Stoffwechselendprodukten und anderen harnpflichtigen Stoffen. 1. Thermoregulatorischer H_2O-, bzw. Schweißverbrauch. 2. Renaler H_2O-Verbrauch Verbrauch von H_2O als Lösungsraum.
Überwiegender Anfall der Harnsoluta aus dem Stoffwechsel und dem Elektrolytgehalt bzw. -zusatz der Nahrung. Dieser Posten ist weitgehend von der Wahl der Nahrungsstoffe und Nahrungsmittel, von der Zubereitung, von Eiweißbedarf und vom Kalorienbedarf abhängig.	Die Kontoansätze für Verbrauch bzw. Verbrauchszuschläge ergeben sich aus dem Wärmehaushalt und der Nahrungs- bzw. Elektrolytaufnahme. Leitsatz: Wärme, bzw. Soluta-Gaben bedeutet den H_2O-Verbrauch steigern (bzw. evtl. H_2O nehmen).

Die Tagesumsätze sind qualitativ von absolut (differential) anderer Zusammensetzung wie die Körperflüssigkeiten. Nur pathologische Verluste können bestehenden Körperflüssigkeiten ähnlich sein, z. B. EZF oder Sekretionen, die bei Destruktionen verloren gehen. Der Leitsatz für Verbrauchsdeckung ist: Nicht die Ähnlichkeit mit bestehenden Körperflüssigkeiten, sondern diejenige mit wirklichem Verbrauch ist entscheidend. Dies gilt auch für die parenterale Ernährung.

Im Energiestoffwechsel findet man unter physiologischen Bedingungen eine adäquate Deckung des Energieverbrauchs. Überschußaufnahmen wirken sich als Bestandsvermehrung aus. Das grundsätzlich andersartige Verhalten der Wasser-Elektrolytbilanzen wurde schon erwähnt.

Die Verflechtung des H_2O-, Na^+-, K^+-Bestands und des Säure-Basen-Gleichgewichts mit den organischen Strukturen und dem Stoffwechsel wird durch die Bezeichnung „Fließgleichgewicht" (BERTALANFY) charakterisiert.

Auch bei längeren Perioden der Konstanterhaltung des Bestandes findet ein laufender Wechsel der Stoffe statt. Das mögliche Ausmaß (Flexibilität) der Umsätze mit der Umwelt ist in der Übersichtstabelle 5 dargestellt.

Die Wasser-Elektrolyt-Bilanz zeigt verschiedene Eigenarten:
1. Sie hat einen Überschußbereich, aber ohne physiologischen „Ansatz" wie bei der Ernährung, wo man nach Standardkenntnissen, z. Z. jedenfalls noch, Ansatz als „no reaction" auf Überschuß annimmt.
2. Bei ihrer regulatorischen Sicherung ist eine mehrfache Bedeutung möglich. AUS und EIN reicht nicht aus.
3. Ihre Fernhaltung von der Homoeostase, welche leicht mengenmäßig umzuwerfen wäre und auch – bei Kranken – zerstört wird.
4. Sie hat eine „Allerorten" Umweltbeziehung auch durch die Haut (z. B. Wasserabgabe).

Die Homoeostase wird geschützt durch Mechanismen, die wie Stoßdämpfer zwischen Außenwelt und Körper zwischengeschaltet sind (Gesetz der regulatorischen Bilanzabfertigung). Sie zeigen:

1. Spezielle Strukturen,
2. rein spezifische Leistungen und Vorgänge,
3. regulatorische Steuerungen (z. B. GIT, Respiration, Haut, Stuhl, Harn).

Umsätze des WElH sind prinzipiell die einzigen zuverlässigen Frühsymptome von Angriffen auf die Ordnung. Sie sind die unentbehrliche Voraussetzung für die richtige Deutung von Plasmawerten. Sie sind auch häufig mit einfachen Mitteln in der Praxis erfaßbar und der quantitativen klinischen Analyse ebenso zugängig wie die Plasmakonzentrationen.

Tabelle 5. Bereich der WElH-Umsätze. Flexibilität/24 Std

Kind $^2/_3$–$^1/_2$ für m^2
$^4/_7$ Erw. $=$/m^2
Erw. 1,73 m^2 ($^7/_4$ = Erw.)

Zur Beachtung:
Aus der Anordnung der Tabelle darf nicht auf obligatorische Korrelationen, z. B. zwischen maximal H$_2$O-Verbrauch und maximal NaK-Verbrauch geschlossen werden (s. Einzelaufstellungen, Kontotafeln).

Bilanzkonstellation	l H$_2$O/Erw. (l H$_2$O/m^2)	mval Na$^+$/Erw. (mval. Na$^+$/m^2)	entspr. g NaCl/Erw.	mval K$^+$/Erw. (mval K$^+$/m^2)	g/K$^+$ Erw.
Extreme Verbrauchssteigerungen[a]	**20,0 (> 20,0)** **(12,0/m^2)**	1000	60,0	250 (140)	10,0
Maximale renale excretorische Kapazität für Überschußaufnahme[b] (*Talbot, New. Engl.*)	*23,0–26,0* *13–15 : 7/4 m^2*	*1200* *(700/m^2)*	*70*	425 (250 m^2)	16,5
„Maximale Toleranz" (Butler)[c]	4,7 (2,7/m^2)	425 (250 m^2)	26	425 (250/m^2)	16,5
Sehr hoher Verbrauch[d]	**5,0–10,0** **(3,0–5,5/m^2)**	**200–300** **(115–170/m^2)**	**12,0–15,0**	150 (85/m^2)	**6,0**
Häufiger Mehrverbrauch bei Kranken[e]	**2,0–3,0** **(1,2–1,7/m^2)**	**100–150** **(55–85/m^2)**	**6,0–9,0**	100 (55/m^2)	**4,0**
Standardisierte parenterale Elektrolyttherapie[f]	~2,5 (1,5/m^2)	125 (50/l) 175 (bei 70/l)	7,5–11,0	90 bei 35/l	3,6
„Erhaltungsbedarf"	(1,5/m^2)	70/m^2 Pfr. 75/m^2 B		40/m^2 Pfr. 35/m^2 B.	

Durchschnittliche Tages- aufnahme[g]	2,0–3,0 (1,2–1,7/m²)	150–250 (85–140/m²)	9,0-15,0	75 40/m²	3,0 g
Empfehlenswert bei oraler Aufnahme[h]	2,0–2,5	100–150	6,0 (–9,0)	75–100	3,0– 4,0 g
Obligatorischer Minimal- verbrauch („Minimaler Bedarf")	**1,5** **(0,9m/²)** **(0,7/m² Talbot)**	**10–17 7 Std** **(10/m² Talbot)**	**0,6–1,0 g**	**25 15 min** **(10/m² Talbot)**	**1 g**
Existenzminimum des Fastenden *bei 100 g KH/Tag* Minimaler Verbrauch bei nicht mangelbedingter Anurie H₂O	1,0 (0,55/m²) Verbr. Deckung Ther- moregulation u. – 0,5 kg/Tag Gewichts- verlust	— Bei Überladung Gefahr u. Un- verträglichkeit NaCl	—	— Bei Oligurie Anurie NaCl	—

[a] Induzierte große osmotische Diurese stets mit ↑ Na^+-Verbrauch verbunden.
[b] Niemals für einseitige Beladung (vgl. H_2O-Diurese), stets Fließbilanz einschl. Na^+.
[c] Für einseitige Verabreichung von H_2O, Na^+, K^+.
[d] Vgl. diab. insipidus, diab. mellitus, hochgradig thermoregulatorische Verluste.
[e] Oft Verbrauchszuschlag für Thermo, Harnbildung und beides.
[f] Vgl. Bemerkung zur Nomenklatur „bilanziert", „Basisbedarf", „Erhaltungsbedarf", beachtliche Na^+-Mengen (s. Mehrverbrauch).
[g] Salz vgl. durchschnittlich.
[h] Beachte: Salzaufnahme vgl. Mehrverbrauch.

Glucosetoleranz 300,0/m².
E-Minimum 0,5/kg – wünschenswert 1,0/kg.
kcal 1,500/m² je Tag.

Die Übersichtstabelle über den Bereich der möglichen Tagesumsätze von H_2O, Na^+ und K^+ zwischen dem WEl-Bestand des Körpers und der Umwelt dient an dieser Stelle einem Einblick in das Prinzip der Flexibilität der Umsätze und der Ableitungen diagnostischer und therapeutischer Konsequenzen.

Die Tagesumsätze an Wasser und Elektrolyten umfassen einen Bereich, der sich bis zum 10fachen, ja 20fachen Minimalumsatz und darüber hinaus erstreckt. Ihr Ausmaß überschreitet häufig dasjenige des gesamten intravasalen WEl-Bestands. Es kann aber auch einen wesentlichen Teil des gesamten Bestands (besonders für H_2O und Na^+) betragen (vgl. Tab. 5, Überblick).

Unter physiologischen Bedingungen liegen die Bilanzen der Stoffe des WElH im Überschußbereich. Durch den Genuß angenehmer Getränke und Speisen kann der Fluß der Einnahmen zum Strom anschwellen. Die Nieren des Erwachsenen verfügen über die enorme excretorische Leistungsreserve, bis zu 20 l Harn am Tag zu bilden.

Die Ordnung des WEl-Bestands kann durch Überladung lebensbedrohlich gestört werden. Mangelgefährdungen und Mangelkatastrophen des WElH sind ungleich häufiger als Überladungszustände. Akute Überladungskatastrophen sind die Folge der Überforderung der excretorischen Kapazität. Die excretorische Kapazität und ihre pathologische Verkleinerung steht in enger Verbindung mit der Nierenfunktion, aber auch mit der jeweiligen Situation im WElH. Das folgende Schema zeigt, warum der WElH des Kranken so häufig in Richtung Mangel gefährdet ist:

	Beim Gesunden	Beim Kranken
Zugang	frei	behindert
Aufnahmeregulation	frei	behindert
Verbrauch	normal	oft behindert
Verlust	fehlend	sehr häufig
Gesamtfacit	fast unerschütterlich	oft von den verschiedensten Seiten und kombiniert gefährdet.

Ungenügende Vorstellungen über die bilanzmäßige Verbuchung der „Ausscheidungen" („Ausgaben") liefern erfahrungsgemäß entscheidende Beiträge zum Hergang von Mangelgefährdungen und Mangelkatastrophen. Beispiele sind:

Wärme ist ein Stoffwechselprodukt, dessen Retention innerhalb von Stunden tödliche Hyperpyrexie auslöst. Zur Ausscheidung von Wärme wird die Verdampfung von Wasser in wechselndem und erheblich steigerungsfähigem Ausmaße herangezogen.

Die Beanspruchung von Stoffen des WElH für die Thermoregulation und die Harnbildung erstreckt sich in ihrem täglichen Ausmaß über denselben Bereich wie die excretorische Kapazität. Sie kann für die Harnbildung auf mehr als das 20fache des Minimums steigen. Die Thermoregulation kann diesen Zeitraum einer Stunde auf mehr als das 100fache des Minimums erhöhen (vgl. Tabelle Gesamtübersicht).

Harnpflichtige Stoffe fallen im Stoffwechsel an. Ihre Ausscheidung als „Soluta" im Harn fordert eine wechselnde und erheblich steigerungsfähige Menge von Wasser als Lösungsraum und auch von Elektrolyten, deren Art und Menge von der jeweiligen Solutakonstellation des Harns abhängt.

Ungedeckter Verbrauch bzw. Mehrverbrauch für Thermoregulation und Harnbildung werden dem lebenswichtigen Bestand entnommen. Dies liefert die Erklärung für die Entstehung zahlreicher Mangelkatastrophen des WElH.

2. Deckungspflichtige Umsätze

Im folgenden sind einige Beispiele für deckungspflichtige Umsätze angeführt:

2.1. Thermoregulation

Schweiß ist mit einem Durchschnittsgehalt von 3,0 g NaCl/l H_2O angesetzt. Die Deckung des Verbrauchs an Wasser kommt zusätzlich zur Deckung des laufenden täglichen H_2O-Verbrauchs. Die Angaben in NaCl sind hier korrekt. Symbol Na^+–H_2O.

24 Stunden

g NaCl	mval Na^+	Menge 1 H_2O	Auslösung des Verbrauchs, ausgewählte Beispiele
1,5	25	0,5	Bettklima, Zimmerklima, Fieber leichteren Grades, beim Kranken sehr häufig.
3,0	50	1,0	subfebrile Temperatur oder Klimatisationsfehler. „Der Kranke schwitzt".
4,5	100	2,0	Fieber mit Schweißausbruch, „3 naßgeschwitzte Hemden" od. aktive Wärmeverabreichung. Kontinuierliches Schwitzen.
6,0	100	2,0	Schwitzprozeduren (vgl. die sog. Ableitung auf die Haut) oder überaus starke Schweißausbrüche.

24 Stunden (Fortsetzung)

g NaCl	mval Na$^+$	Menge l H$_2$O	Auslösung des Verbrauchs, ausgewählte Beispiele
6,0–9,0	100–150	2,0–3,0	wie oben
1,5–3,0	25–30	0,5–1,0	Arbeitsleistung schwer bei günstiger Klimatisierung, leicht bei ungünstiger Klimatisierung.
1,5–3,0 3–6	25–50 50–100	1–2	Tropisches Klima. Akklimatisation = Adaptation durch Verminderung des NaCl-Gehaltes des Schweißes, besonders bei Eingeborenen.
5–10 15–30	25–50 50–100	1–2	Höchstbereich des thermoregulatorischen Schweißverbrauchs in Hitzebetrieben (Bergwerke) mit variablem Ansatz für NaCl.

Der Ansatz für den NaCl-Gehalt des Schweißes steigt (!!) bei Kranken mit Insuffizienz der NNR-Funktion. Pathologischer NaCl-Gehalt bis zur isotonen Proportion (!) bei Kranken mit Mucoviscidose (s. Abschnitt B/3).

Schweißrechnung: 3 g NaCl/l H$_2$O

1. ungedeckt   = Auswirkung wie H$_2$O-Verlust
2. H$_2$O-gedeckt   = Auswirkung als Na$^+$- bzw. H$_2$O-Verlust
3. isoton-gedeckt = Auswirkung als Na$^+$-Beladung

Vorgang	Gesamt H$_2$O	H$_2$O	NaCl (in g)
p. i. obligatorisch	0,8	0,8	
Gesicherte Deckung, die 0,5 l Schweiß einbezieht	1,3	0,8 + 0,5	1,5

Zuschläge

	Gesamt H$_2$O	H$_2$O	NaCl (in g)
pro 1° Fieber (+ 13 % Stoffwechselsteigerung)	0,1–0,3	0,1–0,3	0,3–1,0
Pauschal für mäßiges Schwitzen	0,5	0,5	1,5
Der Kranke schwitzt stark, hohes Fieber	1,0–1,5	1,0–1,5	3,0–4,5
3 naßgeschwitzte Hemden	1,5	1,5	4,5
Heizkissen, Glühbogen, warme Decken	0,5–1,0	0,5–1,0	1,5–3,0
Schwitzbad	1,5–2,5	1,5–2,5	4,5–6,0
Hyperventilation	0,5	0,5	
Offene Wundflächen und Körperhöhlen (bis zu 5stündiger Operationsdauer)	0,5–3,0	0,5–3,0	

Anhaltspunkte für die Taxierung des Verbrauchs und seiner Zuschläge

Perspiration insensibilis (unsichtbare Verdampfung)	Tagesmengen an osmotisch freiem H_2O/Erwachsene	
Obligatorischer Minimalverbrauch; Respirationstrakt und Haut etwa zur Hälfte, jedoch alternierend variabel)[a]	0,8 l	
Mehrverbrauch bei Hyperventilation und großer Lufttrockenheit (Respirationstrakt > Haut)	1,0–1,5 l	
Mehrverbrauch bei Lufttrockenheit und großen offenen Wundflächen oder langdauernden Operationen an offenen Körperhöhlen (max. Angaben für den Verbrauch während einer 5stündigen Operationsdauer: 3,0 l)[a]	1,5–3,0 l	
Minimaler Tagesansatz, dem Zuschläge für Schweißbildung beizufügen sind (bei hohen Zuschlägen kann die unsichtbare Verdampfung wegen Umleitung der Wärmeabgabe auf Schweiß geringer sein)	0,8 l, möglich 0,5 l oder < 0,5 l	

Schweißbildung H_2O $\overline{Na^+ \; mval/l}^b$ $\overline{K^+ \; mval/l}$
 5–*50*–150 5–*10*–10

Durchschnittl. Salzgehalt: 3 g NaCl/l ($^1/_3$ isoton gegen EZF)

Tageszuschläge an Schweiß H_2O/Erwachsene NaCl im Durchschnitt (mval Na^+)

	H_2O	$NaCl$ (mval Na^+)
„Der Kranke schwitzt". Sehr häufiger Zuschlag (ohne besondere Anlässe)	0,5 l	1,5 g (25)
Fieber bis 38°, mäßiges Schwitzen	0,5–1,0 l	1,5–3,0 g (25–50)
„Der Kranke schwitzt stark". Besondere Anlässe, z. B. Krämpfe, Temperatur bis 40°, Schweißausbrüche, ungünstiges Bettklima, Verabreichung von Wärme.	1,0–1,5 l	3,0–4,5 g (50–75)
Häufiger Wechsel durchfeuchteter Leib- und Bettwäsche. Besondere Anlässe wie oben, Schwitzprozeduren (pro Anwendung möglicher Entzug 2,0–3,0 l).	1,0–3,0 l (!)	4,5–9,0 g (75–150)
Maximalwerte bei Schwerarbeit unter ungünstigen Bedingungen (Umgebungstemperatur, Luftfeuchte, Schweißbildung 3,5 l/Std (!!!).	8,0– 10,0 l	24,0–30,0 g (400–500)

[a] Bei kalter Umgebung mit trockener Luft kann die Verdampfung fast ausschließlich über den Respirationstrakt gehen.

[b] Abhängigkeit des Salzgehalts von der Regulation (NNR) und der Akklimatisation (s. Text).

2.2. Deckungspflichtige Verluste bei Na^+ und H_2O (auf pathologischen Wegen) bei Funktionsstörungen des GIT

Cave: Verwechslung mit deckungspflichtigen und nichtdeckungspflichtigen Aufnahmen. Die Verluste sind in der Regel kombiniert (Cl^-, HCl, HCO_3^-, K^+).

Verloren „g NaCl" fiktiv	mval Na^+/H_2O	Symbol	Umrechnung Na^+ auf 1 $\{Na^+-H_2O\}$ = EZF	Dazu noch 1 H_2O	Ausgewählte Beispiele für die Auslösung
4,5	70/1 l	$\{Na^+ < H_2O\}$	0,5	0,5	Erbrechen Lackmus blau halbisoton Na^+ (Pylorus)
1,0	20/1 l	$\{Na^+ < H_2O\}$	0,15	0,85	Erbrechen Lackmus rot (HCl bis 100 mval/l (!)) (Fundus)
4,5	70/1,5	$\{Na^+ < H_2O\}$	0,5	1,0	G. Enteritis $^1/_3$ isoton
9,0	140/1,5	$\{Na^+ < H_2O\}$	1,0	0,5	G. Enteritis $^2/_3$ isoton
15,0	230/2,5	$\{Na^+ < H_2O\}$	1,7	0,8	Brutaler Verlust bei Cholera, in 2–3 Tagen tödlich
18,0	280/3,0	$\{Na^+ < H_2O\}$	2,0	1,0	Mangel nach Verlust von 1000 mval Na^+ = 6 l EZF
4,5	10/0,5	$\{Na^+-H_2O\}$	0,5	–	Tägl. (!) isotoner Verlust von Galle aus T-Rohr
20–27	300–400/ 2–3 l	$\{Na^+-H_2O\}$	2,0–3,0	–	Isotoner Verlust d. Absaugen (Drainage) oder Darmfistel. Brutaler Angriff Cholera
18–27	280/2 l– 420/3 l	$\{Na^+-H_2O\}$ Dazu HCO_3, HCl, Cl, K usw.	2,0–3,0 isoton	–	Rapide Sequestrierung von EZF (isoton) in den GIT (Totraumverlust) innerhalb $^1/_4$ Std = akuter lebensbedrohl. Mangel an Plasmavolumen 3,6 l EZF/12 Std gemessen

Cave: Verlorene Einnahmen vgl. die Foutané-Zahlen über „Verluste" bei Aufnahmeverw.

Die Umrechnung auf „g NaCl" ist fiktiv. Die Deckung der Verluste fordert Na^+, H_2O und die sonstigen verlorenen Bestandteile des WElH.

Bei Alltagsfällen taxieren, bei schweren Fällen Bilanzierung unerläßlich. Keine (!) verlorenen Einnahmen.

2.3. Der deckungspflichtige H_2O-Verbrauch des Kranken bei Harnbildung

Wieviel osmotisch freies Wasser wird für die Harnbildung benötigt? (s. Tafel Diagnose).

H_2O-Verbrauch = Soluta (mosm.) $\times$ Faktor (Modus d. Harnbildung).

Nahrungsstoff bzw. „Würze" Salz	liefert kcal	liefert Soluta mosm.	Verbrauch an osm. freiem H_2O im Konzentrationsbereich 1200–300 mosm./l (Spez.-Gew. 1030–1010)	gelieferte Menge ml. oxyd. H_2O	Bewertung für den H_2O-Haushalt
100 g E	410	600	0,500–2,000	36	Der Eiweißhaushalt steht an 1. Stelle bezügl. der Beanspruchung von H_2O als Lösungsraum für die Harnbildung. 1. großer Solutaanfall bes. als Harnstoff u. Säuren. 2. Lfd. Umsatz u. Bedarf (9 ml/100 kcal).
100 g F	930	— (zu vernachlässigen)	— (zu vernachlässigen)	100	Fett ist „wasserliefernd" 11 ml/100 kcal (vgl. aber pathol. Fettstoffwechsel).
100 g KH	410	keine	keine	56	KH ist „wasserliefernd" 14 ml/100 kcal (vgl. aber Glykosurie)
100 g (!) Äthylalkohol	700	keine	keine	70	Alkohol ist „wasserliefernd" 10 ml/100 kcal
NaCl-Überschuß 6–15 g	keine	200–500	0,2–0,5 (ausnahmsweise) bis 0,6–1,5 (osmot. Diur.)	keine	Überschußsalz ist wasserfordernd.

Der Faktor für den Verbrauch wird durch die jeweilige max. Konzentrierungsmöglichkeit bestimmt. Er liegt in der Regel zwischen 0,8 und 3,3 ml H_2O pro 1 mosm. Soluta[15]. Abnorme Solutabeladung erhöht über Auslösung eines osmotischen Druckes den Faktor.

Pathol. Vorgang	liefert Soluta	Verbrauch an osmotisch freiem H_2O bei maximaler Konzentration	Bewertung für den H_2O-Haushalt
Diabetische Glykosurie 180 g Glukose im Harn	100	bei osmot. Diurese bis 3,3 l (mit etwa 5 % Zucker)	Stark wasserfordernd Spez.-Gew. trügt! Auslösung osmot. Diurese bei ↓ Lieferung von kcal und oxyd. Wasser
Schwere Azidose. β-Hydroxybuttersäure, Acetessigsäure, Aceton aus dem Fettstoffwechsel	bis zu > 500 mval H^+/oxyd. = ~ 1000 mosm.	Selten 0,8 l wegen osmot. Diurese oft > 1,0 l, > 2,0 l	Stark wasserfordernd bei ↓ Lieferung kcal und oxyd. H_2O
Hochgradiger kataboler Zelluntergang bei Verbrennung	bis 120 g N (~ 240 g U ~ 4000)	bei osmot. Diurese und 800 mosm/l 5000 H_2O	Stark wasserfordernd Auslösung osmot. Diurese
Postoperative neg. N-Bilanz, traumatisch	17–35 g N 500–1000 U	0,5–1,7 bis 0,8–3,3 l H_2O	Stark wasserfordernd
Resorption von Blut aus GIT für 500 ml Blut = 90 g E	540	0,4 bis 1,6 l	Wasserfordernd

Durchschnittsbilanz 3000 kcal + 6 g NaCl-Überschuß	1200
Knappe Durchschnittsbilanz 2000 kcal + 12 g NaCl-Überschuß	800
Aggresive Hungerbilanz	800
Fasten mit Azidoseschutz (100 g KH) + 1 l H_2O	400

3. Bilanzmodell

Umsätze, d. h. Bilanzvorgänge des WElH vollziehen sich an den verschiedenen „Umschlagplätzen" des Körpers. Anstelle der naturalistischen Vormerkung der Umweltbeziehungen am menschlichen Körper (s. Modell) verwenden wir für unsere Abrechnungen ein handliches und abstraktes Bilanzmodell. Die beigefügte tabellarische Übersicht (Tab. 6 u. Abb. 21) gibt Auskunft auf die Frage nach der funktionellen Rolle der betreffenden Umschlagstellen und nach den jeweils dort vorkommenden Umsätzen und

---

[15] Beim Gesunden im Durchschnitt täglich ~ 600 mosm.

Tabelle 6. Übersicht zum Bilanzmodell

Ziff. Modell	Umschlagplatz und funktionelle Rolle	Bilanzmäßige Bedeutung
1.	*„Bestand"* repräsentativ 1. für die gesamten inneren Umsetzungen (Stoffwechsel) und deren Ansprüche an den WElH	1. Anfall von St. des WElH (Oxyd. Wasser, Elektrolyte, S. u. B. aus Resorption und metabolische Umsetzung als Soluta für die Harnbildung). 2. Bildung von Wärme als Standardprodukt, zu dessen Ausscheidung H_2O und Salz nötig ist. 3. CO_2 als Standardprodukt und Bestandteil des Säure-Basen-Gleichgewichts zur ventilat. Excretion.
	2. für Bestandsänderungen, die sich auf die Bilanzen auswirken	1. Evolution (Wachstum) und Involution (Abbau). 2. *Destruktion* (katabolische Situation) und Restitution (anabole Situation). 3. *Primäre Störungen der Homoeostase* (z. B. regulatorisch) jeweils als *Ansatz für renale Excretion oder Konservierung.* 4. Verteilungsänderung ohne Bilanzeinfluß.
2.	*GIT, oraler Abschnitt* 1. Monopol der physiolog. Aufnahme mit regulatorischer Einflechtung (Eintrittsschleuse, bes. Leber)	1. Verbrauchsdeckung (auch Zuschläge) durch Aufnahme. 2. Verlustdeckung, Mangelsubstitution oder Verabreichung (Sonden). 3. Überschußaufnahme (excretorischer Anfall).
	2. Aufnahmesperre und -behinderung	1. Umlenkung der Energiebedarfsdeckung auf körpereigenen Bestand (Destruktion). 2. Umwandlung des Verbrauchs und seiner Zuschläge in Verluste *(Entnahme von ungedecktem Verbrauch aus Bestand).*
	3. Verluste und Sequestrierung	1. *Verlorene Einnahme.* 2. *Verlust in den GIT* (z. B. bei Magenlähmung). 3. *Verlust aus dem GIT* (z. B. Erbrechen). 4. *Entzug aus dem GIT* (z. B. Sonden).

Tabelle 6. (Fortsetzung)

3.	*Respirationstrakt*	
	1. CO_2-Abgabe über die Herstellung einer regulatorischen „Privatatmosphäre" der Alveolarluft	1. Excretion von 15–30000 mosm. CO_2/Tag. 2. Kompensierte Retention (chronische respiratorische Azidose und Retention durch Hypoventilation. 3. CO_2-Verlustalkalose durch Hyperventilation.
	2. Abgabe von osmot. freiem H_2O an die Exspirationsluft (p. i.)	1. Etwa 50 % Anteil am obligaten Mindesverbrauch für Thermoregulation. 2. Steigerung und Verbrauchszuschläge.
4.	*Haut* 1. Abgabe von osmotisch freiem H_2O als p. i. 2. Schweißbildung (Wasser, Kochsalz u. K^+)	1. wie oben. 2. wie oben. Thermoregulator, Verbrauchszuschläge, die enorme Mengen betragen können.
3. u. 4.	Gesamtumsatz: Thermoregulatorischer Verbrauch	s. oben (3) u. (4) Summe.
5.	*Niere* Monopol des Endabgleichs der WEl-Bilanzen mit Ausnahme von CO_2. Regulatorische Ausschleusung (Entflechtung), Abfertigung der Solutabilanz aus dem Stoffwechsel unter Konservierung und Excretion von Stoffen des WElH (Doppelfunktion)	1. Minimaler Verbrauch bei max. Konservierung. 2. Mehrverbrauch bei ungenügender Konservierung und fehlerhafter Harnbildung. 3. Überschußexcretion (Toleranz f. Luxusaufnahme). 4. Ungenügende Überschußexcretion (Retentionsgefahr). 5. Globale Funktionsstörung und -Ausfall (Retentionsgefahr).
6.	*GIT* 1. Stuhlbildung	Obligatorischer Verbrauch von H_2O und kleinen Mengen von K^+.
	2. Verluste und Sequestrierung im Darm, Verabreichung und Austausch	1. *Entzug* (Laxantien). 2. Austausch, Klysmen als Verabreichung und Entzug. 3. *Verluste in den GIT* (Sequestrierung z. B. Ileus). 4. *Verluste aus dem GIT* (Durchfall aus versch. Abschnitten).

Tabelle 6. (Fortsetzung)

| 7. | Parenteraler Zugang für die Verabreichung und die Entnahme (praktisch in der Regel über den intravasalen Raum) | 1. Verabreichung unter Umgehung des GIT (Versetzung in einen Seitenanschluß „by pass") wie GIT Aufnahme zu differenzieren.
2. Entzug, z. B. über extrakorporale Dialyse. |
| nicht aufgeführt | Intermittierende Umsetzungen bei Gravidität, bei Geburtsvorgang und bei der Laktation.
Pathol. Verluste aus Wunden, Entzug aus Körperhöhlen, Trauma, operat. Eingriffe. | Durchgreifende Umstellung des mütterlichen WElH auf die Gravidität u. nach der Gravidität. *Verdampfung von Wasser* (Zuschl. p. i.). *Primäre Störungen der inneren Ordnung* (s. oben Bestand). |

ihre bilanzmäßige Bedeutung. Auf die Vielfalt der gegebenen Möglichkeiten ist an dieser Stelle nicht einzugehen. Sie zeigt die Vielfalt der Übergriffsmöglichkeiten von Krankheiten **auf** die Bilanzen des WElH.

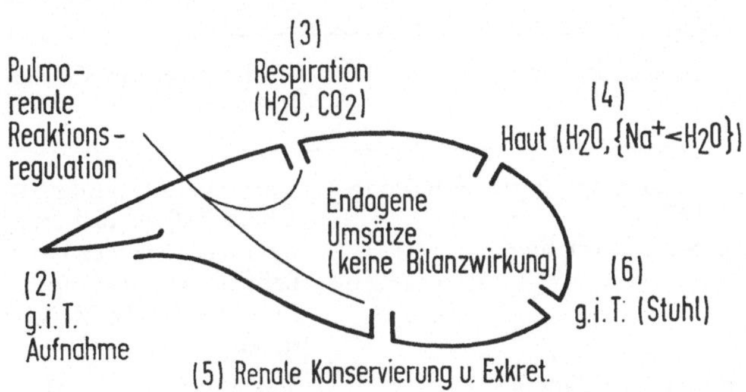

Abb. 21. Schema der „Umschlagplätze des WElH" (s. auch Tab. 6)

1. *Aufnahme.* Routinekalkulation: „Was darf der Kranke trinken?" (3) und (4) Zuschläge? oder obligatorisches Minimum? (0,8 l/Tag). (5) Zuschläge? sehr obligatorisches Minimum als Verbrauch von H_2O als Lösungsraum für die Harnsoluta (0,7 l/Tag).
Summe = Als Verbrauchsdeckung nötig .... 1 H_2O.

2. *Für die Harnbildung* (Bilanz auf Harn). (2) Aufnahme, abzüglich (3) und (4) (Zuschläge? obligatorisches Minimum?) verbleiben für (5) disponibel zur Harnbildung.

Die beiden Kalkulationsmuster sind Modelle für die „erweiterten Kalkulationen", die sich bei gefährdeten Kranken auf alle Umsätze erstrecken können, die in der Übersichtstabelle (6) aufgezählt sind. Die – selbstverständliche – Einbeziehung der Überwachung der Harnbildung (und oft des

Tabelle 7. Übersichtstabelle Bezeichnung der Umsätze nach ihrer Bedeutung für die Elektrolyttherapie

	Bezeichnung	Bedeutet für die Diagnose und Therapie
AUS Ausgaben	Verbrauch, Verbrauchszuschlag, Sonderverbrauch (vgl. Kontotafeln Thermo, Harn).	Bei ungenügender Deckung: Entnahme aus Bestand = Verlust. Prophylaktische Maßnahmen: 1. Senkung, soweit vermeidbar 2. adäquate Deckung.
	Überschußausscheidung	Excretorische Abgabe von Überschußaufnahme im Harn.
	Verlust (vgl. Kontotafeln GIT)	Ungedeckter Verbrauch und Entnahme auch pathologischer Umsätze (z. B. Erbrechen, Durchfall). Therapeutische Aufgabe: adäquate Deckung.
EIN Einnahmen	Verbrauchsdeckung	Verhütung von Entnahme aus Bestand
	Bedarfsdeckung (vgl. „Erhaltungsbedarf"). Überschußaufnahme	Verbrauchsdeckung + mäßiger Überschuß als Sicherung. Bei ungenügender Excretionsmöglichkeit: Überladung. Prophylaktische Maßnahme: Limitieren, Verbieten.
Stoffwechsel	Endogener Bilanzfall: Wärme, Harnsoluta, Stoffe des WElH.	Verbrauch von Stoffen des WElH für die Ausscheidung von Wärme und Harnvolumen. Anfall von Stoffen des WElH (Oxydationswasser und Elektrolyte).

Die Routinekalkulation. Das Bilanzmodell ist so angelegt, daß man die drei Umsatzposten, die – unter Vernachlässigung von Oxydationswasser und Wasser für die Stuhlbildung ($+250 -150$ ml $= +100$ ml H_2O) – immer in die Kalkulation einzubeziehen sind, rasch überblicken kann: (2) Aufnahme, (3) und (4) thermoregulatorischer Verbrauch über den Respirationstrakt und die Haut und (5) Harnbildung.

Körpergewichts) deckt auch im Bereich der Praxis oft schlagartig auf, daß „etwas nicht in Ordnung ist".

Sperre der H_2O-Aufnahme und Gesetz der Entnahme von ungedecktem Verbrauch aus Bestand.

Das brutale Prinzip dieser Entnahme zeigt sich an der Berechenbarkeit der Überlebenszeit aus der maximalen Mangeltoleranz geteilt durch die Summe des obligatorischen Minimalverbrauchs an Wasser (vgl. Übersichtstab. 6).

Beispiel für einen Erwachsenen und ein Kleinkind:

	Gesamt-Körperwasser	$^1/_3$ als max. Mangeltoleranz	Summe des tägl. Minimalverbr.	Max. Überlebenszeit bei Sperre der H_2O-Aufnahme
Erwachs. (70 kg)	55 % 39,5 l	13	1,5	ca. 9 Tage
Kleinkind (7 kg)	70 % 4,9 l	1,6	0,5	ca. 3 Tage

Der „Nachteil klein zu sein" (F. H. GAMBLE) beruht hier auf den verschiedensten Bezugsgrößen: H_2O-Bestand und Körpergewicht, H_2O-Verbrauch und Stoffwechsel, d. h. Körperoberfläche.

Der Unterschied zwischen der Entnahme des Energiebedarfs und des H_2O-Verbrauchs aus dem Bestand ist evident. Nahrungskarenz lenkt die Deckung des Energieverbrauchs zu 85 % auf den inerten Speicherstoff Fett. Hunger ist das fettreichste Diätregime, das wir kennen. 10 kg Fett liefern 90000 kcal, d. h. den Energiebedarf für ca. 45 Tage. Bei Sperre der H_2O-Aufnahme läuft der Verbrauch an Wasser weiter, weil der Stoffwechsel weitergeht, solange das Leben währt.

Krankheiten können die WEl-Aufnahme unterbrechen. Besonders häufig erleben wir aber, daß sie den Verbrauch steigern, Verluste auslösen und die entsprechende Mehraufnahme behindern (Entnahme der Differenz: Mehrverbrauch bzw. Verlust-Aufnahme), vgl. Bilanzmodell und Tab. 5).

Die korrekte Bezeichnung „deckungspflichtiger Verbrauch" bedarf angesichts der Entnahme aus Bestand keine weitere Begründung (vgl. die geläufige Unterscheidung von „Betriebsangaben", von Ausgaben, die durch Überschußeinnahmen ausgelöst werden).

Allgemeine Bilanz des Gesunden

a) Der Gesunde pflegt nach den herrschenden zivilisatorischen Gewohnheiten die Stoffe des WElH, besonders Wasser und Salz, in reicher, manchmal auch überreicher Menge aufzunehmen,

b) er ist im Besitz des freien Zugangs zu diesen Stoffen und der regulatorischen Sicherungen, z. B. des Durstes und der renalen Konservierung von Stoffen des WElH,

c) ein etwaiger Mehrverbrauch für körperliche Leistungen kann leicht gedeckt werden,

d) pathologische Verluste fehlen.

Allgemeine Bilanz des Kranken

a) Die Aufnahme von Wasser und Elektrolyten ist häufig durch Störungen oder Begleitstörungen des GIT behindert,

b) Krankheiten stellen oft eine Behinderung des freien Zugangs zu Wasser und Elektrolyten dar. Die ärztliche Lenkung der Bilanzen wird häufig nach schablonenhaften Standardbilanzen oder Verboten gehandhabt, entbehrt der Bilanzkontrolle und des Prinzips der Verbrauchsdeckung und hält sich unter Verwerfung der Bilanzvorgänge an die Steuerung nach Plasmawerten. Die regulatorischen Sicherungen des Kranken können einschließlich des Durstgefühls gestört sein,

c) Mehrverbrauch der verschiedensten Art ist bei Krankheiten häufig, so z. B. Schweißbildung oder ungenügende renale Konservierung,

d) Verluste, besonders aus dem GIT, können durch Krankheiten ausgelöst werden.

Zusammenfassung

Der Schwerpunkt der Elektrolyttherapie liegt bei dem Vorzeichen „Geben". Die Häufigkeit verkannter Mangelentgleisungen wird verständlich, wenn man die allgemeine Bilanzlage des WElH beim Gesunden und Kranken vergleicht. In Übertragung auf die topographische Darstellung in der Übersichtstabelle 6 befindet sich manchmal der WEl-Bestand [(1)] „im Kreuzfeuer der Angriffe", die von mehreren Umschlagstellen der WEl-Bilanzen [(2)–(6)] ausgehen.

Tabelle 8. Der kindliche WElH, ein Sonderfall der Elektrolytphysiologie

Meßgröße	Kind		Erwachsener	Bemerkungen
Alter/Gew. in kg/m² Körper- oberfläche Wasser-	Neugeb.	3,5 0,25	60 kg 1,60 155 cm	H_2O als Körper H_2O 70 % von 3,5 = 2,5 60 % von 70 kg = 42
bestand:	2 Jahre	12,0 0,5	70 kg 1,75 165 cm	70 % von 7,0 kg = 4,9
H_2O/70– 60% KG			80 kg 2,0 180 cm	Säugl. 2000 ml H_2O- Bedarf (m²/24 Std)
Bedarf H_2O/ m²/24 Std	9 Jahre	30,0 1,0	1000–1200 m²/ 24 Std	

Tabelle 8. (Fortsetzung)

Meßgröße	Kind	Erwachsener	Bemerkungen
Grund-umsatz Cal. m^2 Std	6 Jahre 52 Cal.	20 Jahre 39 Cal.	Der Stoffwechsel des Kindes ist pro m^2 um 20–30 % höher.
Alter Mittel Tg.	9 Jahre 48 Cal.	50 Jahre 36 Cal.	3,5 kg 0,25 m^2 rd. 15 Cal. = 360 Cal./24 Std 1,75 m^2 70 kg 63 Cal. = 1500 Cal./24 Std
Verhältnis kg KG/m^2	3,5 kg = 0,25 m^2 + 8,5 kg = +0,25 m^2 +18 kg = +0,50 m^2 3,5 kg = 0,25 m^2 = fast 0,1 m^2/kg $^1/_{20}$ Gewicht hat 3mal so große Oberfläche	60 kg = +30 kg/+0,6 m^2 oder 70 kg= +40 kg/ +0,75 m^2 oder 80 kg = +50 kg/+1,0 m^2 vgl. mit Oberfl. (70 kg = 1,75 m^2) 3,5 kg = 0,25 m^2) $^1/_7$ Oberfläche	Das Säugl. KG = fast 0,1 m^2 Das kindl. KG = 0,03 m^2 Das erwachs. KG = 0,02 m^2 Die Oberfl. des Kindes ist pro kg 3–5mal größer als beim Erwachs. die Cal.-Zahl ist außerdem um 20–30 % höher.
Wasserbedarf ml/kg/24 Std	Kind 150, meist 100 ml, z. B. 3,5 kg 350 H_2O/ 24 Std	Erwachs. 30 ml/kg/24 Std 70 kg = 2100 ml	Bei $^1/_{20}$ des Gew. ($^1/_{10}$ bei 7 kg) ein Wasserbedarf von $^1/_7$ des Erwachs. = 2–3fach pro kg Gew.

Diese Tabelle zeigt, daß die Elektrolytphysiologie in der Pädiatrie eine besondere Rolle spielt. Sie zeigt gleichzeitig, daß die Pädiatrie besondere Verdienste um die Elektrolytphysiologie besitzt. Sie ist auf der klassischen Darstellung durch F. H. GAMBLE, einer der größten Pioniere und Interpreten der Elektrolytphysiologie aufgebaut.

Folgende Zahlen beleuchten den „Nachteil, klein zu sein" (F. H. GAMBLE).

Beim Kind beträgt die perspiratio insensibilis 30–50 ml H_2O/kg je Tag, bzw. mehr als 1 ml/kg je Stunde (LEVINE). Dieselbe Umsatzart beim Erwachsenen beläuft sich auf ca. 15 ml/kg je Tag bzw. ca. 0,5 ml/kg je Stunde (DUBOIS), d. h. die Hälfte bis $^1/_3$ auf Gewichtsbasis. Ähnliches gilt für die Harnproduktion: beim Kind min. 100 ml/Tag, beim Erwachsenen 500 ml/ Tag, d. h. das Kind benötigt $^1/_5$ der H_2O-Menge bei $^1/_{10}$ an KG.

Die WEl-Bilanz der anurischen Kranken

In den Bilanzen der anurischen Kranken ändert sich der Ansatz der renalen Excretion und der Ansatz des Excretionsanfalls (Anfall von renal auszuscheidenden Stoffen). In der Regel wird dieser Anfall falsch kalkuliert, indem er nicht auf den Elektrolytgehalt und den Gesamtgehalt an Soluta, sondern nur auf den Wassergehalt berechnet wird.

Anurie ohne komplizierte Verluste

Durch die Konfusionierung von „Flüssigkeit" und „H_2O" entsteht ein einseitiges Bild der Wasserbilanzen bei akuter Anurie. Die Forderung der Elektrolytphysiologie ist die strenge Unterscheidung *zwischen H_2O (unbelegtes Wasser)* und *Elektrolyt bzw. Flüssigkeit*. Der anurische Kranke befindet sich im Zustand der ständigen H_2O-Abgabe (persp. insens. und Stuhl = rd. 1000 ml/24 Std) und der Abgabesperre für alle Elektrolyte und dem endogenen Bilanzanfall mit Ausnahme etwaiger NaCl-Verluste im Schweiß. Elektrolytzufuhr muß unterbleiben. K-Zufuhr fordert die lebensgefährliche K-Plethora heraus. Na-Zufuhr fordert die lebensgefährliche Na-Plethora heraus.

Bei Bestreitung des Kalorienbedarfs aus einer KH-Zufuhr von 100 bis 200 g (400–800 kcal) sind rd. 1000–2000 kcal aus Eigenbestand zu decken. Bei Deckung aus 100 g Eiweiß und 50–150 g Fett fällt der Trockenbestand des Körpers um 150–250 g. Als Destruktionswasser[16] fallen rd. 350 ml voll belegter Elektrolytlösung (iz. und EZF) an. Als Oxydations-H_2O fallen aus KH und Eiweiß rd. 100 ml, aus Fett 50–150 ml H_2O an. Vom Oxydationswasser aus Eiweiß und Fett ist als „belegt" im Sinne des benötigten Lösungsraumes für die Harnbildung ein erheblicher Teil abzuziehen, weil die Endprodukte der Eiweiß- und Fettverbrennung (Urea und Säuren) eine osmolare Beladung darstellen.

Das *Körpergewicht* dieser Kranken wird ohne Anrechnung der perspir. insens. um 150–250 g Trockensubstanz abnehmen und um 150–250 g (Oxyd. H_2O) zunehmen, d. h. gleichbleiben.

Der *Flüssigkeitsbestand* wird um 150–250 g (Oxyd. H_2O) + 350 g (Destruktionswasser) zunehmen (500–600 g).

Der Bestand an *unbelegtem H_2O* wird kaum vermehrt (s. o. wegen der Belegung des oxyd. H_2O mit Urea und endog. Säureanfall usw.).

In dieser Situation fällt die Abgabe von rd. 1000 ml reinem H_2O für die perspiratio insensibilis.

Wenn man hierfür den H_2O-Gehalt der anfallenden Flüssigkeitsvermehrung verwendet, verbleibt ein Defizit von 400–500 g H_2O *und eine Beladung* mit dem Anfall an Soluta (Urea und Säuren), dem jetzt der Lösungsraum entzogen wurde. Es folgt ein Gewichtsabfall um 400–500 g. Dieser ist durch H_2O-Verlust verursacht.

---

[16] *Destruktionsflüssigkeit* enthält den isotonen Elektrolytgehalt der EZF = rd. 300 mmol an Na, HCO_3, Cl/l ez. H_2O.

Die Faustregel, daß der anurische Kranke 300–400 g an Gewicht verlieren soll, würde in diesem Fall den H_2O-Gehalt vermindern und den Elektrolyt- und Solutabestand relativ erhöhen. Die Verabreichung von Elektrolytlösung wäre natürlich ein absoluter Fehler. Ob man aber an der Gewichtsabnahme als Forderung festhält, indem man die H_2O-Zufuhr beschränkt, ist von Fall zu Fall zu entscheiden, weil Wassermangel für die Nierenfunktion keineswegs förderlich ist. Anurische Kranke sind durch Überflutung gefährdet. Diese Überflutung ist aber eine Überflutung mit elektrolyt- und solutahaltiger Flüssigkeit, nicht mit H_2O. Die Überflutung geht in Richtung Plethora. Tatsächlich ist der anurische Kranke durch Volumenplethora (Lungenödem) viel mehr gefährdet als durch Wasservergiftung. Der schwere Fehler der Behandlung der Folgen von Anurie besteht in der Zufuhr von elektrolythaltigen Lösungen.

IV. Spezieller Teil

1. Wassermangel

Definition und Nomenklatur:

Ubiquitärer hyperosmolarer H_2O-Mangel. Absoluter Mangel an osmotisch freiem H_2O mit relativem Überschuß an Na^+, auch vorwiegender H_2O-Mangel.

Synonyma: Hypertone Hypohydration, globale Exsiccose, hypertone Kontraktion, Durstexsiccose.

Cave: Dehydration, Exsiccose, Flüssigkeitsmangel usw. ohne nähere Definition.

1.1. Bilanzzeichen: zur Diagnose und Prophylaxe

Sicherung des Gesunden, Gefährdung des Kranken.

Das menschliche Leben ist mit einem laufenden Verbrauch von Wasser verbunden. Die Versorgung mit Wasser steht nach derjenigen mit Sauerstoff an zweiter Stelle der elementaren Voraussetzungen des Lebens. Der H_2O-Bestand des Gesunden ist weitgehend gesichert (Durst, renale Konservierung von H_2O, intestinale Aufnahmekapazität), soweit nicht der Zugang zu H_2O durch „lebensfeindliche" Umweltbedingungen erschwert ist. Zahlreiche Krankheiten stören und zerstören die Sicherungen, sie steigern den Verbrauch, behindern den freien Zugang und versetzen den Kranken in die Abhängigkeit von der ärztlichen Prokura für den H_2O-Haushalt. Fortgeschrittener H_2O-Mangel schaltet den Durst und die H_2O-Aufnahmefähigkeit aus.

Alle Auslösungsarten von H_2O-Mangel gehen mit Zeichen von Seiten der Bilanzabfertigung einher, die im Bereich des H_2O-Haushalts in der Regel leicht feststellbar sind. H_2O-Umsätze sind voluminös und gewichtig.

Durst als Zeichen von H_2O-Mangel

Kategorischer bis qualvoller Durst ist ein häufiges aber nicht obligates Zeichen von H_2O-Mangel und Mangel an H_2O–Na^+, das aber auch bei akutem Volumenmangel (Blut, extracelluläre Flüssigkeit, Plasma) auftritt. Da der Durst auch ein Zeichen der Sicherung ist, kommt der Feststellung von fehlendem Durst trotz und infolge von H_2O-Mangel besondere Bedeutung zu (elementarer Sicherungsverlust).

Durst ist nicht dasselbe wie ein gezieltes Verlangen nach bestimmten Getränken (!), z. B. der „Trinkappetit" nach alkoholischen Flüssigkeiten, Kaffee, Tee, Milch usw. Für den Bereich der Elektrolytphysiologie besitzt der „Durst nach Trinkwasser" einschließlich „wasserartiger" Getränke und des Verlangens nach kühlen, ja sogar eiskalten Wassers besondere Bedeutung.

Mehraufnahme von H_2O ist nicht identisch mit „mehr Durst". Bei freiem Zugang zu H_2O pflegt man den Durst zu verhüten, indem man bei Mehrbedarf unbewußt mehr trinkt (vgl. bei der Respiration: Man atmet, wartet aber nicht auf die Atemnot). Dies ist wichtig für die richtige Befragung des Kranken.

Überwindung von Durst als Zeichen der Auslösung kann dem Arzt entgehen, wenn er nicht nachforscht und dann z. B. hört: „Ich beherrsche mich, weil ich dann die Schüssel nicht so oft benötige" (Pflegebelastung, Hemmung wegen der Mitkranken und ihrer Besucher).

Fehlender Durst als Zeichen der Auslösung

Mit dem Abbau zahlreicher kategorischer Impulse und Leitsymptome im Greisenalter ist verbunden: „Der Greis kann vergessen zu trinken" (gefühlter Durst, unmotivierte Nahrungsverweigerung). Zahlreiche Grundkrankheiten behindern die Empfindung und die Äußerung von Durst. Beispiele für die gleichzeitige Auslösung von H_2O-Mehrverbrauch: Präkoma und diabetische Polyurie als wichtigstes Moment bei der Auslösung eines hyperosmolaren H_2O-Mangelkomas beim Diabetes. Ferner primäre zentrale Regulationsstörungen (Hypothalamus: Durst und ADH), zentrale Hypernatriämie, Schädeltrauma mit H_2O-Diurese, möglicher Beitrag von H_2O-Mangel zur Störung des Bewußtseins.

Die obligate sekundäre Leistungsbehinderung der Durstempfindung und Durstäußerung durch unvermittelt auftretende Bewußtseinsstörungen bei fortgeschrittenem H_2O-Mangel wird nach unserer Erfahrung nicht selten zu einer gefährlichen Klippe der Diagnose.

Zusammenfassung

Die Bezeichnung des Durstes als „Leitsymptom" von H_2O-Mangel muß mit Vorbehalten versehen werden. Das Wort „Durstexsiccose" kann irreführen und ist entbehrlich.

1.2. Intestinale Aufnahmebehinderung

Globale Aufnahmesperre für H_2O und Nahrung ist vom ersten Tag an gleichbedeutend mit einer für den H_2O-Haushalt aggressiven Mangelbilanz. Interkurrente Übergriffe dieser Art sind bei vielen akuten Krankheiten möglich (vgl. die Überbrückungshilfe nach G. L. GAMBLE im 4. Abschnitt).

Ungenügende intestinale Aufnahmekapazität bei gesteigertem Bedarf stellt eine der häufigsten Übergriffsarten von Krankheiten aller Art dar. Beispiele sind „der streikende Magen" als allgemeines Krankheitszeichen, spezielle Störungen des Gastrointestinal-Traktes (cave Kollision diätetischer Verordnungen mit dem H_2O-Haushalt), Schluckbehinderungen usw. Ungenügende Toleranz des Gastrointestinal-Traktes kann die Folge falscher Verteilung der Aufnahmen sein, z. B. Stoffaufnahme.

Schluckunfähigkeit als Folge von H_2O-Mangel

Die obligate sekundäre Leistungsbehinderung des GIT durch die schmerzhafte Ausdorrung der Mundschleimhaut bei schwerem H_2O-Mangel muß das Schicksal des Kranken besiegeln, wenn sie als „Trinkabwehr" falsch gedeutet wird. Beispiel: Wir erlebten es, daß eine Kranke *nach* Behebung des H_2O-Mangels noch 8 Tage wegen schmerzhafter Aufstoßung der Mund- und Zungenschleimhaut infundiert werden mußte.

Erbrechen kommt als Folge von H_2O-Mangel vor und führt außer Aufnahmebehinderung zu Verlusten verschiedener Art.

Auch die *Stuhlbildung* kann – besonders bei älteren Kranken – ein Symptom der Leistungsbehinderung durch H_2O-Mangel liefern: *Koprostase* mit der Gefahr von Drucknekrosen und allgemeine Auswirkung als Obstipation (durch rectale Untersuchung leichte, aber oft unterlassene Feststellung).

1.3. Störung des freien Zugangs zu H_2O und fehlerhafte Lenkung der Verbrauchsdeckung

Der H_2O-Haushalt eines Kranken, der der Verordnung einer ungenügenden Verbrauchsdeckung ausgesetzt ist, befindet sich bei zusätzlicher Belastung durch die Grundkrankheiten in derselben Lage wie derjenige des Gesunden unter „lebensfeindlichen", d. h. H_2O-armen Umweltbedingungen. „Im Krankenbett sterben derzeit – unerkannt – alljährlich mehr Menschen an H_2O-Mangel als in der Wüste oder auf hoher See."

Nach unseren Erfahrungen wirken sich besonders nachteilig aus:

a) die Verwerfung der Bilanzzeichen der Harnbildung (vgl. d),

b) die Blindlenkung der H_2O-Aufnahme nach Schablonen des sog. „Normalverbrauchs" (Flexibilität des Verbrauchs s. Kontotafeln).

c) die Simplifikation einseitiger Verbotsparolen, z. B. einer „Nierendiät" für alle Arten gestörter Harnbildung (s. Konto H_2O-Verbrauch für die Harnbildung).

d) Unkenntnis der Verbrauchsteigerungen, die mit ärztlichen Maßnahmen verbunden sein können.

1.4. Zeichen des renalen H_2O-Verbrauchs und seiner Zuschläge

Das Symptom der maximalen renalen Konservierung von H_2O, die hochkonzentrierte Oligurie, ist ein leicht feststellbares (spez. Gewicht als Behelfswert) Frühsymptom. Es zeigt an, daß bei fehlender Deckung durch Aufnahme von etwa 0,7–0,5 l H_2O pro Tag dem lebenswichtigen Bestand entnommen werden. Man kann die Erfolgssteuerung der Therapie nach der Harnbildung vornehmen. Die Harnsteinkolik als Folge der hohen Konzentration des Harns kann bei Disponierten nicht selten das einzige Zeichen einer interkurrenten Reduktion der H_2O-Aufnahme bei gesteigertem Verbrauch sein (z. B. Skifahrten im Hochgebirge bei trockener Kälte).

Die differentialdiagnostische Hervorhebung der hochkonzentrierenden Oligurie als Symptom von H_2O-Mangel kann Mißverständnisse auslösen. Das Fehlen dieser Symptome kann für die kausale Aufklärung eines H_2O-Mangels noch wichtiger sein (vgl. den „fehlenden Durst"). Die Feststellung, daß die hochkonzentrierte Oligurie „trotz" H_2O-Mangel fehlt, bedeutet, daß man einen renalen Mehrverbrauch an H_2O als Lösungsraum für die Harnbildung entdeckt hat, der eine Mangelgefährdung darstellt. Darin liegt die bilanzmäßige Bedeutung des Volhardschen „Durstversuches". Zur Entscheidung der Frage, ob das Symptom Volum-Konzentration Folge einer H_2O-Überschußaufnahme oder ein Zeichen einer ungenügenden Konservierung ist, leistet die kontinuierliche Gewichtskontrolle des Kranken entscheidende Hilfe.

Verminderte Konzentration des Harns (ungenügende Konservierung von Wasser) als Zeichen der möglichen renalen Auslösung von H_2O-Mangel ist das häufigste Beispiel aus dem ärztlichen Alltag (vgl. III). Man findet eine ständig steigende Zahl solcher Kranker z. B. nach Pyelonephritis, bei Abflußbehinderung des Harns, im geriatrischen Bereich. Ihre Auslösung durch Niereninsuffizienz versetzt die adäquate Verbrauchsdeckung in die Abhängigkeit von der restlichen globalen Harnbildungsfähigkeit der Nieren. Mangelkatastrophen an H_2O oder Na^+–H_2O sind die unvermeidlichen Folgen interkurrenter Störungen der adäquaten Verbrauchsdeckung und einseitiger H_2O-Verbotsparolen.

Die osmotische Diurese suffizienter Nieren

Das typische Beispiel liefert die diabetische Polyurie (vgl. Beispiel Präkoma). In zunehmendem Maße gewinnt die quantitative osmolare Bilanzierung des Harns im klinischen Bereich aktuelle Bedeutung, wenn aggressive renale Entnahmen von H_2O mit schweren Mangelfolgen sicher vermieden werden sollen (vgl. Auslösung durch Endprodukte des Eiweißstoffwechsels, z. B. Sondenernährung, parenterale Ernährung, Kolloidersatzstoffe mit rascher renaler Ausscheidung, induzierte Mannitdiurese usw. Kontoansätze s. III).

Hier ist die Osmometrie unentbehrlich, da das spez. Gewicht bei Glukosurie, Albuminurie und bei allen ungewöhnlichen Arten von Soluta trügt.

Solutabeladung als Kardinalzeichen einer möglichen Mangelauslösung

Isotone Harnbildung fordert im Vergleich zur maximalen Konzentrierung (Konservierung von H_2O) den 4fachen Lösungsraum. Der Leitsatz „Soluta geben bedeutet den H_2O-Verbrauch steigern und bei ungenügender Deckung H_2O-Mangel auslösen", gilt für alle Gruppen der verminderten Harnkonzentrierung und betrifft die Lenkung der Ernährung (Eiweiß!), der Überschußaufnahme von Salz (!!) und der Verabreichung von Stoffen, die als Harnsoluta ausgeschieden werden (s. Regime Prophyl. V).

Polyurie und verminderte Konzentrierung durch ADH-Mangel oder ADH-refraktäres Verhalten der Nieren

Diese Gruppe des renalen Mehrverbrauchs von H_2O erstreckt sich bis zu einigen behebbaren sekundären Auswirkungen von Störungen des WElH, z. B. K^+- und Na^+-Mangel, repetierte H_2O-Stoßbeladung (Polydipsie) und Hyperkalzämie. Die klinische Abklärung ist deshalb nicht nur für den H_2O-Haushalt erforderlich.

Renale Funktionsstörungen als Folge von H_2O-Mangel

Das Zeichen der sekundären Schädigung des Parenchyms suffizienter Nieren durch fortgeschrittenen H_2O-Mangel (Alb. $+$ Zyl., Ery im Harn), noch mehr aber der akute Übergang einer vorher für den H_2O-Mangel verantwortlichen Polyurie in Oligurie können bei falscher Deutung und Unkenntnis des Prinzips der Leistungsbehinderung dazu führen, daß H_2O verboten (!) wird (Entzug der Rettungschancen, vgl. III . . .).

1.5. Zeichen des thermoregulatorischen Verbrauchs und seiner Zuschläge. Wahrnehmbare Zeichen des „nicht wahrnehmbaren", d. h. insensiblen Perspiration (Verbrauch von osmotisch freiem H_2O)

Ungedeckter H_2O-Verbrauch erscheint – ebenso wie derjenige von Schweiß oder H_2O-Verbrauch für Harnbildung – in der *Gewichtsbilanz* als „akute" Verminderung des Körpergewichts (Bedeutung fortlaufender Gewichtskontrolle und Unentbehrlichkeit der Bettenwaage im klinischen

Bereich). Indizienbeweise für Verbrauchszuschläge zur Verdampfung von H_2O: Hyperventilation (Kleinkind!, Schädeltrauma, Alter, Folge von Hyperthermie!!), Tracheostoma, mehrstündige Operationen bei offenen Körperhöhlen, Lufttrockenheit [Hygrometer!] s. Kontoansätze in III ...).

Tödliche Hyperpyrexie kann durch das Geben von H_2O verhindert werden. Es liegt kein „therapierefraktäres" Fieber vor, aber das einzige und durch nichts anderes ersetzbare Medikament heißt Wasser.

1.6. Kurzer Bilanzsteckbrief für die Aufklärung von H_2O-Mangel

Kein Wasser seit? Geschwitzt? Bestand vorher: häufiges Trinken? Vermehrtes Harnvolumen? Nycturie? Durchgemachte Pyelonephritis (nach Cystitis fragen!)? Prostatahypertrophie?

Beispiel aus der Praxis: 17 Uhr: Rückkehr von einem Jagdausflug, mürrisches Verhalten, Ablehnung von Speise und Trank, nachts Verwirrungsbild, Unruhe. Bis zum Nachmittag des nächsten Tages mehrere ärztliche Untersuchungen einschließlich EKG und neurologischem Befund. – Einstellung komatös – Fragen an die Ehefrau laut Steckbrief ergaben: Poly- und Nycturie seit Prostatahypertrophie – 7 Uhr wegen Eile ohne Frühstück auf die Jagd und nichts getrunken (17 Uhr Rückkunft, s. oben). Dann „alles nur kein H_2O erhalten", H_2O-Mangelkoma ([Na^+] 160 mval/l). Wiederherstellung.

Nach unserer Erfahrung lohnt es sich, die einfachsten Fragen (s. Steckbrief) nicht auf einen möglicherweise zu späten Zeitpunkt aufzuschieben. Der nächste Abschnitt zeigt, daß die Erhebung eines „befriedigenden" Spezialbefunds von der Diagnose der wahren Gefährdung des Lebens noch weiter hätte ablenken können.

Hyperventilation kann Folge von H_2O-Mangel sein und zu einer Verschlimmerung beitragen. (S. resp. Alkalose. S. acidot. Hyperventilation.)

Ungedeckter Verbrauch von Schweiß

„Der Kranke schwitzt" bedeutet: Verbrauchssteigerung von H_2O mit einem NaCl-Gehalt, den man messen kann oder taxieren muß. Die Annahme von etwa 3 g NaCl (rd. 50 mval Na^+) pro Liter ist bei Mucoviscidose zu gering, sonst hinreichend.

Nur ungedeckter oder bezüglich Na^+ gedeckter Schweiß führt zu *vorwiegender* oder reiner H_2O-Entnahme aus dem Bestand (vgl. Kontoansätze III, und Auswirkung der einseitigen H_2O-Deckung auf den Na^+-Haushalt ...).

Quantitative Erfassung: Gewichtsbilanz (vgl. Sauna).

Indizienbeweise für Verbrauchszuschläge zur Schweißbildung

Fieber, Krämpfe, Intensität des Schwitzens, Wechsel durchnäßter Leib- und Bettwäsche, wehrlose Exposition gegenüber falscher Klimatisierung des Krankenbetts und -raums (Thermometer, administrative Stoßbeheizung, aktive Wärmeverabreichung aller Art bis zu Schwitzprozeduren).

„Wärme geben kann sich als Leistungsbehinderung (!) der Nieren auswirken"

Nicht eine wesentliche Menge von Harnsoluta sondern ihr Lösungsraum (!) und eine relativ hypotone Salzmenge werden entzogen, wenn man – vermeintlich – durch Schwitzprozeduren mit „konzentrierter Ernährung", z. B. bei GIT Erkrankungen verordnet (vgl. „ist die Haut eine Reserveniere?" III . . .).

Der Zusammenbruch der Thermoregulation als Folge von H_2O-Mangel

Auch für die Thermoregulation gilt das Prinzip der Leistungsbehinderung durch fortgeschrittenen H_2O-Mangel, besonders beim Kind.

1.7. Das Bild des Kranken bei störendem H_2O-Mangel Vermeidung von Fehldiagnosen

Aus Einweisungsdiagnosen bei Kranken, deren H_2O-Mangel aus vitaler Indikation vordringlich und oft gerade noch zu beheben war, haben wir gelernt, daß es 3 Klippen der Erkennung gibt, zu denen „Kurzinformationen" ihren Beitrag leisten. Es lohnt sich, an die Suche nach H_2O-Mangel mit der Einstellung heranzugehen, daß

a) vieles anders sein kann, als man es erwartet (vgl. die vorangehende Darstellung der Bilanzzeichen),

b) das Bild der Entgleisung unvermittelt durch ein Bagatellereignis ausgelöst werden kann, z. B. durch eine mehrstündige Trinkpause bei einem gefährdeten Kranken und

c) die Symptomatik beim Kranken eine Resultante aus den Symptomen der vorliegenden Grundkrankheiten einerseits und aus den Konflikten des H_2O-Mangels mit bestimmten Lebensvorgängen andererseits ist (vgl. die Hinweise auf Fehldiagnosen im Text).

Gezielte Befunderhebung

a) Zeichen der Austrocknung. Im strikten Gegensatz zur „extracellulärer" Austrocknung (Na^+–H_2O-Mangel) fällt die ubiquitäre H_2O-Verarmung *nicht* ins Auge. Gute Fettpolster können von der Erkennung ablenken.

„**Gefühlte Trockenheit**". Zuverlässige Frühzeichen: Speichelversiegen. Der in den Mund eingeführte Finger fühlt die Austrocknung der Mundhöhle („gefühlter Durst", evtl. als „Ersatzzeichen bei fehlenden Durstklagen"). Die Erschwerung der Nahrungsaufnahme kann im hohen Alter das Symptom Durst durch das Zeichen einer scheinbar „unmotivierten" kategorischen Nahrungsverweigerung ablösen. Seit wir dieses Zeichen richtig deuten lernten, konnten wir uns manchen diagnostischen Irrweg ersparen, indem wir statt Speisen wasserartige Getränke anboten und die Speisen nachfolgen ließen.

Später folgen: Sichtbare, oft hochrote und schmerzhafte Austrocknung (Ausdorrung) der Mund- und Zungenschleimhaut, Schluckunfähigkeit, Behinderung des Herausstreckens der Zunge, heisere Sprache. Trockene, warme, evtl. sich abschilfernde Haut mit *fühlbarer* Trockenheit, an Stellen physiologischer Befeuchtung wie Axilla, Inguinal- und Skrotalregion (stets befühlen). *Koprostase* kann die Reihe der „fühlbaren" Austrocknungszeichen beschließen.

b) **Zeichen des Kräfteverlustes und der Verelendung.** *Langsam kumulierender H$_2$O-Mangel als kachexieartiges Bild.* Die Einweisungsdiagnose „okkulter Tumor" ist mit diesem Bild und häufig auch mit vorangegangenen röntgenologischen „Durchuntersuchungen" des GIT (besondere Trinkpausen)! verbunden. Rasche Gewichtsabnahme, Appetitlosigkeit und Schwäche, besonders bei renaler Gefährdung lösten den Verdacht und die Maßnahme aus, die kein H$_2$O brachten.

Variante Kind: „Gedeihstörung" bei renalen Verlusten.

Variante Rekonvaleszent, auch postoperativ: „Es will nicht vorwärts gehen" (vgl. katabole Stoffwechsellage).

Variante Greis: „Typischer Fall von Marasmus senilis mit raschem (!) Verfall".

Präfinal: Der Kranke ist unfähig, den Kopf zum Trinken zu heben. Er ist zu schwach, um nach dem Trinkglas zu greifen und zu ausgetrocknet, um zu schlucken oder zu sprechen. (Circulus vitiosus). Von Durst ist – nicht mehr – die Rede. Die fortgeschrittene Verelendung und der wehrlose Untergang gleichen dem Verwelken einer Zimmerpflanze, die nicht begossen wurde. Das „Aufblühen" nach Behebung des Mangels ist nicht weniger mit dem Effekt des Begießens vergleichbar.

c) **Psychotisches Verhalten und hyperosmolares Koma** (vgl. Diabetes!). Die überraschende Entstehung eines offenkundigen Notfallbildes, sei es das rasche Versinken in einen komatösen Zustand oder das Auftreten von Verwirrungsbildern fehlt in den Darstellungen der Differentialdiagnose akuter lebensbedrohender Situationen heute noch vielfach. Verkennung der Auslösung ist deshalb bei H$_2$O-Mangel naheliegend und endgültig.

Bewußtseinstrübung, Unruhe, mürrisches Verhalten, Verwirrung können als Schwangerschaftspsychose, zerebrale Durchblutungsstörung oder Auswirkung des Grundleidens fehlgedeutet werden[17].

Variante Alkoholismus: An das mögliche und erhebliche Defizit der H_2O-Verbrauchsdeckung beim „harten Trinker" wird offenbar nur selten gedacht. Es kann auch bei der Entstehung des Leberschadens eine Rolle spielen (vgl. Berechnung in V . . .).

Hyperosmolares H_2O-Mangelkoma: Unter den sekundären Encephalopathien spielt der H_2O-Mangel nach neuen Untersuchungen eine wichtige Rolle, so z. B. sicher gelegentlich beim „acidotischen" diabetischen Koma.

Das H_2O-Mangelkoma kann unvermittelt auftreten (vgl. Auslösung durch ein Bagatellereignis) oder auch eine vorher anders ausgelöste Bewußtseinsstörung perpetuieren (Schädeltrauma, postnarkotisches Bild).

d) **Fakultative Funktionsstörungen.** Tachykardie, Arrhythmie [(F. D.: Herzinfakt). Dyspnoe, Tachypnoe (F. D. Bronchopulmonale Erkrankung)].

Harnsteinkolik (als Folge einer hohen Konzentration des Harns) bei Disponierten nicht selten das einzige Zeichen einer interkurrenten Reduktion der H_2O-Aufnahme bei gesteigertem Verbrauch, z. B. Skifahrten im Hochgebirge bei trockener Kälte.

Das Bild der hypovolämischen Kreislaufkatastrophe gehört nicht zur lebensbedrohenden Auswirkung von vorwiegendem H_2O-Mangel.

e) **Serumwerte.** Hypernatriämie (von 160–180 mval Na^+/l) ist ein obligates Zeichen entweder von absoluter Na^+-Überladung oder von H_2O-Mangel mit relativem Na^+-Überschuß. Die Deutung fordert Einblick in die Bilanzstörung. Dieser kann frühere Zeichen liefern. Die Kontrolle der Serumwerte ist ein wichtiger Bestandteil der Kontrolle der Diagnose und Therapie.

Diskrete Hypokaliämie (nur 0,6 mval K^+/l) ist typisch bei erhaltener Harnbildung, kumulierende Azotämie ist die Folge einer Leistungsbehinderung bei vorher polyurischer Harnbildung.

f) **Fatale Konstellationen – für den H_2O-Haushalt und für die Diagnose.** Zum eigengesetzlichen Ablauf des fortschreitenden H_2O-Mangels gehört die Leistungsbehinderung der H_2O-Aufnahme und der Durstempfindung bzw. -äußerung (circulus vitiosus).

Eine besondere Konstellation der Symptomatik findet man bei Kleinkindern, deren H_2O-Mangel Folge ungenügender Verbrauchsdeckung, bei Diabetes insipidus war:

---

[17] Psychose kann die Folge und die Ursache von H_2O-Mangel sein (vgl. Oligodipsie bei Psychosen). Auch bei zentraler Anorexie scheint Oligodipsie – und dann verminderte Nahrungsaufnahme – manchmal beteiligt. Über Polydipsie kann ADH-refraktäres Verhalten der Nieren mit – behebbarem – Diabetes insipidus ausgelöst werden.

Unklares Fieber mit Tagesmaximum am Vormittag (längste Trinkpause)
F. D.: „Therapierefraktär", „Versagen der besten antiinfektiösen Mittel".
Erbrechen (!), lebhafte Abwehr gegen Trinken (Schluckbehinderung). Ge-
deihstörung (katabole Stoffwechsellage infolge Zelldestruktion).

Chronische Obstipation (vgl. Koprostase).

Später lebensbedrohende Hyperpyrexie und Übergang der Polyurie in
Oligurie. „Der Gesunde braucht H_2O, der Kranke braucht einen Arzt,
der erkennt, daß das Leben dieses Kranken durch H_2O gefährdet und durch
Geben von H_2O zu retten ist".

Autopsie: Wenn keine humorale Befundaufnahme stattfindet, liegt es
nahe, daß die morphologischen Befunde der jeweiligen Grundkrankheiten
die wahre Todesursache verschleiern und die intravitale Verkennung be-
stätigt wird (Pseudolegitimation der Todesursache.)

1.8. Merkblatt der Prophylaxe

Man kann H_2O-Mangel nicht verhüten, ohne seine Auslösung zu kennen.

Die Beschreibung der Auslösung und ihrer Diagnose als angewandte
Bilanzpathologie (vgl. III) findet sich im 2. Abschnitt dieses Kapitels. Die
vorliegende Übersicht über die wichtigsten Konsequenzen für die Prophylaxe wird bezüglich der praktischen Durchführung (Realisierung) durch
die Zusammenfassung in Kapitel V ergänzt (vgl. z. B. die Hinweise auf
einige allgemein gültige Grundregeln und die Auswahl nach der Speise-
und Getränkekarte). Die folgenden Absätze korrespondieren mit denjenigen
des 2. Abschnittes.

a) **Durst.** Wir dürfen uns beim Kranken nicht auf das Symptom „Durst"
verlassen. Durst ist ein wichtiges Warnungszeichen. Wenn der Kranke
nicht über Durst klagt, sollte man noch mehr auf der Hut sein.

b) **Intestinale Aufnahmebehinderung.** „Man sollte nicht zu früh
resignieren, aber auch nicht zu spät die parenterale Verabreichung einschal-
ten" (Repertoire s. V . . .). Die Saug-Schluck-Methode paßt sich einer
verminderten Tolerenz des GIT (und [!] der Nieren) optimal an und eignet
sich auch für die Praxis (s. V . . . .).

Die für den H_2O-Haushalt und den Zellstoffwechsel aggresive globale
Sperre der Nahrungs- und H_2O-Aufnahme muß dem Kranken prinzipiell
vom ersten Tag an erspart werden, da sie auch für das auslösende Grundleiden nachteilig ist. Als kurze Überbrückungshilfe eignet sich die „Schaltung auf das Existenzminimum von 1 l H_2O und 100 g Dextrose" im
Sinne der Untersuchungen von L. GAMBLE (s. V . . .).

c) **Störungen des freien Zugangs zu H_2O und fehlerhafte Lenkung
der Verbrauchsdeckung.** „H_2O-Mangel entsteht oft, wenn sich der Verbrauch und die benötigte Verbrauchsdeckung durch Aufnahme beim Kran-

ken nicht an die geläufigen Bilanzschablonen gebunden halten". Wer die Symptome des störenden Mangels nicht an sich herankommen lassen will, muß sich um die beweiskräftigen Frühsymptome der Bilanzstörung bekümmern (s. Abschnitt 2).

d) **Renaler H$_2$O-Verbrauch und Zuschläge.** Wenn uns suffiziente Nieren einen ganzen Berg von Messungen und Berechnungen abnehmen, ist die Prophylaxe und ihre Erfolgssteuerung um vieles einfacher (vgl. V...). Daß die Harnbildung insuffizienter Nieren viele Varianten für die Abfertigung der Bilanzen des WElH aufweist, sollte Anlaß geben, die Antiquierung einer (!) generellen, sog. Nierendiät allgemein zu erkennen. Ein adäquates, klinisch auf die jeweilige Bilanzstörung eingestelltes Elektrolytregime ist so lebenswichtig wie die adäquate Diät des Zuckerkranken (vgl. III...).

Die Lenkung der Solutabilanz ist bei Elektrolytregime der Niereninsuffizienz und ebenso bei der Auslösung einer osmotischen Diurese suffizienter Nieren ein unentbehrlicher Bestandteil der Prophylaxe. Für die Realisierung der Auswahl auf der Speise- und Getränkekarte werden in V Beispiele gegeben, auch bezüglich der Rolle von „Salzüberschuß als Wasserraub" (vgl. dort auch die Regel der Verbrauchssenkung).

e) Daß der Arzt mit der **Sorge für die Klimatisierung** (Thermo-Hygrometer) viel Gutes für den H$_2$O-Haushalt seiner Kranken tun kann, fügt sich in den Rahmen der Übernahme einer Prokura, welche „die Weisheit der – behinderten oder gestörten – Regulation des Kranken zu ersetzen versucht".

Auch die Prophylaxe, d. h. der Schutz vor falscher Deckung und Auslösung (!) eines thermoregulatorischen Mehrverbrauchs muß manche ältere Vorstellungen durch adäquate Anwendung des Elektrolytwissens ablösen (vgl. Abschnitt 2).

2. Wasservergiftung (H$_2$O-Intoxikation, H$_2$O-Überladung)

Definition und Nomenklatur

Ubiquitäre und intravasale Überladung durch die Aufnahme von osmotisch freiem H$_2$O.

Synonyma: Hypotone Hyperhydratation, Überwässerung, „Hitzekrämpfe" ist eine unkorrekte pars pro toto-Bezeichnung.

Cave: „Flüssigkeitsüberladung" ohne nähere Definition.

Pathogenese (s. III)

a) Falsche Verbrauchs-, Verlust oder Mangeldeckung von Na$^+$ oder H$_2$O allein.

b) Verstöße gegen das Gesetz der Limitierung und der zeitlichen Verteilung der Aufnahme bzw. Verabreichung bei verminderter Toleranz des Kranken für H_2O pro Zeiteinheit.

Thanatogenese (s. II)

Lebensbedrohliche Funktionsstörung des ZNS mit Tod an zentraler Atemlähmung, hypervolämische Kreislaufkatastrophen mit Asphyxie, Leistungsbehinderung und irreversible Störung der Nierenfunktion.

2.1. Prinzip der Auslösung

Wege der Auslösung

a) Orale Aufnahme oder Verabreichung von Wasser ohne Salz (Sonde). Auch der Gesunde ist nur ungenügend gegen die „Selbst-Auslösung" einer H_2O-Intoxikation geschützt. (Trinken eines Überschusses an osmotisch freiem Wasser, s. Hitzekrämpfe.)

b) Parenterale Verabreichung durch Infusion von osmotisch freiem H_2O (unmittelbare Einbringung in den intravasalen Raum. Mögliche Auslösung hypervolämischer Katastrophen, siehe V.)

c) Klysmen (kombinierte Aufnahme von H_2O und Entzug von Elektrolyten).

d) Spülung mit osmotisch freiem H_2O (Magen, Wundgebiete, z. B. bei der Prostataresektion).

e) Innere Umverteilung von H_2O kann sich an der Blut-Liquorschranke vollziehen, wenn eine osmolale Konzentrationsdifferenz zur osmotischen Bewegung von H_2O in das Parenchym des ZNS führt (Dysäquilibrium-Syndrom nach Dialyse und „rebound-effect" nach großen Gaben von Harnstoff).

Die Abhängigkeit der Toleranz für H_2O von der Homoeostase des Na^+-Haushalts

Alles, was die Sicherung des Na^+-Bestands angreift, vermindert die Toleranz für osmotisch freies H_2O. Jede H_2O-Überladung ist mit einer Störung der Partnerschaft zwischen Na^+ und H_2O zu Ungunsten von Na^+ verbunden. Die Fahndung nach Störungen des Na^+-Haushalts liefert für die Aufklärung des Hergangs einer H_2O-Überladung ebenso wichtige Anhaltspunkte wie diejenige nach einer Störung der H_2O-Excretion.

a) **Die falsche Deckung eines Bedarfs an H_2O und Na^+ durch H_2O allein (osmotisch freies H_2O).** In *erster* Instanz wirkt sich die alleinige Deckung des H_2O-Bedarfs als Herstellung einer relativen oder – bei überschießender Aufnahme – einer absoluten H_2O-Überladung aus. Der ungedeckte Mangel an Na^+ schafft die Voraussetzung für die Überwässerung des IZF-Bereichs (osmotische H_2O-Bewegung).

In zweiter Instanz kann über die Excretion des Überschusses an H_2O ein annähernd isotoner Na^+–H_2O-Mangel entstehen. Der störende Na^+–H_2O-Mangel ist die Folge der Beseitigung der störenden H_2O-Überladung.

Was über die Auslösung von Na^+-H_2O-Mangel durch falsche, d. h. einseitige Wasserdeckung des Verbrauchs, Verlustes oder Mangels an H_2O und Na^+ in dem betreffenden Kapitel (IV 3.1) gesagt wurde, ist für die mögliche Auslösung einer H_2O-Intoxikation „in erster Instanz" sinngemäß hierher zu übertragen.

Die H_2O-Intoxikation des Hitzearbeiters („Hitzekrämpfe") ist ein Modellfall der falschen Deckung eines Mehrverbrauchs von Schweiß ($Na^+<$ H_2O) durch H_2O allein.

Am Krankenbett kommt es häufig zu Verstößen gegen die adäquate Verbrauchs- und Verlustdeckung, besonders bei der bevorzugten Darreichung salzärmster „Krankengetränke" und der Verhängung von schablonenhaften Salzverboten ohne Rücksicht auf die Na^+-Bilanz.

Gefährdet sind: Der schwitzende Kranke, der Kranke mit Verlusten aus dem GIT und der Kranke mit verminderter renaler Konservierung von Na^+.

Die Manifestationen der Auswirkung falscher Verbrauchsdeckung als störende H_2O-Überladung umfassen einen weiten Bereich. Sie können unerkannt im Krankheitsablauf untertauchen (s. Abs. 3).

b) **Regulatorische Benachteiligung der Homoeostase des Na^+-Haushalts.** Soweit bei Na^+-Mangel eine regulatorische „Erhaltung des Volumens unter Opferung der Isotonie" stattfindet, entspricht dies einer relativen „Überwässerung" (Mangelhyponatriämie). Die schädliche Auswirkung zusätzlicher Beladung mit H_2O anstelle der indizierten Substitution von Na^+ ist leicht verständlich.

Auch die „*Verteilungshyponatriämie*" ist als Symptom einer verminderten Toleranz für osmotisch freies Wasser zu betrachten. Sie meldet zwar keine absolute Verminderung des Na^+-Bestands, aber eine Störung der energieabhängigen Aufrechterhaltung des Konzentrationsgefälles und der osmolalen Isotonie im Membranbereich. Mit dieser Tendenz zur „ubiquitären Verwässerung" sind stoßartige H_2O-Beladungen nicht verträglich.

**Die Abhängigkeit der Toleranz für H_2O
von der renalen Excretion von H_2O**
(Grundlagen s. III)

Das Verständnis für die Rolle der renalen Sicherung gegen eine H_2O-Intoxikation setzt voraus: Die Einführung des Zeitbegriffs (Menge/Zeit), den Verzicht auf das geläufige Zeitmaß der Bilanzabfertigung, den „24-Stun-

den-Tag", zwischen einer Belastung mit osmotisch freiem Wasser und jener
Wassermenge, die im gemischten Fließbetrieb eines Tages abgefertigt werden kann (maximale Toleranz für den Fließbetrieb: bis zu 25 l je Tag, für
einseitige H_2O-Belastung jedoch nur < 5 l je Tag) und die strikte Unterscheidung zu Gunsten einer Kalkulation der Toleranz pro Stunde.

Die Stoßbelastung[18] des Volhardschen Verdünnungsversuchs (1,5 l/30
min/nüchtern) nähert sich der maximalen Toleranz des gesunden Erwachsenen für eine rasche orale Aufnahme von osmotisch freiem H_2O (vgl.
die manchmal deutliche Zunahme der Lebergröße und den Ausfall der
Schleusenfunktion der Leber bei parenteraler Verabreichung). Die Wasserdiurese ist als rasche renale Entstörung der Situation „H_2O-Beladung"
eine Leistung, die dem Kranken häufig nicht zur Verfügung steht. Sie wird
übrigens auch durch Na^+-Mangel beeinträchtigt, was einen weiteren Be-
trag zu Bedeutung des Na^+-Haushalts für die Entstehung von H_2O-Über-
ladung liefert.

Der Übergriff von Krankheiten auf die renale Sicherung gegen H_2O-
Überladung vollzieht sich auf verschiedenen Wegen:

a) Gesteigerte ADH-Aktivität

Beispiele: Erste postoperative Phase, Auslösung durch Trauma, Schmerz
Anaesthesie und Morphium (Indikation zur *reduzierten* Dosierung der standardisierten Verbrauchsdeckung, siehe V.). Die Verabreichung von Pitres-
sin und Wasser wurde früher zur Provokation von Krampfanfällen bei
Verdacht auf Epilepsie verwendet.

Die ungenügende Reduktion der Trinkmenge bei pitressinbehandeltem
Diabetes insipidus löst H_2O-Überladung aus.

b) Mangel an Cortison bzw. ACTH

c) Exkretorische Insuffizienz der Nieren
bei gleichzeitiger ungenügender Konservierung von H_2O

Die Nieren können bei kompensierender Polyurie die Fähigkeit besitzen, die Fließbilanz des Tages – oft unter Verlegung auf „Nachtarbeit" –
in 3 l H_2O als Lösungsraum abzufertigen. Eine stoßartige H_2O-Beladung
unter der falschen Annahme, daß solchen Nieren auch eine akute Beladung
mit H_2O nicht schaden könne, muß fatale Folgen auslösen (vgl. „Denken
in Menge/Zeiteinheit" und „Menge/Stunde"). Der Volhardsche Verdün-
nungsversuch sollte bei Niereninsuffizienz als Verstoß gegen die Limitierung und Verteilung der H_2O-Aufnahme für kontraindiziert gelten.

---

[18] Repetierte Wasserstöße dienten der Auslösung und Aufklärung der tödlichen H_2O-Vergiftung im Tierexperiment.

Verstöße gegen das Gesetz der Limitierung und der zeitlichen Verteilung des Elektrolytregimes bei Niereninsuffizienz müssen zu H_2O-Überladung mit deletären Rückwirkungen auf die Nierenfunktion führen.

d) Gobales Versiegen oder Versagen der Harnbildung

Soweit nicht H_2O- oder Na^+–H_2O-Mangel die auslösende Ursache sind, fällt die Toleranz des Kranken für H_2O-Aufnahme auf den Deckungsbedarf von extrarenalem Verbrauch oder Verlust unter Berücksichtigung des endogenen Ausfalls von Oxydations- und Destruktionswasser. Destruktionswasser verhält sich nach seiner Ionenbesetzung (wenig Na^+) der EZF gegenüber als „osmotisch freies H_2O" (vgl. aber die Gefahr der K^+-Intoxikation).

Wertvolle Dienste leistet hier die laufende Kontrolle des Körpergewichts zur Verhütung einer H_2O-Überladung.

e) Akute Oligurie und Anurie als sekundäre Leistungsbehinderung der Nierenfunktion durch H₂O-Überladung

Die renalen Manifestationen der H_2O-Intoxikation sind im folgenden Absatz beschrieben. Bei geschädigten Nieren kann H_2O-Überladung zum Verlust der wichtigsten Entstörungsmöglichkeit, der renalen Excretion des Überschusses führen.

2.2. Das Bild des Kranken mit H₂O-Intoxikation und Beispiele des Hergangs

Die Manifestationen einer H_2O-Überladung am Krankenbett erstrecken sich von den relativ selteneren akuten tödlichen Konflikten bis zu den wesentlich häufigeren passageren Störungen des Ablaufs und der Therapie der vorliegenden Grundkrankheiten. Der Toleranzverlust des Kranken kann von langer Hand vorbereitet sein. Zwischen der Aufnahme des H_2O-Überschusses und dem Ausbruch der Störungen liegt entsprechend der rapiden ubiquitären Distribution von H_2O auch über die Bluthirnliquorschranke keine längere Latenzzeit. Das passagere Auftreten von Manifestationen erklärt sich aus dem häufigen Fortgang bzw. Wiedereinsetzen der H_2O-Abgabe nach Unterbrechung der Beladung.

Funktionsstörungen des ZNS

a) Akutes Notfallbild der intracraniellen Druckerhöhung mit epileptischem Krampfbild und Koma („Encephalopathie" durch Störung des WElH)

Akuter komatöser Zustand mit epileptischen Krampfepisoden. Generalisierte oder lokalisierte Krampfbilder mit Klonus und positivem Babinski.

Möglich: Tod an zentraler Atemlähmung. Stauungspapille erheblichen Grades. Erhöhung des Liquordrucks auf > 200 mm H_2O (bis zu 400 mm H_2O gemessen).

Möglich: Excessiver Blutdruckanstieg auf Werte von > 200 RR systolisch (bis zu 300 mmHg gemessen).

Vorausgehen können: Bradykardie, Bradypnoe und „Erbrechen im Strahl".

Der rapide Eintritt der Katastrophen gehört zu den akutesten elementaren Lebensgefährdungen durch Elektrolytentgleisungen, die man im Bereich der Praxis erleben kann.

Beispiele des Hergangs. Die „*Hitzekrämpfe*" sind das Modell einer H_2O-Intoxikation durch falsche Verbrauchsdeckung. Der – noch unerfahrene – Schwerarbeiter in einem Hitzebetrieb wird nach abundantem Schwitzen von seinem Durst dazu verleitet, gierig Wasser (ohne Salz) zu trinken und bricht im unmittelbaren Anschluß daran unter Konvulsionen und epileptischen Krämpfen zusammen.

Eine Kranke, bei welcher sich in der Nacht nach einem arbeitsarmen Tag ein komatöser Zustand mit episodischen epileptischen Krampfanfällen eingestellt hat, wird mit der neurologischen Verdachtsdiagnose auf einen raumfordernden Prozeß im Gehirn (Stauungspapille) eingewiesen. Die gezielte Anamnese (Encephalopathie durch Störung des WElH) ermittelt von den Angehörigen das Bestehen einer polyurischen Niereninsuffizienz nach Pyelonephritis und ein von Angehörigen ausgesprochenes „Trinkverbot" wegen Neigung zu Übergewicht. Nach Wiederherstellung des Bewußtseins „Geständnis": „Habe heimlich vor dem Einschlafen meinen Durst mit fast 2 l Brunnenwasser gestillt".

Daß so gelagerte Fälle einer akuten lebensbedrohenden H_2O-Intoxikation bei Nierenkranken, auch bei Schwangerschaftskomplikationen leicht für eine „eklamptische Urämie" gehalten werden, zeigt wie wichtig die Einbeziehung der H_2O-Intoxikation in die Differentialdiagnostik der akuten intracraniellen Drucksteigerung ist.

Dasselbe gilt auch für die Konfrontierung des Arztes mit dem bewußtlos und komatös in seiner Wohnung aufgefundenen Kranken, bei welchem anamnestische Angaben fehlen oder die Diagnose auf falsche Fährten führt.

Alkoholiker können z. B. in einer reumütigen Phase ihren gigantischen Durst ohne Nahrungs- oder Salzaufnahme mit Leitungswasser decken.

Kranke mit Hirntrauma können bei H_2O-Intoxikation ein lokalisiertes Krampfbild entwickeln [vgl. Provokation von epileptischen Krämpfen in Absatz 2, 3 (a)].

Fatal könnte bei solchen Fällen eine „Ausnüchterung" enden. Einlieferungen in neurochirurgische Abteilungen und Aufklärung der wirklichen Auslösung noch kurz vor der Durchführung der geplanten Kraniotomie sind beschrieben (s. Serumwerte . . .).

b) Mögliche, aber nicht obligate Warnungszeichen sind allgemeine Schwächen.

Kopfschmerzen.

Bewußtseinsstörungen, wie Verlust der Orientierung, sog. „Schwindelgefühl" bei Beanspruchung des Gleichgewichts, Verhaltensstörung, symptomatische Psychose,

Apathie, Lethargie,

Koordinationsstörungen, Muskelzittern, auch Muskelkrämpfe, Schwäche.

Ein Arzt macht sich über sein plötzliches Versagen auf einer anstrengenden Hochgebirgstour so lange ernste Sorgen, bis sich die Information über die letztgenannte Symptomatologie der H_2O-Überladung mit der damaligen Auslösung der Symptome und der nach wenigen Stunden von selbst eingetretenen Restitution deckt:

Eine frische Bergquelle bot willkommene Labung für den großen Durst, aber keine adäquate Deckung des mit Schweiß abgegebenen Salzes (vgl. „Hüttensuppe der Sportler").

Am Krankenbett gibt es viele – falsche – Deutungsmöglichkeiten der unter (2) genannten Zeichen, daß man gut daran tut, sie in den Dienst der gezielten Überwachung des H_2O-Regimes bei Kranken zu stellen.

Die mögliche Manifestation als hypervolämische Kreislaufkatastrophe

a) **Akutes Notfallbild.** Hypervolämische Plethora, Erhöhung des Venendruckes, Lungenödem, mögliche Todesursache: Erstickung und akutes hämodynamisches Versagen des Herzens (akutes cor pulmonale).

Dieses Syndrom der katastrophalen Auswirkung im intrathorakalen Kreislaufbereich ist von der Auslösung her an die Überforderung der Toleranz bzw. der verminderten Toleranz des Kranken durch zu rasche Infusion von H_2O (osmotisch freies oder überwiegend osmotisch freies H_2O) gebunden (s. Abs. 3). Seine Fehldeutung als „plötzliches Herz- und Kreislaufversagen ohne definierbare Usache" liegt nahe, wenn man nicht von vornherein die Infusion unter entsprechender Überwachung vornimmt (Verlangsamung des Tempos bei der Gabe von osmotisch freiem H_2O, evtl. Beigabe einer niedrigen Na^+-Konzentration, Venendruckkontrolle siehe V, Serumwerte, S. 13).

b) **Warnungszeichen.** Bei jeder Art der Überladung mit H_2O können sich bei Kranken mit Herzinsuffizienz die Zeichen der Dyspnoe und die pektanginösen Beschwerden verstärken. Bevor man eine ungenügende Wirkung der krankheitsspezifischen Therapie annimmt, sollte – auch diese Störung des WElH – diagnostisch in Betracht gezogen werden. Es wäre nicht sinnvoll, die Auswirkung verhütbarer Verstöße gegen die Limitierung und zeitliche Verteilung der H_2O-Aufnahme mit gesteigerten Glykosiddosen oder antipektanginösen Mitteln anzugehen.

Die Verordnung von „H_2O ad libitum" bei streng salzarmer Ernährung im Sinne des Schemm'schen Regimes tendiert in die Richtung einer H_2O-Überladung, die sich nicht mit einer bestehenden Verteilungshyponatriämie verträgt. Oft wendet sich das Bilanzbild bei entsprechender Restriktion der H_2O-Aufnahme als Zeichen der vorangegangenen störenden H_2O-Überladung.

Die Manifestation als sekundäre Leistungsbehinderung und Schädigung insuffizienter Nieren

a) Akute Oligurie oder Anurie als sekundäre Leistungsbehinderung. Geschädigte Nieren reagieren auf akute Überwässerung des Parenchyms mit schweren Funktionsstörungen, die bis zum Auftreten eines akuten Funktionsausfalls und verbleibender zusätzlicher Funktionsverschlechterung reichen kann. Die Oligurie kann sich im Anschluß an eine vorangehende polyurische Phase (H_2O-Diurese) einstellen.

Für jedes Regime der Deckung – auch eines vermehrten renalen Verbrauchs von H_2O/24 Std – gilt deshalb das Gesetz der Limitierung und der zeitlichen Verteilung schon im Interesse der Erhaltung der Restfunktion der Nieren.

Die korrekte Deutung eines akuten Funktionsausfalls durch H_2O-Überladung ist eine Voraussetzung der sinnvollen Soforthilfe. Als Beispiel des Hergangs muß auf die fatalen Folgen des Volhardschen Wasserstoßes bei Niereninsuffizienz hingewiesen werden, wenn man bei seiner Anstellung das Prinzip der Aufnahmetoleranz pro Stunde außer acht läßt.

Die Verordnung großer Teemengen im urologischen Bereich („Durchspülung der Harnwege") kann sich ebenfalls als eine starke Überforderung bei verminderter excretorischer renaler Kapazität auswirken.

b) Nierenschmerzen als Warnungszeichen. Durch jede Art von H_2O-Überladung kann es bei geschädigten Nieren zum Auftreten heftiger, kolikartiger Schmerzen im Nierenlager kommen. Die Phänokopierung einer Steinkolik geht soweit, daß uns Kranke mit Niereninsuffizienz und Nephrolithiasis, die ihr Regime willkürlich und falsch „verteilten", meldeten: „Heute hatte ich wieder einen meiner Kolikanfälle". Man kann dieses Warnungszeichen nicht hoch genug bewerten. Das Beklopfen des Nierenlagers mit dem ulnaren Handrand („tapetement") kann eine Schmerzempfindlichkeit und dazu noch manchmal das Vorhandensein nur einer funktionierenden Niere an den Tag bringen. Die gezielte Frage: „Verspüren Sie nach reichlichem Trinken Spannung, Druck oder Schmerz in der Lendengegend?" ist bei unklarer, unordentlicher Durchführung des Trinkregimes sehr zu empfehlen. Das Zeichen ist aber – natürlich – nicht für H_2O-Überladung spezifisch.

Mögliche Zeichen des Versuchs, sich der Überwässerung zu entledigen

Die Beachtung der folgenden – nicht obligaten – Warnungszeichen ist zu empfehlen:

Vermehrter Speichelfluß und Abneigung gegen Trinken (Antidurst), Tränenfluß, Nausea, Übelkeit, Erbrechen und Durchfall.

Die falsche Verlustdeckung mit H$_2$O allein kann das Bild einer Gastroenteritis oder Kolitis „perpetuieren". Als bei einem Kranken (Einweisungsdiagnose: „therapierefraktäre" Kolitis) die Tagesbilanzen einschließlich der laufenden Gewichtskontrolle nicht „aufgingen", führte eine Verbesserung der Überwachung zur Aufdeckung einer raffiniert getarnten Belieferung mit täglich 3 Thermosflaschen (0,75 l) verschiedener Kräuterteesorten durch 3 Töchter des Kranken. Mit der Abstellung der Überwässerung sistierten auch die Durchfälle.

Serumwerte. Für den Fall eines Verdachts oder auch zum Hinweis auf die richtige Diagnose ist die obligate Verdünnungs- (Überwässerungs-) Hyponatriämie von größtem diagnostischen Wert. Bei H$_2$O-Überladung können die niedrigsten, überhaupt vorkommenden Werte von [Na$^+$] (oft < 100 mval/l, bis zu 70 mval/l) gefunden werden. Zur Unterscheidung von einer Mangelhyponatriämie verhilft die gleichzeitige Hämodilution mit einer Verminderung der Erythrocyten und des Hämoglobins. Das Absinken des Hämatokritwertes wird durch die Zunahme des Erythrocyten-Volumens im hypotonen Plasma verfälscht. (Bestimmung des Erythrocyten-Volumens ist nötig.) Hypokaliämie bis zu 2,5 mval K$^+$/l und das passagere Auftreten von K$^+$-Mangelzeichen wurde beschrieben. Bei Mangel an Na$^+$–H$_2$O besteht meist eine Hämokonzentration mit Vermehrung von Hämoglobin und Erythrocyten. (Über die Kombination mit Verteilungshyponatriämie, s. S. 113).

Die Kryoskopie des Serums liefert einfach und rasch ebenso eindrucksvolle Zeichen. Als Suchtest empfiehlt sich bei der akuten intracraniellen Druckzunahme mindestens die Prüfung auf Hyponatriämie, deren Fehlen gegen eine H$_2$O-Intoxikation spricht.

2.3. Merkblatt der Prophylaxe

a) Auch der Gesunde bedarf unter besonderen Bedingungen der ärztlichen Beratung für eine adäquate Deckung des Mehrverbrauchs von H$_2$O und Na$^+$ durch Schwitzen. Das Beispiel der „Hitzekrämpfe" lehrt, daß die Einschaltung des ärztlichen Elektrolytwissens in die Getränkeversorgung unter der Einwirkung von heißem Klima, Arbeit, sportlichen Anstrengungen usw. dringend erforderlich – wäre (orale Präparate, Suppe usw. siehe V . . .). Die zu verhütenden Störungen beschränken sich nicht auf das klassische Bild der H$_2$O-Intoxikation, sondern umfassen auch die passageren Leistungsstörungen (z. B. Unfallgefährdung).

b) Die Aufklärung über die tödlichen Auswirkungen der ungenügenden Verbrauchsdeckung von H_2O darf nicht zu einer schablonenhaften Umkehr der unberechtigten „Angst vor Wasser" in eine freizügige „Überwässerung" führen. Die logische Konsequenz des möglichen Toleranzverlustes ist die ständige Verbindung des Gebens mit adäquater Limitierung und zeitlicher Verteilung (vgl. V, 2.2 und V, 3.5 Saug-Schluck-Methode, sowie V, 3.7 Infusionstherapie).

c) Die Verhütung von H_2O-Überladung ist mit der Verhütung von Na^+-Mangel eng verbunden. Die Frage nach einer einseitigen Deckung von Schweiß, intestinalen Verlusten und renalem Mehrverbrauch kann nicht früh genug gestellt werden.

2.4. Hinweise auf die gezielte Soforthilfe bei H_2O-Intoxikation

a) **Die Indikation „Nehmen" von H_2O.** Die einzigen Umschlagstellen für Elektrolytbilanzen, an denen sich die Abgabe von osmotisch freiem H_2O vollzieht, sind die Haut und der Respirationstrakt (perspiratio insensibilis). Über die Schweißbildung wird ein Überschuß an osmotisch freiem H_2O abgegeben.

Schwitzprozeduren entziehen aber auch NaCl. Die Sorge für bewegte, trockene und warme Luft (um 30° C) durch Ventilatoren, vielleicht auch verstärkt durch einen Glühbogen mit Ventilator ist ein logisches Vorgehen, dessen Erfolg aber eine lange Anwendung beansprucht.

Die Entnahme von H_2O auf dem Wege über eine induzierte osmotische Diurese (Mannit) oder eine gezielte Dialyse ist theoretisch möglich.

b) **Der Versuch, die Hypoosmolalität zu beseitigen.** Die Verabreichung hypertonischer, z. B. 3 % oder noch höher konzentrierter NaCl-Lösungen (1 molar = 5,85 %) ist vom Prinzip her mit der Gefahr belastet, aus der Überwässerung eine Na^+–H_2O-Plethora zu machen.

Das Ziel, die intracelluläre Überwässerung zu vermindern und damit die lebensbedrohlichen Funktionsstörungen (ZNS, Niere) für's erste zu beheben, kann nur bei subtilem Vorgehen erreicht werden (Erfolgskontrolle, Tempo nicht > 50–100 ml/Std und Gesamtmenge nicht > 50–200 ml).

Angesichts der genannten Schwierigkeiten, dem WEl-Bestand osmotisch freies H_2O zu entziehen, ist es zu begrüßen, daß die Zeit stets für die Verkleinerung eines H_2O-Überschusses arbeitet, so daß bei schweren Katastrophen die Überbrückung, besonders der respiratorischen Gefährdung und der möglichen Katastrophe mittels der Ausrüstung einer Intensivpflegestation an erster Stelle steht. Bei passageren Symptomen genügt es in der Regel, die H_2O-Aufnahme strikt zu sperren und ohne übereilte Eingriffe die Zeit, d. h. den laufenden und vielleicht noch zusätzlich geförderten Verbrauch (trockene, bewegte Luft und Wärme) für sich arbeiten zu lassen.

3. Natriummangel (Na$^+$–H$_2$O-Mangel)

Definition und Nomenklatur. Therapeutische Definition: Gefährdung des Plasmavolumens durch Mangel an extracellulärer Flüssigkeit (Na$^+$ mit äquivalenter Anionenkonzentration und H$_2$O in annähernd isotonem Verhältnis). Der Mangel ist nur mit Na$^+$ und H$_2$O, nicht mit H$_2$O allein behebbar. Synonyma: Iso- und hypotone Hypohydration (Dehydration), extracelluläre Kontraktion (beides bei Plasmavolumenmangel neben Ödem nicht zutreffend), Salzmangel, Salz- und Wassermangel (gut verwendbare Kurzbezeichnungen, die aber von der dominanten Rolle von Na$^+$ ablenken können). Exsiccose usw. ohne Definition des Fehlenden führen in die frühere Konfusion von H$_2$O-Mangel und Na$^+$–H$_2$O-Mangel zurück.

Cave: Hyponatriämie ist nicht identisch mit Na$^+$–H$_2$O-Mangel (vieldeutige Konzentrationsangabe).

Pathogenese. Entnahme von ungedecktem Verbrauch oder Verlust bis zur Erschöpfung der Rückendeckung des intravasalen extracellulären Flüssigkeitsvolumens (abhängig von Menge/Zeit), akute Sequestrierung von extracellulärer Flüssigkeit in das Darmlumen.

Mangel an extracellulärer Flüssigkeit im intravasalen Bereich (Stammhaushalt) bei Ödemen, die sich wie Sequester verhalten.

Thanatogenese. Mangel an kreislaufaktivem Anteil des extracellulären Flüssigkeitsvolumens. Volumenmangelkatastrophen, die zum Funktionsausfall im Bereich des ZNS, des Herzens und der Nieren führen. Fatale Unterbrechung des Ablaufs der Grundkrankheit und der Erfolgsmöglichkeiten der krankheitsspezifischen Therapie.

3.1. Bilanzzeichen zur Diagnose und Prophylaxe des Na$^+$–H$_2$O-Mangels. Sicherungen des Gesunden und Gefährdungen des Kranken

Mit einer täglichen *Überschußaufnahme von 10–20 g Kochsalz* (170–340 mval Na$^+$) und mehr, verhalten sich viele Gesunde so als hätten sie einen thermoregulatorischen Schweißverbrauch von vielen Litern, Durchfallverluste oder hohen renalen Mehrverbrauch zu decken. Da sie nicht immer dabei gesund bleiben, bildet sich beim Arzt die berechtigte Tendenz zur Mäßigung des Salzgenußes heraus. Diese „Verbot-Tendenz" verbindet sich mit der antiquierten Verbotsschablone bei gestörter Harnbildung zu einfachen aber falschen Parolen, welche den Kranken gerade dann treffen, wenn ihm von den oben genannten Bilanzangriffen lebensgefährlicher Mangel droht (vgl. Übersicht im Bilanzmodell, S. 66 ff.).

Die Möglichkeit, Na$^+$ vor der Ausscheidung im Harn nahezu vollständig zu bewahren (renale Konservierung von Na$^+$) ist eine der wirksamsten Sicherungen des Na$^+$-Haushalts. Sie ermöglicht es, wochenlang ohne Na$^+$-Aufnahme auszukommen, wenn kein extrarenaler Verbrauch oder Verlust vorliegt. Störungen der Konservierung bedeuten für den Kranken einen *latenten Sicherungsverlust*, der sich anläßlich einer extrarenalen Beanspruchung von Na^+ katastrophal auswirkt und einen *renalen Verbrauch*, dessen ungenügende Deckung zur Entnahme aus Bestand führt.

Der *thermoregulatorische Verbrauch von Wasser und Salz* ($H_2O > Na^+$), der bei fehlender Deckung einen vorwiegenden H_2O-Mangel auslöst, wird bei falscher „Deckung" durch H_2O allein zu einem Angriff auf den EZF-Bestand.

Die erstaunliche *Aufnahmekapazität des GIT* und die minimalen *Abgaben von Na^+ mit dem Stuhl* („Blindendigung") können sich beim Kranken in das Gegenteil verwandeln: Aufnahmesperre, brutale Verluste in das Lumen des GIT und wechselnde bis zu innerhalb von 3 Tagen tödliche Verluste *aus* dem GIT (Leck im System). Störungen der Verteilung der EZF können zu lebensbedrohendem Mangel an intravasaler EZF Anlaß geben, auch dann, wenn das gesamte EZF-Volumen normal oder vermehrt ist.

Der Ausfall des für Na^+ protektiven „mineralen" Wirkungsprinzips der NN-Kortikoide und die Aktivität natriuretischer Stoffe bedeutet grundlegende Störungen der inneren Ordnung (Homoestase und Na^+-Bestand).

Bilanzzeichen der Auslösung der Sicherung und der sekundären Leistungsbehinderung. Die generelle Bedeutung der falschen Verbrauchs- oder Verlustdeckung für die Auslösung von Na^+–H_2O-Mangel

Na^+ repräsentiert die effektive osmotische Sicherung des EZF-Volumens (Partnerschaft von Na^+–H_2O im isotonen Verhältnis). Wenn Na^+ und H_2O in isotonem Verhältnis zu Verlust gehen, ist die Aufnahme von H_2O *allein* „wertlos" und gefährlich (H_2O-Intoxikation). Wenn Na^+ und H_2O in relativ hypotonem Verhältnis als ungedeckter Verbrauch oder Verlust dem Bestand entnommen werden, besteht zunächst ein relativ größerer H_2O- als Na^+-Mangel (s. Kap. H_2O-Mangel). Dieser wird durch H_2O-Aufnahme allein in einem annähernd isotonen Mangel an Na^+–H_2O transformiert (soweit nicht ein Zuviel an H_2O zu H_2O-Intoxikation führt – s. Kap. H_2O-Überladung).

Die gesamte Tagesbilanz, die Schweißbildung, sehr viele intestinale Verluste und viele Anlässe zu renalem Na^+-Verbrauch liegen im Bereich eines hypotonen Verhältnisses von Na^+ und H_2O.

Die falsche Deckung eines Na^+- und H_2O-Bedarfs durch H_2O allein ist am Krankenbett häufig am Zustandekommen eines Na^+–H_2O-Mangels beteiligt[19]. Die Transformierung in isotonen Na^+–H_2O-Mangel wird im fol-

---

[19] Sie entspricht bis ins letzte Detail den Versuchsbedingungen, die zur Herstellung von Na^+–H_2O-Mangel gewählt wurden (Entnahme von Darmsekreten, Erzeugung von Schweißverbrauch und reichliche H_2O-Verabreichung).

genden nicht mehr eigens besprochen oder nur kurz unter der Bezeichnung „fehlerhafte Deckung durch H$_2$O allein" vorgemerkt.

Akute Gewichtsabnahme als Symptom einer Verminderung des Na$^+$-Bestands

„Wasserbilanzen sind voluminös und gewichtig". Nach diesem Prinzip wurde im Kap. H$_2$O-Mangel auf die hervorragende diagnostische Hilfeleistung hingewiesen, welche die Gewichtskontrolle liefern kann. Die Übertragung auf dieses Kapitel des Na$^+$–H$_2$O-Mangels stellt die Verbindung zu einer sehr geläufigen Benützung der Waage her, nämlich zur Kontrolle diuretischer Erfolge. Hier erfassen wir den Effekt eines Na$^+$-Entzuges mit Hilfe der Wägung des entsprechenden H$_2$O-Entzugs (über die Differenzierung im einzelnen, s. III . . .).

Jede annähernd isotone Bestandsminderung der EZF um rd. 140 mval Na$^+$ (entsprechend rd. 8 g NaCl) notiert mit einer akuten Verminderung des Körpergewichtes um etwa 1 kg. Von unschätzbarer Bedeutung ist dieses Bilanzsystem, wenn es bei und „trotz" reichlicher H$_2$O-Aufnahme oder gar bei reichlicher Diurese auftritt, weil es dann anzeigen kann, daß „wegen Na$^+$-Mangel an H$_2$O kein Interesse besteht" (vgl. das Symptom der „scheinbaren guten Diurese").

Wie bei der Entstehung von H$_2$O-Mangel, tut die Waage auch hier ihre Pflicht oder besser gesagt: sie täte es, wenn man sich ihrer unter Anwendung von Grundwissen über die Bilanzen des WElH öfter bedienen würde.

Verlangen nach Salz und Wasser. Gezieltes Verlangen nach Salz und Ablehnung von H$_2$O ohne Salz („Antidurst") als Warnungszeichen

Angesichts der profunden Fehlleitungen der instinktiven Speise- und Getränkewahl durch zivilisatorische Gewohnheiten muß man für profilierte Äußerungen des Kranken hellhörig sein: „Ich kann diese süßen Getränke nicht mehr trinken"; „ich möchte jetzt einmal etwas saueres" (womit oft gesalzen gemeint ist); „ich kann dieses fade bzw. schlapprig schmeckende Zeug nicht mehr essen"; „ich habe mein kategorisches Verlangen nach einem Salzhering befriedigt und es hat mir gut getan".

Als Ausdruck einer instinktiven sinnvollen Lenkung der Aufnahme kann man an Arbeitsstellen und beim Sportler die Bevorzugung von Suppe vor ungesalzenen Getränken feststellen.

Daß die genannten Sicherungen auch beim Gesunden nicht zuverlässig sind, zeigt die Auslösung einer H$_2$O-Intoxikation bei Schwerarbeitern (s. Kap. H$_2$O-Intoxikation, . . .).

Durst als Symptom eines akuten Volumenmangels

Die häufig zitierte Regel, daß Durst bei Na$^+$–H$_2$O-Mangel (im Gegensatz zu H$_2$O-Mangel) fehlt, wird bei akutem Volumenmangel, der infolge eines Verlustes von EZF auftritt, durchbrochen. „Gebt mir zu trinken“, verlangt der Kranke nicht nur nach akuten Blut- und Plasmaverlusten, sondern auch nach Verlusten an EFZ, welche das intravasale Volumen verkleinern.

Sekundäre Behinderung der Bedarfsdeckung an Salz und Wasser als Folge von Na^+–H_2O-Mangel

Na^+–H_2O-Mangel mäßigen Grades hindert den Kranken durch Geschmacksstörungen[20], Appetitlosigkeit und Antriebslosigkeit, relative H_2O-Überladung durch Nausea und Erbrechen an entsprechender „Selbstversorgung“. Im fortgeschrittenen Stadium und bei Na^+-Mangelazotämie ist er vollständig von der ärztlichen Erkennung des vorliegenden Mangels abhängig.

Fehlerhafte Lenkung der Na^+-Aufnahme (Salzaufnahme)

Nach unserer Erfahrung scheitert die korrekte Deckung von Na^+-Verbrauch und -Verlust besonders häufig an den folgenden Umständen:

a) Vernachlässigung der Bilanzlage und Verwerfung beweiskräftiger Bilanzzeichen, auch seitens der Harnbildung und des Körpergewichts.

b) Ausschließliche Verfolgung der Serumwerte anstelle der Verwendung der Bilanzvorgänge als unentbehrliche Grundlage für die Deutung ihrer Aussage.

c) Transformierung von $Na^+ < H_2O$-Verbrauch in Na^+–H_2O-Mangel durch einseitige Bevorzugung von Na^+-ärmster oder -freien sog. „Krankengetränken“ wie Teesorten, Wasser mit Fruchtgeschmack, Obstsäften usw. auch bei großem, deckungspflichtigen Na^+-Verbrauch oder -Verlust.

d) Fehlen eines adäquaten Elektrolytregimes zur Verbrauchsdeckung bei ungenügender renaler Na^+-Konservierung und zusätzliche Leistungsbehinderung der Nierenfunktion durch Na^+-Verbot bei Volumenmangelazotämie.

Saluretika – Fehlleitung.

Intestinale Aufnahmebehinderung und Verluste „Achillesferse des WElH“

Zwei wesentliche Faktoren für die Auslösung von lebensgefährlichem Volumenmangel sind:

a) **Art, Menge und Tempo (Menge/Zeit) des Verlustes.** Innerhalb von einigen Viertelstunden können mehrere Liter EZF in das Lumen des

---

[20] Klagen über einen „metallischen Geschmack im Mund“, auch „mir will das Rauchen nicht mehr schmecken“.

GIT sequestriert werden, wie uns bei Ileus die Flüssigkeitsspiegel im Darm vor Augen führen. Im Laufe von 3 Tagen können wie bei Cholera 7–8 l einer Flüssigkeit, die qualitativ der EZF nahesteht, aus dem Darm zu Verlust gehen. Es ist leicht verständlich, daß solche brutalen Entnahmen die gesamte Rückendeckung der EZF überrunden und zum Zusammenbruch des intravasalen Volumens und damit des Kreislaufs führen. Während kumulierende Verluste von größerem Gesamtausmaß bei einer zwar ungenügenden aber immerhin weiterlaufenden Aufnahme wesentlich länger tolerabel sind.

b) **Bedeutung der renalen Gefährdung (enterorenaler Bilanzausgleich).** Nach unserer Erfahrung ist die ungenügende renale Konservierung von Na$^+$ ein Wegbereiter für Mangelkatastrophen im Gefolge von zunächst relativ harmlos scheinenden interkurrenten intestinalen Störungen. Verständlich ist diese latente renale Gefährdung, wenn man die langsame Erschöpfung der Rückendeckung und die Bedeutung der renalen Sicherung bei extrarenalen Angriffen, nicht nur auf Na$^+$ sondern auch auf den SBH ins Auge faßt. Praktische Beispiele findet man im Bereich der Chirurgie des GIT, wo man – in kürzester Formulierung – den prognostischen Wert des Rest-N oder der Harnstoffkonzentration manchem früher höher gewerteten Kreislauftest vorzuziehen lernte (vgl. auch den Hergang eines Teils der Fälle von hepatorenalem Syndrom).

Azotämische Mangelkatastrophen bei intestinalen „Bagatellstörungen" im Alter

Nach dem geschilderten Prinzip der renalen Gefährdung und als Folge einer verringerten hämodynamischen Anpassung an Volumenmangel liegt hier eine typische und häufige Auslösungsart vor. Aus geringfügigsten Anlässen (z. B. nach dem Genuß eines schwer verträglichen Gerichts mit anschließendem Erbrechen und Durchfall und Verlustmengen von einigen hundert ml) kann es beim gefährdeten Greis über Nacht zu akuter Volumenmangeloligurie, Azotämie, Arrhythmie, RR-Abfall, ja sogar zur Darmparalyse kommen. Manche geriatrische Beobachtung von „Niereninsuffizienz" fällt unter diese Art der – durch Substitution – prompt behebbaren Auslösung einer sekundären Leistungsbehinderung insuffizienter Nieren.

Qualitative Unterschiede der intestinalen Na$^+$- und H$_2$O-Verluste

Erbrechen sauren Magensafts (Lackmusstreifen) kann über eine Säureverlustalkalose und K$^+$-Mangel den SB- und K$^+$-Haushalt mehr gefährden als den Na$^+$-Haushalt.

Erbrechen anaziden Magensafts bedeutet den Verlust hypotoner bis isotoner Na$^+$- und H$_2$O-Mengen.

Durchfälle vom Choleratyp zeigen den Verlust von Na^+ und H_2O in sehr verschiedener Konzentration an (stark hypoton, z. B. oft beim Kleinkind, bis zu nahezu isoton) und lösen je nach Beimengung von basenreichem Pancreassekret eine Basenverlustacidose aus.

Galle aus T-Rohr weist häufig eine $^1/_2$ isotone Na^+-Konzentration auf. Fistelflüssigkeit mit Absaugungen nähern sich oft einem isotonen Na^+-Gehalt.

Durchfälle vom Typ der Colitis können neben großen K^+-Mengen einen etwa $^1/_2$ isotonen Na^+-Gehalt haben.

Akute Sequestrierung von Sekreten in einen Totraum des GIT bedeutet meist den brutalen Verlust isotoner Na^+–H_2O-Mengen (neben kolloidaler Sicherung des Plasmavolumens und bei vordringlicher Abstellung der auslösenden Ursache).

Der beschränkte Aussagewert von Sekretionstabellen und Verlustlisten

Erbrochenes und durchfällige Stühle enthalten wechselnde Mengen verlorener Einnahmen und pathologischer Beimengungen. Der Elektrolytgehalt des Darmsekrets kann sich beim Kranken infolge der Grundkrankheiten und regulatorischen Störungen weit von der „Norm" entfernen. Schließlich liefern die Ausgangslage des WElH, seine Gefährdung und die jeweilige Aufnahme bzw. fehlerhafte Aufnahme entscheidende Beiträge zur faktischen Auswirkung der Übergriffe von Erkrankungen des GIT auf den WElH.

Ergebnis: „Es führt kein anderer Weg" zur einigermaßen korrekten Erfassung der Verluste als die quantitative Untersuchung unter Berücksichtigung verlorener Einnahmen. Ihre Ergänzung durch die quantitative Analyse der Harnbildung und die laufende Gewichtskontrolle ist selbstverständlich, wenn das Leben des Kranken von der Vermeidung einer unmittelbar drohenden Elektrolytkatastrophe abhängt.

„Kenntnisnahme" von den entscheidenden Bilanzvorgängen als Behelfslösung

Bei Berücksichtigung der Vorbehalte liefern die Kontoansätze für intestinale Verluste (s. S. 64) wertvolle Anhaltspunkte für die Taxierung und im Verein mit der laufenden Kontrolle der Einnahmen, der Harnbildung, des Körpergewichts und der Serumwerte (Na^+, K^+ und den SB-Status sowie Rest-N bzw. Harnstoffwert) wichtige Einblicke in die Situation des gefährdeten WElH. Auch die einfachste Art der „Kenntnisnahme" von der Bilanzlage kann schon großen Schaden verhüten oder rechtzeitig zur Einhaltung der nächsten Stufe der Kontrolle führen. Unter allen Umständen sollte es aber vermieden werden, daß sorgfältig abgedeckte Bettschüsseln, volle Gläser mit Fistelgalle und ganze Pakete von Verbandmaterial, das mit Darmsekret aus Darmfisteln vollgesaugt ist sowie viele andere Verluste „rasch verschwinden", ehe der Blick des Arztes darauf fallen konnte oder bevor wenigstens eine grobe Protokollierung erfolgte.

Zeichen von Seiten der Thermoregulation.
Das Symptom „der Kranke schwitzt"

Von einigen Ausnahmen[21] abgesehen, bedeutet *ungedeckter* Verbrauch von Schweiß ($^1/_3$ hypotone Kochsalzlösung mit etwa 3 g NaCl (50 mval Na$^+$/l) die Entnahme von relativ mehr H$_2$O als Na$^+$ und löst das Bild eines vorwiegenden H$_2$O-Mangels aus (s. H$_2$O-Mangel).

Die – häufige – falsche „Deckung" durch H$_2$O allein muß bilanzmäßig für die fehlenden Na$^+$-Mengen als Angriff auf den Bestand an EZF verbucht werden. Die gleichen Verhältnisse wie bei der experimentellen Auslösung von Na$^+$–H$_2$O-Mangel (s. S. 88) kann man am Krankenbett vorfinden, wenn H$_2$O allein (vgl. „Krankengetränke") gegeben, Salz verboten oder zu wenig Na$^+$ bei renaler Gefährdung und intestinalen Verlusten gegeben wird. Man kann dann durchschnittlich bei $^1/_3$ isotoner Schweißbildung damit rechnen, daß $^1/_3$ des gesamten Schweißverbrauchs als isotone Na$^+$–H$_2$O-Menge dem Bestand an EZF geraubt wird. Die Gewichtskontrolle meldet den Verlust. Die Kontotafel „Schweißbildung" liefert quantitative Unterlagen für die Taxierung.

Volumenmangelkatastrophen sind die – oft voraussehbare – Folge kumulierender Entnahmen bei ungünstiger Klimatisierung (Krankenbett und -raum) oder bei fiebernden Kranken.

Wärmeverabreichung als Zeichen eines Angriffs auf das
EZF-Volumen

Wenn hinreichend H$_2$O, aber zu wenig Na$^+$ aufgenommen wird, sind alle (!) Verordnungen von Wärme, vom Heizkissen bis zu Schwitzprozeduren, eindeutige Angriffe auf das EZF – und somit auf das Plasmavolumen.

Fatale Schadenskette

Latente renale Gefährdungen durch ungenügende Konservierung von Na$^+$-Salz-Verbot und (!) der Wunsch, die Nieren durch „Ableitung auf die Haut" zu entlasten – Schwitzprozeduren – Volumenmangelkatastrophen

---

[21] Bei Mucoviscidose liegt der Verbrauch von Na$^+$–H$_2$O in annähernd isotonem Verhältnis vor (Vorfelddiagnose durch Teststreifen der „Bactostrip", Zürich).

mit akuter Oligurie und Azotämie – anstelle der „Entlastung" wird damit den insuffizienten Nieren die erste Voraussetzung jeder Harnbildung, eine adäquate Blutbelieferung, entzogen.

Hitzekollaps oder Fieberkollaps

Ungedeckter Schweißverbrauch kann sich unmittelbar auf das intravasale EZF-Volumen auswirken, wenn das Tempo der Entnahme die Rückendeckung überrundet (beim Gesunden bis zu 3,5 l/Std möglich) und wenn die Ausgangslage eine Gefährdung darstellt (beim Kranken stellt der Wärmetransport zur Körperschale oft eine Überforderung der Kreislaufleistung dar).

Leistungebehinderung der Thermoregulation durch Volumenmangel

Die selten und sehr spät auftretende Behinderung des Wärmetransports zur Körperschale durch schweren Volumenmangel kann zu einem steilen rektalen Temperaturanstieg auf 41°–42° C bei kalten Extremitäten und kalter Haut führen.

Zeichen von Seiten der Harnbildung (Sicherung, Auslösung und sekundäre Leistungsbehinderung). Die Bewahrung von Na⁺ vor der Ausscheidung im Harn als Symptom von Knappheit und Mangel

Die renale Konservierung von Na^+ bei ungestörter[22] Harnbildung ist entweder das Warnungszeichen der Knappheit bzw. des Mangels an Na^+ oder ein Zeichen des Verhaltens der Nieren „als ob Mangel bestünde" (Einbeziehung der tubulären Mechanismen und der Regulation in die Mehrung von Ödembestand).

Wirkungsprinzip der Saluretica und mögliche Auslösung von Na⁺-H₂O-Mangel im intravasalen Bereich (Stammhaushalt)

Jeder Eingriff in die tubuläre oder hormonale Leistung der renalen Konservierung von Na^+ schließt die Möglichkeit einer – unerwünschten – Reduktion des intravasalen EZF-Volumens ein. Definitionsgemäß besteht eine mögliche renale Gefährdung des Na^+-Haushalts, deren Kenntnis uns vor der Auslösung von Störungen des WElH (vgl. auch K^+-Mangel) schützt, die sich ihrerseits als Störfaktor dieser entscheidenden Bereicherung der Therapie auswirkt (s. 4, Prophylaxe . . .).

---

[22] Eine vollständige excretorische Unfähigkeit der Nieren für Na^+ (mit Retentionsfolge) ist an den übrigen Zeichen der Harnbildung, vor allem dem globalen Versagen derselben erkennbar.

Harnbildung nach dem Modus der osmotischen Diurese als grundsätzliches Zeichen eines renalen Mehrverbrauchs von Na$^+$

Der Mehrverbrauch an H$_2$O als Lösungsraum ist bei osmotischer Diurese auch mit einem solchen an Na$^+$ verbunden.

Das einfachste Beispiel liefert die diabetische Polyurie, die bei ungenügender Na$^+$-Aufnahme, z. B. im Präkoma zu erheblichen EZF-Verlusten mit deutlichen Zeichen des Exsiccose und Volumenmangeloligurie führen kann. Bei dieser und anderen Auslösungsarten einer osmotischen Diurese durch Solutabeladung (s. Kap. H$_2$O/ . . .) handelt es sich oft um einen Mehrverbrauch von etwa 50 mval/l Harn (rd. 10% der Solutabeladung in mmol).

Beim Gefährdeten und bei induzierter Diurese Verbrauchsdeckung unerläßlich, die Na$^+$-Mengen zu bestimmen (vgl. Kontoblatt . . .).

Primäre Regulationsstörungen

Primäre Störungen der inneren Ordnung, z. B. der Ausfall des mineralen Wirkungsprinzips der NN-Kortikoide und die pathologische Aktivität eines natriuretischen Wirkstoffes, beziehen sekundär die Nierenfunktion in die Herstellung pathologischer Gleichgewichte oder die Auslösung von Mangelkatastrophen ein (NNR-Insuffizienz, Salzverlustsyndrom mit teilweise exzessivem Na$^+$-Verbrauch bzw. -Verlust, bei der Harnbildung).

Deckungspflichtiger Na$^+$-Verbrauch und Elektrolyt-Regime bei Niereninsuffizienz

Die kompensierende Polyurie (Modus der osmotischen Diurese des Restparenchyms) fordert häufig etwa 50–100 mval Na$^+$ (rd. 3–6 g Kochsalz je Tag) für die Harnbildung. Der Entzug dieser streng zu limitierenden Verbrauchsdeckung durch Salzverbot oder extrarenalen Verbrauch bzw. Verlust muß zur Entnahme von Na$^+$ aus dem Bestand führen. Über diesen renalen Na$^+$-Mangel kommt es nach Art einer fatalen Schadenskette zum Volumenmangel und damit zum sekundären Funktionsausfall der insuffizienten Nieren.

Die quantitative Schwankungsbreite des renalen Na$^+$-Verbrauchs, die gleichzeitig möglichen Störungen der SB-Abfertigung (Anazidogenese) und die gleichzeitige Berücksichtigung der verminderten renalen Exkretion von Na$^+$-Überschuß machen die klinische Bilanzierung des Elektrolytregimes zur Voraussetzung einer sinnvollen Steuerung des WElH, eine Forderung, die für das bilanzierte Diätregime des Diabetikers längst als selbstverständlich gilt.

Der renale Na$^+$-Verbrauch (oder wie man häufig von höherem, aber deckungsfähigen Verbrauch sagt: „Verlust") kann bei schwerer tubulärer Konservierungsinsuffizienz, z. B. bei polyurischer Phase nach akuter Oligurie bzw. Anurie oder bei der Entlastungsniere bei Mengen von 100–200 mval Na^+ oder darüber (entsprechend 6–12 g NaCl und mehr) liegen. Fehlende Deckung führt in diesem Fall rasch zu Mangelkatastrophen, die durch die einfache quantitative Analyse des Harns (nicht [!] des Plasmas) leicht zu verhüten sind.

Der Begriff der latenten renalen Gefährdung des Kranken

Angesichts der Tatsache, daß Kranke mit kompensierender Polyurie auch bei stabiler (kompensierender) Azotämie erstaunlich lang arbeitsfähig sein können, solange sie vor falschen Verbotsparolen und interkurrenten zusätzlichen Na^+-Verlusten bewahrt bleiben, ist es gerechtfertigt, von einer „latenten renalen Gefährdung" zu sprechen. Diese Bezeichnung soll nicht nur die Bedeutung eines adäquaten Regimes sondern auch die Gefahr akuter Mangelkatastrophen durch interkurrente Störungen verschiedenster Art vor Augen führen.

Akutes Nierenversagen „Nach – scheinbar – guter Diurese"

Aufgenommenes H_2O, das infolge von Na^+-Verlust keinen osmotischen Halt im EZF-Volumen hat, muß über die Nieren ausgeschieden werden. Die natürliche Folge einer ungenügenden Na^+-Aufnahme bei reichlicher H_2O-Aufnahme ist eine Steigerung des Harnvolumens bei *sinkendem* Körpergewicht. Wer nur auf das Harnvolumen achtet, kann diese Art der Harnbildung, die den drohenden Volumenmangel meldet, bei insuffizienten Nieren für ein „gutes" Zeichen halten. Man findet dann in Überweisungsberichten die Feststellung, daß „trotz anfänglich besonders guter Diurese innerhalb von wenigen Tagen eine akute Insuffizienz der Nieren auftrat." Vor dieser Fehldeutung soll die Bezeichnung „scheinbar gute Diurese" schützen (und dazu am Rande bemerkt: akutes Versagen ist bei insuffizienten Nieren stets auf eine „gewaltsame" Auslösung verdächtig).

Die „Volumenmangelniere" als Zeichen der akuten Leistungsbehinderung der Nierenfunktion durch Mangel an Na^+-H_2O

„Das stündliche Harnvolumen kann ein wertvoller Maßstab des effektiven Blutvolumens sein."

Im übergeordneten Sinn ist die akute Oligurie oder Anurie bei EZF-Mangel den Volumenmangelkatastrophen beim Schock (Mangel an Blut oder Plasma) zuzuordnen. Die leicht verständliche Harnkonzentration leistet einen wichtigen Beitrag zur Erschwerung des Kapillarkreislaufs (intravasal-Aggregation und Thrombose der Glomerulusschlingen). Die Volumensubstitution ist in diesem Fall sehr einfach, sie fordert Salz und Wasser. Die prompte Behebbarkeit beweist, daß eine sekundäre Leistungsbehinderung suffizienter oder insuffizienter Nieren und nicht eine „akute Insuffizienz" im Sinne einer ungenügenden Leistungsfähigkeit der Nieren vorliegt. Die Verwechslung mit einer solchen muß zum Verbot von Salz führen, welches das Schicksal des Kranken besiegelt.

Die akute Oligurie bei intravasalem EZF-Mangel ist die häufigste Manifestation der Na⁺-Mangelkatastrophen. (Cave: leicht übersehbares, „leises aber unheimliches Zeichen").

Die rasch ansteigende Azotämie ist eine natürliche Folge der Oligurie und wie diese durch Substitution behebbar. „Azotämie (Urämie im Sinne des Wortes) ist kein Fatum!"

Die Auslösung azotämisch-oligurischer Katastrophen durch unzweckmäßige Verordnungen und Verluste

Mangelhafte Informationen über das Prinzip der Na⁺- und H₂O-Haushalte und über die konträre Pathogenese der verschiedenen Arten von Oligurie und Anurie sind heute noch der Anlaß zur unbewußten Auslösung akuter Volumenmangelkatastrophen, wie uns die Einweisung solcher Kranken zur Dialysebehandlung zeigt. Unzweckmäßige Anwendung und Dosierung von Saluretica, Wärmeanwendung und Salzverbot bzw. ungenügende Deckung von Verbrauch und Verlust einschließlich des renalen (!) Verbrauchs entziehen den Nieren die Voraussetzungen der Harnbildung. Wenn die voraussagbaren Folgen eintreten, werden sie einer plötzlich aufgetretenen Leistungsunfähigkeit der Nieren zur Last gelegt. Die nötige Umwälzung antiquierter Vorstellungen ergibt sich aus Berichten, daß „trotz der bei Auftreten der akuten Niereninsuffizienz sofort verordneten strengen Nierendiät (d. h. Wasser- und Salzverbot) das Versagen der Nieren nicht mehr aufzuhalten war".

Leider trägt die morphologische Autopsie, die sich an vorhergegangenen oder sekundär aufgetretenen Parenchymveränderungen hält, nicht zur Korrektur der Diagnose bei (Pseudolegitimation der Todesursache).

3.2. Das Bild des Kranken mit störendem Na⁺-Mangel. Vorstellungen, welche die Erkennung von Na⁺-Mangel erleichtern

Keine andere Katastrophe des WElH kann mit so einfachen Mitteln verhütet und behoben werden, wie der Mangel an Na⁺ und H₂O („Salz und Wasser"). Die Umkehr dieses Prinzips „der offenen Tür" (für die Therapie) wird durch die Zugänglichkeit des EZF-Volumens für Übergriffe aller Schweregrade von Seiten der verschiedensten Grundkrankheiten repräsentiert.

Der sog. extracelluläre Raum ist ein Raumsystem, dessen intravasaler Anteil den kreislaufaktiven Bestandteil der EZF enthält. Die rechtzeitige

Aufspürung störenden Mangels ist an das „Denken in Volumen" gebunden, das heute auf dem Gebiet des Schocks wegen seines therapeutischen Wertes zur Selbstverständlichkeit wird. Wer den Volumenmangel (Hypovolämie, hier auch Hämokonzentration) als Elementargefährdung des Lebens kennt, wird seinen Blick auf alle Möglichkeiten seiner Manifestation als lokale oder allgemeine Kreislaufstörung beim Kranken richten. Mit jeder Aufdeckung einer hypovolämischen Entgleisung des Na+-Haushalts als auslösende Ursache oder Teilursache einer „Kreislaufstörung", eines „Kreislaufversagens" oder eines „akuten Nierenversagens" ist eine wirksame Therapie gefunden und der sichere Mißerfolg anderer Maßnahmen verständlich.

Die Zeichen des EZF-Mangels können im Bereich des Subcutis (Exsiccose) sehr eindrucksvoll, aber von geringerer vitaler Bedeutung sein. Sie können fehlen und es kann ein intravasaler Mangel neben Ödem bestehen. Eine Reihe möglicher Symptome von Na+-Mangel erinnert an das adyname Bild der NN-Insuffizienz und dürfte mit der Rolle zusammenhängen, die die Na+-Ionen im Rahmen der Regulation und Störung des Blutdrucks spielen.

Gezielte Befunderhebung

A. Zeichen der Austrocknung

a) **Das Bild der extrazellulären Exsiccose** bei Mangel an interstitieller Flüssigkeit.

Wenn Na+–H₂O-Mangel den interstitiellen Bereich der EZF betrifft, liefert er von Seiten der Subcutis, die einen erheblichen Anteil der gesamten EZF beherbergt, sichtbare und greifbare Zeichen, die eindrucksvoller sind als diejenigen eines ebenso großen aber auf den extracellulären und intracellulären Raum verteilten H₂O-Mangels. Man fühlt und sieht auf den ersten Blick den *Turgorverlust mit Stehenbleiben abgehobener Hautfalten* und die Schrumpfung des weitmaschigen, lockeren subcutanen Bindegewebes, die mit Fältelung der Cutis einhergeht. Großer Fettreichtum larviert diese Zeichen.

Wenn kein akuter Volumenmangel vorliegt, kann die Feuchtigkeit der Mundhöhle und der Zunge in deutlichem Kontrast zu diesem Austrocknungsbild stehen (vgl. „an H₂O besteht kein Interesse, solange der Na+-Mangel nicht behoben ist").

b) **Intravasaler EZF-Mangel ohne interstitielle Austrocknung oder mit Ödem.** Die ungleiche Verteilung von Mangel und Überladung im Bereich der verschiedenen Anteile der extracellulären Flüssigkeit darf diagnostisch nicht von der Möglichkeit eines störenden, d. h. im intravasalen Raum gelegenen Mangels ablenken.

Das klassische Bild des Kranken mit fortschreitender Lebercirrhose und großem Ascites ist ein Beispiel für das mögliche Zusammentreffen hochgradiger Austrocknung mit massivem Ödembestand. Der Kranke bietet am Oberkörper oder im Kopfbereich die Zeichen der Trockenheit, die zu dem Hydrops der Bauchhöhle und oft auch der unteren Extremitäten kontrastiert. Neben dem inflationistischen Bestandsüberschuß im Ödemgebiet (Ödemraum) kann es bei allen Arten von Ödemen auch zu dem Zustand von EZF-Mangel und Plasmavolumenmangel im Stammhaushalt kommen.

Cave: Verwechslung von Verteilungshyponatriämie (Plasmawert!!) mit wirklichem EZF-Mangel bei Ödemkranken.

c) Der Beitrag (!) eines akuten Volumenmangels zur rapiden Ausprägung einer Facies hippokratica (abdominalis). Die hier geschilderten Zeichen zeigen Notfallsituationen an, bei welchen der Volumenmangel eine Begleiterscheinung, aber nicht die auslösende Ursache ist. Im Gegenteil: Man muß sich davor hüten, über der momentanen Besserung des Zustands nach Substitution von Volumen die lebensbedrohende Auslösung zu übersehen. Man kann es erleben, daß ein Kranker im Ileus nach einer volumensubstituierenden Infusion erklärt: „Jetzt geht es mir so gut, daß ich nicht einsehe, warum ich operiert werden soll." Man sieht aus solchen Scheinerfolgen, daß der Volumenmangel eine wesentliche Rolle nicht nur für die subjektive, sondern auch für die hier dargestellte objektive Symptomatik spielt.

Akuter Volumenmangel durch Sequestrierung von EZF und Plasma in Toträumen des GIT, Hämokonzentration und Hypoämie können innerhalb von Minuten zur Ausprägung eines Bildes führen, zu dem eine orale Austrocknung gehört, die man sonst als Leitsymptom von H$_2$O-Mangel beobachtet.

Cyanose oder graue Cyanose, blasse Ohren, spitzwerdende Nase, beim Kind eingesunkene Fontanellen, tiefliegende, halonierte trockene Augen mit Weichheit des Bulbus, eingefallene Wange, trockene Mundhöhle und Zähne, verkleinerte Zunge mit Längsfaltenbildung, Speichelversiegen und heftiger Durst.

B. Manifestationen der hypervolämischen Kreislaufstörungen und Funktionsausfälle

a) **Fahndungsschema.** Gesucht ist ein intravasaler Mangel an EZF (Na$^+$–H$_2$O), der maßgebend an einer „Kreislaufstörung" oder einem akuten Kreislaufversagen beteiligt ist. Die Manifestationen des Volumenmangels jeglicher Genese (Blut, Plasma, EZF) werden durch das Fehlen eines adäquaten Strom-Zeitvolumens geprägt (vgl. die Symptome des Volumenmangels beim Schock). Bei brutalen Angriffen auf das EZF-Volumen kann man die volle Volumensymptomatik des Schocks einschließlich der kalten hypotonen Tachykardie, gelegentlich auch die Zentralisation des Kreislaufs vorfinden (dann im Rahmen der ebenso vordringlichen Soforttherapie des auslösenden Grundleidens).

Beim Na^+–H_2O-Mangel des Kranken wird das Bild häufig von der Ausgangslage, d. h. dem Bestehen von ernstlichen Gefährdungen in bestimmten Kreislaufbezirken (lokale Hypotonie, z. B. durch arteriosklerotische Gefäßerkrankungen) geprägt. So kommt es, daß wir z. B. hypertensive RR-Werte mit Volumenmangel verbunden sehen, wenn die relative Senkung des Blutdrucks bereits zu ischämischen Ausfällen Anlaß gab. Auch die besondere Häufigkeit der akuten azotämischen Oligurie beruht darauf, daß vorgeschädigte Nieren nicht nur in ihrer Funktion besonders leicht zu behindern sind, sondern auch durch ungenügende Na^+-Konservierung zur Auslösung von Mangel beitragen. Die differentialdiagnostische Einbeziehung eines Na^+–H_2O-Mangels ist wegen der Möglichkeit seiner prompten Korrektur von prinzipieller Bedeutung bei:

transitorischen oder länger dauernden hypotensiven oder relativ hypotensiven Kreislaufstörungen,
kreislaufbedingten Funktionsstörungen des ZNS,
koronaren Durchblutungsstörungen,
akuter Oligurie oder Anurie und
therapeutischen Mißerfolgen bei Kreislaufstörungen.

Wenn ein *substitutionsbedürftiger Na^+–H_2O-Mangel* die Ursache einer Kreislaufstörung ist, bestehen für die therapeutischen Bemühungen um die Beseitigung der Ausfallerscheinungen folgende Auswirkungsmöglichkeiten:

Wirkungslosigkeit der Glykoside, der Sympathomimetica und aller anderen kreislaufaktiven Medikationen. Anstelle einer abwertenden Kritik des Medikaments ist die Revision der Indikation ratsam, die auf den Gedanken führt, daß der Einsatz von fehlendem Volumen nicht zum Wirkungsprinzip dieser Mittel gehört (Gewinnung eines Warnungszeichens statt Resignation, Entdeckung oder Ausschluß von Na^+-Mangel).

Deletäre Wirkung bei vermeintlicher Indikation zur Forcierung von Maßnahmen, welche in Wirklichkeit zur Auslösung des Volumenmangels beigetragen haben, z. B. saluretische Mittel, Salzverbot, Wärmeanwendung. Solche Mißerfolge müssen als Warnungszeichen erster Ordnung zur Revision der Therapie betrachtet werden, weil sie dann immer noch reversibel sein können.

Prompter Erfolg bei Ersatz des Fehlenden, in diesem Fall von Na^+ (Salz) und Wasser.

Hypovolämische Ausfallerscheinungen von Seiten des ZNS.
Sie erstrecken sich vom orthostatischen Kollaps bis zum akuten tödlichen Funktionsausfall des ZNS durch Ischämie.

Praktische Beispiele:

Fatale Schadenskette: Hypertension und Schwindel – antihypertensive Therapie mit Salureticum – Hypovolämie durch Na$^+$-Mangel
– morgens beim Aufstehen orthostatischer Kollaps mit Hinstürzen,
– „da habe ich doch meinen „Schwindel" wieder,
– Steigerung der saluretischen Dosis (Cave: Selbststeuerung durch den Kranken und Überhören solcher Warnungszeichen).

Bei Kranken mit akut auftretender cerebraler Halbseitenlähmung, Sprachstörungen oder passageren Hemiparesen, die als „typische cerebrale Durchblutungsstörungen apoplektischer Art" eingewiesen wurden, konnten wir immer wieder einmal die Diagnose und das Vorliegen einer Gefäßerkrankung bestätigen, oder einen für die Therapie entscheidenden Beitrag zur Auslösung aufdecken, weil wir die gezielte Anamnese des Volumenmangels heranzogen. Sie erbrachte manchmal ein erstaunliches Sortiment neuester Saluretica (besonders auf Privatstation) oder andere Eingriffe in den Na$^+$-Haushalt, wie Schwitzprozeduren, intestinale Störungen und schematische Salzverbote auch bei renalem Na$^+$-Verbrauch.

Eine besondere akute Gefährdung liegt wegen mangelhafter hämodynamischer Anpassung im Greisenalter vor (vgl. den Tod an „Kreislaufversagen" bei febrilem Kollaps und ähnlichen „Versagenszuständen", die man durch zweistündliche Injektion von Kreislaufmitteln nicht abwenden kann). So kann es auch einmal zum plötzlichen „Herztod" beim Aufrichten im Bett kommen.

b) **Koronare Attacke bei Na$^+$- und Volumenmangel.** Transitorisches Auftreten eines Angina-pectoris-Syndroms kann bei gefährdeten Kranken durch hypotensiven Volumenmangel ausgelöst werden, wie uns der Erfolg bei Maßnahmen zeigt, welche die Angriffe auf den Na$^+$-Haushalt abstellen (bei selbstverständlicher Limitierung der Verbrauchs- bzw. Verlustdeckung).

c) **Akute Oligurie und symptomatische Azotämie bei Na$^+$-Mangel.** Die Auslösung und die Zeichen dieses „Na$^+$-Mangelsyndroms" wurden S. 106 ff. besprochen. Im Zusammenhang mit der Fahndung nach Manifestationen der hypovolämischen Kreislaufstörungen ist auf die Bedeutung einer gezielten Suche nach dem Symptom „akuter Oligurie", d. h. einer Harnbildung von < 20 oder < 10 ml/Std hinzuweisen. Für den Kranken, der nicht informiert ist, bedeutet es keine Belästigung, eher einen Wegfall mancher Unannehmlichkeiten und so hört man gelegentlich „ich dachte nicht daran, daß ich es melden sollte, daß ich seit ... so wenig Harn habe". Dabei kann es sich um Tage (!) handeln. Die Registrierung des Harnvolumens steht an vitaler Bedeutung bei *allen* (!) Gefährdungen des Blutvolumens nicht hinter der Pulszählung und Blutdruckmessung zurück; sie kann sogar Symptome aufdecken, die in engerer Abhängigkeit vom effektiven Strom-Zeitvolumen des Kreislaufs stehen.

d) **Muskelkrämpfe.** Schmerzhafte Wadenkrämpfe treten häufig nach akuten Verlusten aus dem GIT auf. Sie sind vieldeutige Zeichen, die in diesem Fall auf eine mögliche Förderung der gefürchteten Thrombose von tiefliegenden Wadenvenen durch Hämokonzentration bei bettlägerigen Kranken hinweisen können.

C. Zeichen eines allgemeinen Vitalitäts- und Kraftverlustes

Nach unseren Erfahrungen liegen hier weder typische Frühzeichen noch gesicherte Beziehungen zu einem Volumenmangel vor. Eher scheint es sich um den Ausfall bestimmter Ionenwirkungen von Na^+ im komplexen Wirkungsbereich der hormonalen Regulation zu handeln. Die genannten Symptome sind allerdings wertvolle Warnungszeichen für das mögliche Auftreten lebensbedrohender hypovolämischer Katastrophen, wenn sie bei – manchmal länger dauernden – Na^+-Verlusten in Erscheinung treten.

a) **Vitalitätsverlust.** Mit dem Aufenthalt in heißen Zonen, z. B. Tropen (Schweiß und ungenügende Na^+-Deckung) oft verbunden und von Ärzten treffend geschildert: ein bis zur Lethargie gehender Mangel an Interesse, an Antrieb, an Besorgnis, ein vor sich Hindösen (vgl. Leistungsbehinderung der korrekten Verbrauchsdeckung mit Salz, zusammen mit „kein Interesse an H_2O allein").

Viele Fehldeutungen sind möglich, z. B. als „Marasmus senilis".

Am Krankenbett: „Dieser Kranke tut nicht genug mit", und nach ärztlich veranlaßter Salzdeckung, der Kranke: „Jetzt lebe ich wieder auf". Manche Kranke bestätigen begeistert „die belebende Wirkung einer gesalzenen Fleischsuppe" (vgl. die Polemik zwischen LIEBIG und VOIT).

b) **Adynamie.** Der Kraftverlust ist demjenigen bei NN-Insuffizienz ähnlich. Es ist besser, dabei stets auch an K^+-Mangel zu denken.

c) **Na^+-Mangel mit Symptomen einer Nebennieren-Insuffizienz.** Offenbar ist nicht nur die Addison'sche Erkrankung mit der Gefahr eines störenden Na^+-Mangels (Krisen, welche sich über Hypovolämie lebensbedrohend auswirken) sondern umgekehrt auch Na^+-Mangel mit der Möglichkeit verbunden, das Bild des Addison einschließlich (!) der Pigmentanomalien zu phänokopieren (vgl. individuelle Ionenwirkung von Na^+).

D. Serumwerte bei Mangel an EZF (d. h. Na^+ und H_2O in annähernd isotonem Verhältnis)

a) **Hyponatriämie.** *Mangelhyponatriämie* (z. B. 120 mval/l, 100 mval/l (!) < 100 mval/l [!!]) tritt auf, wenn von den homoeostatischen Mechanismen „die osmotische Isotonie der Erhaltung des Volumens geopfert wird". Über diesen – nicht gleichmäßig voraussehbaren – Vorgang gibt der erniedrigte Wert mehr Auskunft als über den tatsächlichen Mangel an EZF, der auch bei normalem Serum-Na^+ im intravasalen Bereich von tödlichem Ausmaß sein kann.

Verteilungshyponatriämie (z. B. häufig 120 mval/l, auch darunter) darf nicht mit Na$^+$-Mangel identifiziert werden, da sie eine Situation anzeigt, die durch Geben von Na$^+$ fatal verschlechtert wird (s. K$^+$-Mangel).

Verdünnungshyponatriämie (z. B. < 110 mval/l, < 100 mval/l) ist die Folge einer H$_2$O-Überladung, bei welcher Na$^+$-Mangel bestehen kann (!).

Zusammenfassung:

Nur die Kenntnis der Bilanzlage liefert die Grundlagen der korrekten Deutung der Werte für Serum-Na$^+$. Diese bilden als Ergänzung zur bilanzmäßigen Leitung des Na$^+$-Haushalts wertvolle Beiträge.

Die sinnvolle (!) Anwendung des Flammenfotometers besteht in der Ausführung von Bilanzkontrollen, besonders im Harn, welche die Gewähr für die Deutung der Serumwerte liefert.

b) **Hämokonzentration.** Hämatokrit, auch Ery und Hb liefern bei EZF-Mangel nicht nur wertvolle, sondern auch praktisch leicht erfaßbare Zeichen, besonders bei akutem intravasalen Na$^+$–H$_2$O-Mangel und zur DD gegen Verteilungshyponatriämie. Mit azidotischem Volumenmangel oft verbunden: akute Leukocytose.

c) **Rest-N und U-Wert** sind einfache und sehr wichtige Zeichen, nicht nur für die Verfolgung der symptomatischen Azotämie bei Volumenmangel, sondern auch zur Aufdeckung einer möglichen latenten Gefährdung.

d) **SB-Status.** Wegen der häufigen Verflechtung von Na$^+$-Mangel mit Acidose, auch Alkalose, besteht bei schweren Gefährdungen der Bedarf an Einblicken, dem manchmal die Serumwerte für Cl$^-$, HCO$_3^-$, Genüge tun können.

e) **Volumetrie.** Unmittelbare Erfassung, derzeit noch beschränkt verfügbar.

3.3. Merkblatt der Prophylaxe

Es ist dasselbe Kochsalz, dessen Aufnahme die Erhaltung des intravasalen EZF-Volumens (Na$^+$–H$_2$O) und damit eines adäquaten Blutvolumens garantiert und dessen Unverträglichkeit zur Indikation von Verbot und Entzug führt.

Prophylaxe ist die Anwendung der Erfahrungen über die vielen Auslösungsmöglichkeiten von Na$^+$-Mangel. Die Realisierung der standardisierten und der gezielten Verbrauchsdeckung ist einfach, sei es durch Entnahme aus dem Salzgefäß, sei es mit Hilfe des Infusionsprogramms (Kap. V). Auszugsweise sind im folgenden einige prinzipielle Ratschläge für die Prophylaxe in der Reihenfolge des 2. Absatzes zusammengefaßt.

Das Ziel der Prophylaxe ist die Erhaltung des lebensnotwendigen Bestands an EZF, besonders seinem kreislaufaktiven Anteil im intravasalen Bereich (Plasmavolumen). Daß sich diese Prophylaxe bei einem – oft inflationistischen – Mehrbestand an Ödem nicht erübrigt, beruht auf der Tatsache, daß Ödeme nicht immer als „Rückendeckung" des intravasalen „Stammhaushalts" fungieren[23].

a) Von einer zweifachen Prophylaxe kann man sprechen, wenn die Regel lautet: „Wo Na^+ verbraucht oder verloren wurde, bedeutet H_2O allein die Gefahr, daß H_2O-Intoxikation auftritt, oder ein isotoner Na^+–H_2O-Mangel ausgelöst wird". Oft stellt gesalzene echte Fleischsuppe die beste Möglichkeit dar, für H_2O, Na^+ und K^+ zugleich zu sorgen.

b) Die Gewichtskontrolle kann uns bei Kenntnis des betreffenden Bilanzvorgangs durch die osmotische Partnerschaft zwischen Na^+ und H_2O zuverlässige Warnungszeichen liefern.

c) Es liegt eine gewisse Ironie in der Tatsache, daß wir bei dem einen Kranken den ungezügelten Appetit auf Kochsalz bremsen müssen und bei einem anderen Kranken, dessen Folgsamkeit anläßlich eines bilanzmäßig falschen Salzverbotes zu groß war, erst durch den prompten Erfolg einer limitierten Salzzulage beweisen müssen, daß unsere Rechnung stimmte.

d) Die Einführung des Flammenfotometers ändert nichts am Prinzip der Homoeostase, welches die Serumwerte davor schützt, jede (!) pathologische Bilanz und jede (!) Bestandsänderung prompt anzuzeigen. Sie erbrachte aber die Möglichkeit, beweiskräftige Zeichen im Harn und in Verlusten zu analysieren und dadurch die Voraussetzung für eine richtige Deutung der Serumwerte zu schaffen.

e) Wenn sich der Übergriff einer Grundkrankheit auf den Na^+-Haushalt über intestinale Angriffe vollzieht, lohnt sich die Aufgabe der Prophylaxe bei der Registrierung einer vorhandenen renalen Gefährdung des Kranken (enterorenaler Bilanzausgleich), die sich von therapeutischen Maßnahmen (Saluretica) bis zur Konservierungsinsuffizienz für Na^+ erstreckt. Bei solchen Fällen können Bagatellereignisse rapid zum Funktionsausfall der Nieren führen. Viele intestinale Verluste bedürfen neben der Sorge für Na^+ der Sorge für K^+, um zu verhüten, daß das Geben von Na^+ ein zweischneidiges Schwert wird. Die quantitative Erfassung schwerer Verluste ist durch die Taxierung nach Sekretionstabellen nicht zu ersetzen.

f) Die Gefährdung des Na^+-Haushalts durch einseitige Verbrauchsdeckung von Schweiß (H_2O allein statt Na^+ und H_2O) ist ein wesentlicher Bestandteil der alltäglichen Prophylaxe des Na^+–H_2O-Mangels. Beim Kranken können Verstöße gegen dieses Prinzip, zu denen auch die Meinung zählt, man könne die Nieren durch „Ableitung auf die Haut" entlasten, zum sekundären Funktionsausfall der Nieren infolge Volumenmangel führen.

---

[23] Bezüglich der Unverträglichkeit für Na^+ bei Verteilungshyponatriämie, s. Seite 113.

g) Dem Kranken die Funktion der Nieren zu erhalten, ist ein vordringliches Ziel der Verhütung von Na$^+$–H$_2$O-Mangel. Daß man dieses Ziel bei bestimmten Situationen mit Salzverbot und -entnahme erreicht, steht in vollem Einklang mit dem störenden Prinzip von Mangel und Überladung. Der Begriff der verhütbaren und behebbaren Leistungsbehinderung der Funktion suffizienter und insuffizienter Nieren durch Na$^+$–H$_2$O-Mangel (vgl. auch H$_2$O und K$^+$-Mangel) liefert profilierte Indikationen anstelle von schicksalsmäßiger Hinnahme eines „Versagens". Insuffiziente Nieren können unter adäquaten Leistungsbedingungen oft erstaunlich lang ihren entsprechend reduzierten Aufgaben genügen.

In diesem Sinne ist die Kenntnis der latenten renalen Gefährdung des Na$^+$-Haushalts bei ungenügender Na$^+$-Konservierung ein wichtiger Grundpfeiler der Prophylaxe bei interkurrenten Angriffen auf Na$^+$. Dasselbe gilt von der Sorge für ein Elektrolytregime der Niereninsuffizienz, das von Verbotsschablonen befreit, welche die tatsächliche Störung der Bilanzabfertigung außer acht lassen.

Für die Bilanzierung der Harnbildung liefert die Verfügung über ein Flammenfotometer eine einfache Möglichkeit des unmittelbaren Zugangs und die Voraussetzungen für die richtige Deutung der Serumwerte. Das Konto Na$^+$-Verbrauch für die Harnbildung zeigt, was es für den Bestand an EZF bedeuten kann, wenn die renale Konservierung von Na$^+$ bei suffizienten oder insuffizienten Nieren vermindert ist.

Die Prophylaxe unerwünschter Angriffe der diuretischen Therapie auf das Plasmavolumen beginnt bei der Beherrschung des Wirkungsprinzips und damit des Umgangs mit differenten Medikamenten, die „ins Ödem zielen und den Stammhaushalt treffen" können.

Die Beachtung der Reihenfolge beim kardialen Hydrops, zuerst die Glykosid- und dann die Diureticawirkung, zeigt uns die dominante Rolle des Grundleidens. Die Bedeutung der Vermeidung pausenloser und forcierter Angriffe zeigte uns ein Kranker mit kardialer Insuffizienz und mäßigen Ödemen, der mit akuter „Niereninsuffizienz" und Azotämie zur Dialyse eingeliefert wurde und in der vorangegangenen Woche täglich mindestens 3mal je ein Salureticum aus einer Serie von 5 (!) verschiedenartigen Präparaten erhalten hatte. Die Substitution des Na$^+$–H$_2$O-Mangels stellte prompt die Diurese und einen normalen Harnspiegel her.

4. Salzvergiftung, akute hypertone Na$^+$-Überladung

Die verschiedenen Arten von Na$^+$-Überladung. Die Bezeichnung „Na$^+$-Überladung" trifft auf verschiedenartige Störungen des WElH und Gefährdungen des Lebens zu. Die Unterteilung nach dem Hergang (Pathogenese), der lebensbedrohenden Auswirkung (Thanatogenese) und der jeweiligen Prophylaxe bzw. Therapie deckt sich gleichzeitig mit der Differenzierung der Phänomene, die man am Krankenbett vorfindet. Die entsprechenden Grundlagen sind im Kapitel II dargestellt. Zum Hergang s. vor allem Abbildung 13.

Definition und praktische Bedeutung

Die Bezeichnung Salzvergiftung wird für die lebensbedrohende Auswirkung einer akuten „brutalen"[24] Überladung mit Na^+ (und äquivalenten Anionen) auf das ZNS gebraucht. Die Kenntnis dieser seltenen Elektrolytkatastrophen ist von Bedeutung

a) wegen der Auslösungsmöglichkeiten im ärztlichen und pflegerischen Bereich und

b) weil die Maßnahmen zur Verhütung des tödlichen Ausgangs oder irreversibler Schädigungen des ZNS so rasch als möglich einsetzen müssen (vgl. Prophylaxe und Soforthilfe).

Nicht zum klinischen Bild der akuten (!) hyperosmolaren Na^+-Überladung gehören: kumulierende hypernatriämische Na^+-Überladungen, H_2O-Mangel und intracelluläre Na^+-Überladung bei Verteilungshyponatriämie.

4.1. Vergiftungsbild

a) Die schweren Funktionsstörungen und die irreversiblen Zerstörungen im Bereich des ZNS sind die Folge der akuten Herstellung eines großen osmolalen Konzentrationsgefälles an der Bluthirnliquorschranke (anfangs H_2O-Entzug, Aliquorrhoe und nachfolgende Diffusion von Na^+ in das Hirngewebe mit Ödembildung).

Nach möglichen Warnungszeichen, wie Durst, Erbrechen (bei oraler Aufnahme erwünscht, aber oft fehlend), Bauchkrämpfen, Durchfall, Dyspnoe, Unruhe, Benommenheit mit auffallender Überempfindlichkeit gegen Schmerzreize [!]: Komatöser Zustand mit schweren epileptischen Krampfepisoden[25].

Im Überlebensfall als Folge von Ödemnekrosen und -wucherungen: Fortbestehende Lähmungs- und Krampfsyndrome, beim Kind schwere Störungen der geistigen Leistung und Entwicklung.

b) Sekundäre Leistungsbehinderungen der Nieren: Akute Anurie (zugleich Wegfall jeglicher renaler Entstörungsmöglichkeiten).

c) Sekundäre Leistungsbehinderung der Thermoregulation: Hyperthermie, besonders beim Kind (vgl. Salzfieber).

---

[24] Von der Verwendung von Kochsalz für Selbstmord und Hinrichtung ist gelegentlich die Rede.

[25] Die Fahndung nach Salzvergiftung sollte bei unklaren Notfallbildern in den Bereich der DD einbezogen werden.

d) Serumwerte: Hochgradige obligatorische Hypernatriämie bis zu 200 mval/l. Im Liquor ebenfalls Na$^+$ erhöht, z. B. auf 160 mval/l. Blutiger Liquor kann gefunden werden (Einriß von Brückenvenen in der Phase des H$_2$O-Entzugs). Hochgradige Steigerung der Serumosmolalität.

Abgrenzung der akuten Salzvergiftung gegen das mögliche Auftreten von Hirnödem bei anderen Arten von Na$^+$–H$_2$O-Überladung

Die Emanzipation der intracraniellen Raumkomplexe bei Überladungen, die ein monströses Ausmaß besitzen, ist uns vom Krankenbett her geläufig. Wenn allgemeine Ödeme mit Hirnödem kombiniert sind, liegen örtliche Durchblutungs- und Permeabilitätsstörungen vor (vgl. akute Glomerulonephritis, Toxikosen). Im Falle der Salzvergiftung handelt es sich um die akute „gewaltsame" biochemische Auslösung einer Störung der Schrankenfunktion im ZNS.

Auslösung und Prophylaxe

Sowohl die orale als auch die parenterale Aufnahme oder Verabreichung können zur Salzvergiftung führen. Die maßgebenden Faktoren sind: Tempo (Menge/Zeit, Stoßaufnahme), Na$^+$-Menge und Verhältnis Na$^+$: H$_2$O (Na$^+$ > H$_2$O, relativ „trockene" Beladung) und Situation im WElH. (Gefährdung z. B. bei H$_2$O-Mangel oder bei excretorischer Niereninsuffizienz). Ganz erhebliche Überschreitungen der maximalen Toleranz lagen vor, wenn Säuglinge bei Verwechslung von Salz mit Zucker Tagesmengen von 25–30 g NaCl (!!) erhielten oder einem Kranken infolge eines nicht bemerkten Druckfehlers 400 ml einer 20%-NaCl-Lösung (!!) infundiert wurden.

Der Versuch, zu einer quantitativen Beurteilung der Toleranz bei nicht gestörtem Na$^+$-Haushalt zu gelangen, kann von der maximalen Toleranz von 250 mval Na$^+$/m^2 ausgehen[26] und diese für H$_2$O-arme Stoßaufnahme halbieren. Mit 125 mval Na$^+$ entsprechend 7 g NaCl/m^2 und etwa 200 mval Na$^+$ und 12 g NaCl/Erwachsener dürfte eine sehr vorsichtige Bewertung verbunden sein, die auch auf eine nicht ganz normale Ausgangslage beim Kranken Rücksicht nimmt.

Die Einschaltung von Vorsichtsmaßnahmen beim Umgang mit Elektrolytkonzentrationen, die z. B. bei 1molarer Konzentration 1000 mval Na$^+$ auf 1 Liter Wasser enthalten (rd. 60 g NaCl/l, Na > H$_2$O 6fach hyperton), ist eine begründete Maßnahme zur Unfallverhütung.

---

[26] Die noch höhere Toleranz für gemischte Fließbilanzen kommt hier nicht in Betracht.

Ein beachtliches, aber schwer erklärbares Factum ist die Toleranz des GIT für relativ trockene, abundante Salzaufnahmen, in die allerdings der darauffolgende Durst und seine Löschung vorweg „einkalkuliert" sind.

Gegen Salzwasser ist die Toleranz des GIT erheblich geringer. Schon physiologisch isotone Salzlösungen können Erbrechen auslösen. In der Toxikologie verwendet man das Trinken von 1 Glas warmen Wassers mit 3 Eßlöffeln Kochsalz (rd. 15–18 g/250 ml) als bewährtes Mittel zur raschen Entfernung vieler Gifte.

Die Prophylaxe einer akuten Salzvergiftung fordert:

a) weitere Maßnahmen im Falle des fehlenden Effekts,

b) entsprechende Reduktion im Kindesalter (Cave: fehlender Effekt, Sorge für Entfernung),

c) Unterlassung dieser Provokation von Erbrechen bei Säugling und Kleinkind (Toleranz wesentlich niedriger, Effekt unsicherer).

Gezielte Soforthilfe

Jede Entnahme von Na^+ und H_2O in isotonem oder hypotonem Verhältnis muß die Hypernatriämie und damit das gefährliche osmolare Konzentrationsgefälle an der Bluthirnschranke noch verstärken. Verglichen mit der Soforthilfe bei H_2O-Überladung arbeitet also die Zeit, d. h. der laufende Verbrauch von H_2O > Na^+ hier *gegen*, nicht für die Minderung der Gefahr. Mit der Fähigkeit der Nieren, Na^+ > H_2O auszuscheiden, ist wegen der Leistungsbehinderung durch die Situation nicht zu rechnen.

Es verbleibt keine andere Entzugsmöglichkeit als diejenige über die Dialyse, z. B. die Peritonealdialyse mit hypotoner Spüllösung.

Da sich die Schädigung des ZNS von der ersten Minute an im raschen Fortschreiten bis zum Tod oder zur Entwicklung von Nekrosen vollzieht, wird man als Soforthilfe vorsichtig eine Lösung geben, die osmotisch freiem H_2O entspricht (s. V, . . .).

Diese „symptomatische" Korrektur des osmolaren Konzentrationsgefälles transformiert die Na^+ > H_2O-Beladung in eine voluminösere Na^+–H_2O-Beladung, was eine unerwünschte Expansion zur Folge hat. Sie hat aber meist den Vorteil rascher greifbar zu sein als die Dialyse und die Gefahr bis zur Durchführung der Dialyse zu verkleinern.

Lebensbedrohende Auswirkung der Hypervolämie bei Na^+–H_2O-Überladung

Die Vermehrung des Blutvolumens durch Steigerung des intravasalen (I) EZF-Volumens stellt ein „Umkehrbild" der Hypovolämie bei EZF-

Mangel dar und ist bei „reinen" Beladungsfällen mit Hämodilution verbunden. Die elementare Gefährdung des Lebens spielt sich bei Hypervolämie im intrathorakalen Niederdruckbereich des Kreislaufs ab:

„Flüssigkeitslunge", Lungenödem und hämodynamische Überlastung des Herzens (akutes cor pulmonale) können in allen Schweregraden bei den verschiedensten Arten von Na^+- und H_2O-Überladung als Folgen einer Hypervolämie auftreten. Überforderung der Rückresorption durch massiven Austritt von EZF und Plasma aus den Alveolargefäßen.

Manifestationen am Krankenbett

Die bekannte und dramatische Symptomatik des fulminanten Lungenödems ist von der Erstickungsangst, dem auf Distanz hörbaren Rasseln in den Atemwegen und dem Austritt schaumiger, auch sanguinolenter Flüssigkeit aus Nase und Mund geprägt. Blasse, graue Cyanose, kalter Schweiß und Nachlassen der Herzleistung zeigen, daß das Leben durch hämodynamisches Versagen des Herzens und Erstickung bedroht ist (Thanatogenese).

Für die verhütbare Auslösung oder den verhütbaren Anteil, der auf Na^+–H_2O-Überladung trifft, ist die rechtzeitige Wahrnehmung von Warnungszeichen entscheidend. Mögliche Warnungszeichen der hypervolämischen Katastrophen sind: Cyanose in verschieden starker Ausprägung.

Tendenz zur Einnahme einer orthostatischen Lage (vgl. auch die sitzende Stellung Herzkranker im Bett zur Umverteilung des Ödems und zur Entlastung des intrathorakalen Raums).

Anfänglich Leiserwerden und Verschärfung des Atemgeräusches. Erste Zeichen von Rasselgeräuschen über den abhängigen Partien der Lunge.

Volle Venen, auch im Halsbereich und langsame Entleerung der Armvenen bei Hochhalten über das Thoraxniveau.

Verstärkung des 2. Pulmonaltons (!).

Für die Überwachung der Infusionstherapie bei gefährdeten Kranken: Ansteigen des Venendrucks (laufende Kontrolle, auch Volumetrie).

Ansteigen des Körpergewichts (Bettwaage).

Zeichen der Flüssigkeitslunge im Röntgenbild.

Sicherungen des Gesunden und Gefährdungen des Kranken
(vgl. Abb. 2)

Zu einer störenden und gefährdenden Expansion des kleinen intravasalen Volumens genügen bei Erwachsenen 1,5–2 l ez.-Flüssigkeit (+ 30% bis + 40%). Die fatale Auswirkung von überhetzten Infusionen ist angesichts der Überrundung der Distribution, besonders aber bei hämodynamischer Gefährdung des Kranken leicht zu verstehen[27].

Die Toleranz des intravasalen Volumens ist festzulegen, schwierig ist es aber, die Toleranz des Kranken, d. h. die Sicherung eines intravasalen Volumens gegen Beladung, die beim Gesunden überwiegend in das große interstitielle „Auffangbecken" verlagert wird, richtig einzuschätzen.

Der Gesunde vermag bis zu 6 l EZF-Überladung im flexiblen Bereich seiner interstitiellen makromolekularen Struktur ohne sichtbare Ödembildung – allerdings aber bei Vermehrung seines Plasmavolumens – unterzubringen, besser gesagt: verschwinden zu lassen.

Bei weiterer Beladung treten sichtbare Ödeme auf, deren Existenz man – von der vitalen Gefährdung der Hypovolämie aus gesehen – als Ausdruck der Sicherung des Blutvolumens ansprechen kann. Die „volumenpuffernde" Rolle des Interstitiums zeigt sich am Krankenbett besonders deutlich, wenn monströse Mengen von EZF ohne Hypervolämie toleriert werden.

Die einseitige quantitative Betrachtung der Auslösung von Lungenödem durch EZF-Überladung würde nicht weiterführen, weil sie die verschiedenen Entstehungsursachen anderer Art und damit die jeweiligen Gefährdungen des Kranken außer acht ließe.

Je größer die Gefährdung eines Kranken, z. B. bei entsprechenden Herz-, Gefäß- und Lungenerkrankungen, bei Intoxikationen (auch Urämiesyndrom!), bei Permeabilitätsstörungen (Glomerulonephritis, Gestosen) usw. ist, desto geringer ist seine Toleranz für eine zusätzliche EZF-Vermehrung, welche den hydrostatischen Druck in den Lungenkapillaren steigern kann. Eine Parallele zur möglichen Auslösung von Hirnödem – hier nicht im Sinne der akuten Salzvergiftung – ergibt sich aus der maßgeblichen Rolle einiger oben genannter Gefährdungen für die Schädigung der Hirnschrankenfunktion und damit der Einbeziehung des Hirnparenchyms in eine $Na^+–H_2O$-Überladung. Auch die elementare Gefährdung des Lebens durch Hirnödem gehört zu den möglichen lebensbedrohenden Auswirkungen jeder Art von $Na^+–H_2O$-Überladung.

Auslösung und Prophylaxe

a) Na^+-Unverträglichkeit als Indikation für Na^+-Verbot und -Entzug. Eine prophylaktische Konsequenz, die nicht die bilanzmäßige Vermeidung eines EZF-Überschusses betrifft, sei im Anschluß an die so eben genannten Gefährdungen vorweg genommen.

Die individuelle Ionenrolle, welche dem intracellulären Na^+ im Hergang hypertonischer Gefäßerkrankungen zufällt, kann einen wichtigen Beitrag

---

[27] Die mögliche Auslösung einer akuten Hypervolämie durch Überladung mit Albumin oder mit kolloidalen Ersatzmitteln entspricht ebenfalls dem Typ der „gewaltsamen Expansion".

zur Gefährdung des Kranken auch bei Na$^+$–H$_2$O-Überladung liefern (Hämodynamik, Permeabilität und Schrankenfunktion). An dieser Stelle treffen sich zusätzliche begründete Einschränkungen der Na$^+$-(Salz)-Aufnahme und der Nutzbarmachung saluretischer Wirkstoffe mit der von der EZF-Bilanz her indizierten Prophylaxe.

Die Bedeutung einer „Na$^+$-Unverträglichkeit als Indikation des „Nehmens" wird durch die bereits erwähnten zivilisatorischen Gewohnheiten der Aufnahme großer Überschußmengen von Salz unterstrichen. Bei hinreichender Kenntnis der Mangelgefahren ist eine schablonenhafte Handhabung leicht zu vermeiden.

b) Exkretorische Insuffizienz der Nieren und Auslösung von Na$^+$-H$_2$O-Überladung. Der Beitrag, den suffiziente Nieren zur Bestandsmehrung bei *Ödemkrankheiten* leisten, wird erst im nächsten Absatz behandelt. Durch diese im Prinzip der renalen Bilanzabfertigung des WElH entsprechende Unterteilung sind an dieser Stelle Überladungen mit Na$^+$–H$_2$O zu betrachten, die je nach Gefährdung des Kranken schon bei relativ geringen Gesamtmengen hypervolämische Katastrophen auslösen bzw. zu ihrer Auslösung beitragen können[28].

Die Indikation strikter Salzverbote im Sinne von F. VOLHARD und ihre lebensentscheidende Auswirkung bei akuter Glomerulonephritis und bei Eklampsie sind verständlich, wenn man die Situation der Salzunverträglichkeit (Hypertonie, Permeabilitätsstörungen, mögliche Ödementstehung über Nacht, Prädilektion zu Lungen- und Hirnödem) und die zusätzliche ungenügende excretorische Nierenleistung zugrundegelegt (vgl. Absatz a).

Bei Niereninsuffizienz, die einerseits mit ungenügender Konservierung (latente oder bis zum Typ der „salzverlierenden" Niere gehende Mangelgefährdung) und andererseits mit eingeschränkter Excretion als Überladungsgefahr (z. B. kompensierende Polyurie) einhergeht, ist – wie immer wieder hervorgehoben – die Limitierung und die zeitliche Verteilung der Aufnahme so wichtig, wie die Verbrauchsdeckung selbst. In diesem Fall leistet die sorgfältige Beobachtung der im 2. Absatz genannten Gefährdungszeichen und (!!) die laufende Gewichtskontrolle entscheidende Hilfe für die Überwachung des klinisch einzustellenden Elektrolytregimes. Die chronische Niereninsuffizienz gehört nicht zu den Krankheiten mit großen Ödemen, ist aber bei Na$^+$-H$_2$O-Überladung von Kreislauf- und Hirnkatastrophen sowie einer sekundären Leistungsbehinderung der insuffizienten Nieren bedroht. Die meist sehr kooperativen Kranken können bei entsprechender Belehrung manchmal die ersten Zeichen der Überdosierung melden.

---

[28] Bei vielen Kranken ist die Überladungstoleranz des gesamten EZF-Volumens nicht mehr größer als diejenige des intravasalen Raumes.

Das progrediente Versiegen der globalen Harnbildungsfähigkeit verwandelt das Problem der Verbrauchsdeckung und Limitierung in das Vorzeichen „Nehmen", d. h. Verbieten.

Akute Oligurie und Anurie sind Symptome, die der Klärung bedürfen, nicht aber schon vorher der Verordnung eines strikten Verbotsregimes für Na^+. Dieses ist indiziert, wenn keine Auslösung durch Na^+–H_2O-Mangel und keine andere sofort behebbare Ursache vorliegt. Verstöße gegen korrekte Kontraindikationen müssen eine Na^+–H_2O-Überladung mit Gefahr hypervolämischer Katastrophen (auch mit Hirnödem) zur Folge haben. Die Deckung etwaiger außergewöhnlicher Na^+–H_2O-Verluste muß den endogenen Anfall mit in Rechnung setzen.

Stoßbeladungen mit Na^+–H_2O oder $Na^+ > H_2O$ können die Funktion der Nieren behindern. Man sollte bei der Limitierung und Verteilung der parenteralen Na^+–H_2O-Verabreichung, besonders aber bei der Einstellung des oralen Regimes daran denken, daß die Na^+-Excretion eine zwar leistungsfähige, aber relativ langsame Funktion der Harnbildung ist.

Die Realisierung der indizierten Beschränkungen der Na^+-Aufnahme

Soweit die Verordnung einer Na^+-Aufnahme von täglich nicht mehr als 50 mval (rd. 3 g NaCl) oder von nicht mehr als 17 mval Na^+ (rd. 1 g NaCl) als salzarme bzw. streng salzarme Diät in Betracht kommt, hat die Realisierung (Information durch Tabellen, Kochrezepte) einen hohen Grad von Perfektion erreicht. Die allgemeine Versorgung, z. B. die Herstellung salzarmer Brotsorten und anderer Lebensmittel mit entsprechender Deklaration des Na^+-Gehalts läßt sehr zu wünschen übrig (vgl. auch Na^+-Schmuggel und Mineralwässer).

Die Gefahr, die mit der Perfektion und Vereinfachung des Verbotregimes verbunden ist, besteht in der Verallgemeinerung und in der Erhebung zu einer „Schablone", die zum Prinzip der Na^+-Bilanzen im krassen Widerspruch steht. Die Sorge für eine *adäquate* Verbrauchsdeckung, d. h. die klinische Einstellung der Kranken auf limitierte Deckung des tatsächlichen Verbrauchs befindet sich noch in den ersten Anfangsstadien (s. Na^+-Mangel durch falsche Anwendung einseitiger Verbote).

c) Falsche Verbrauchs- und Verlustdeckung als Auslösung einer Na^+- oder Na^+–H_2O-Überladung. Die ausführliche Darstellung der korrekten Bilanzierung in bezug auf das Verhältnis von Na^+ und H_2O erübrigt eine Wiederholung an dieser Stelle (s. z. B. Begriff des osmotisch freien Wassers, H_2O-Verbrauchsdeckung, $Na^+ : H_2O$-Quotient in Speisen und Getränken, Na^+-Gehalt von Infusionslösungen usw. in V, . . .).

Die Herstellung nicht nur einer isotonen sondern auch einer hypertonen Na$^+$ < H$_2$O-Beladung durch Außerachtlassen des laufenden H$_2$O-Verbrauchs ist rechnerisch leicht nachprüfbar (s. S. 96).

Zu der Gefahr von Volumenkatastrophen kommt im chirurgischen Bereich noch die Abwanderung des Überschusses in den Wundbereich mit möglicher lebensgefährlicher Auswirkung.

Es ist kein Wunder, wenn ein ödematöser Anastomoseverschluß nach Deckung des – hypotonen – Na$^+$ < H$_2$O-Verbrauchs mit „physiologischer Kochsalzlösung" auftritt. Der Hinweis scheint notwendig, solange noch isotone und isoione Na$^+$–H$_2$O-Lösungen als Mittel der Wahl für die Vermeidung (!) einer Störung der Homoeostase der EZF in Mengen von mehreren Litern je Tag ohne jede Rücksicht auf den Verbrauch empfohlen werden.

d) Der Beitrag der Bestimmung von Serum [Na$^+$] zur Prophylaxe einer Überladung. Der Kranke, der an fulminantem Lungenödem oder an Hirnödem infolge isotoner Na$^+$–H$_2$O-Überladung stirbt, ist nicht durch Hypernatriämie gefährdet, sondern durch intravasale Überladung. Hypernatriämie kann (!) Na$^+$ > H$_2$O-Beladung oder H$_2$O-Mangel bedeuten. Nur im Zusammenhang mit Einblicken in die Bilanz liefert der Serumnatriumwert wichtige Auskünfte.

Die mit jeder akuten Beladung einhergehende Hämodilution (↓ Ery, ↓ Hämatokrit, ↓ Protein) kann keine Auskunft über die Verteilung des Überschusses zwischen interstitiellem und intravasalem Raum geben. Wenn sie vorhanden ist und bei Kombination mit Hypernatriämie kann sie als wichtigstes humorales Zeichen gelten.

Zusammenfassung

Die Indikation „Nehmen", d. h. Verbieten oder Entziehen entspricht dem Prinzip des WElH, nach welchem Überfluß so gefährlich ist wie Mangel. Ihre Verbindung mit dem Prinzip des „Gebens" als Gesetz der Limitierung und der zeitlichen Anpassung der Aufnahme an die Toleranz ist die Konsequenz der dargestellten Folgen der Überladung.

4.2. Das Prinzip der gezielten Soforthilfe

Solange eine excretorische Kapazität der Nieren besteht oder zu mobilisieren ist, besteht die adäquate Entnahme von annähernd isotonen Na$^+$–H$_2$O-Mengen in der intravenösen Anwendung von rasch wirkenden saluretischen Mitteln, z. B. Lasix. Die effektvolle Prophylaxe des Zustands von paroxysmaler Dyspnoe und Asthma cardiale beim Kranken mit Herzinsuffizienz weist auf diesen Weg.

Wenn die renale Entfernung versagt, muß der Überschuß auf den Weg der extrakorporalen Dialyse, hier über den Weg einer Ultrafiltration, entfernt werden.

4.3. Verteilungsänderungen und Bestandsmehrung der EZF bei Ödemkrankheiten mit differenten Gefährdungen des WElH. Pathogenetische Differenzierung. (Grundlagendarstellung in II)

Nach der Häufigkeit ihres Vorkommens müßten die hier zu besprechenden Überladungen mit Abstand an erster Stelle stehen. Die Bezeichnung „Ödemkrankheiten" soll zum Ausdruck bringen, daß die Ödembildung den ersten Akt des Übergreifens der Grundkrankheit auf die Ordnung und Verteilung (!) des EZF-Bestands darstellt. Das Phänomen „Ödem" (Hydrops) als tropfbare, bewegliche und pathologische Flüssigkeitsphase im interstitiellen oder Höhlenbereich ist nicht an eine Bestandsmehrung gebunden, ja es kann bei „ödemfesten" Gesunden erst durch eine gewaltsame, 6 l EZF übersteigende Bestandsmehrung ausgelöst werden. Die Bestandsänderung ist für die häufig damit verbundene oder sekundär darauf folgende Bestandsmehrung von entscheidender Bedeutung. Wenn wir am Krankenbett sehen, wie sich große Ödeme „wie ein Faß ohne Boden" verhalten und zu einem Gestaltwandel des Kranken führen, wissen wir, daß immer die Grundkrankheit und ihr Übergreifen auf die Hämodynamik und den Stoffwechsel (kardialer Hydrops, nephrotisches Syndrom, Lebercirrhose, Hungerödem) für die räumliche Verteilung und die oft einseitige Bestandsmehrung neben Mangel (vgl. Lebercirrhose, Ascites und Austrocknungsbild) maßgebend ist (vgl. Abb. 15).

Die häufig so genannte renale „Retention" von Na^+ und H_2O ist bei den großen Ödemen in Wirklichkeit nicht Folge einer renalen Insuffizienz der Excretion, sondern Ausdruck eines physiologischen Verhaltens von Regulationsmechanismen (Niere und gesteigerte Aldosteronaktivität) unter abnormen Bedingungen (Folge der Grundkrankheit). Wenn die großen Ödeme die Auswirkung einer renalen excretorischen Insuffizienz für Na^+ und H_2O wären[29], gäbe es die eklatanten Erfolge der Blockierung der „Fehlleistung" durch Saluretica[30] nicht.

Die differenten Gefährdungen des WElH bei Ödemkrankheiten

Die monströse Na^+-H_2O-Überladung des Ödemkranken lenkt unseren Blick auf die positive Na^+-H_2O-Bilanz und damit auf eine (!) Begleit-

---

[29] Vgl. das Bild der globalen Niereninsuffizienz bis zum Versiegen der Harnbildung, das niemals mit großen Ödemen einhergeht.

[30] Die klassischen Vorläufer der saluret. Therapie waren Quecksilberderivate (!).

erscheinung oder Folge von Krankheitsauswirkungen, die weit über die Bestandsmehrung an EZF hinausgehen.

„Alle Grundkrankheiten, die mit großen Ödemen einhergehen, gefährden die Stabilität der Homoeostase des *gesamten* WElH".

Der „Ödemkranke" ist in allen Sparten des WElH und des SBH mit möglichem Mangel oder Überladungserscheinungen vertreten, wie eine kurze Übersicht zeigt:

a) **Na$^+$-Überladung** (als „Bestandsmehrung bei Ödemkrankheiten", aber auch als mögliche Elementargefährdung des Lebens durch Hypervolämie oder Hirnödem).

b) **Na$^+$-Mangel** (neben Ödem als Folge von Angriffen auf den Stammhaushalt).

c) **Verteilungshyponatriämie** (z. B. in fortgeschrittenem Stadium von Herzinsuffizienz).

d) **H$_2$O-Überladung** (als Folge einer überdosierten H$_2$O-Aufnahme bei Na$^+$-Verbot und besonders bei Verteilungshyponatriämie).

e) **H$_2$O-Mangel** (als Folge einseitigen H$_2$O-Verbots bei Salzaufnahme).

f) **K$^+$-Mangel** (als Begleiterscheinung [Wirkungsprinzip] saluretischer Maßnahmen).

g) **K$^+$-Überladung** (als berücksichtigungswerten Faktor beim antikaliuretischen Wirkungsprinzip saluretischer Mittel).

h) **Azidose** (als Begleiterscheinung [Wirkungsprinzip] saluretischer CAH-Blockierung).

i) **Alkalose** (als Begleiterscheinung von K$^+$-Mangel und möglichem Wirkungsprinzip bestimmter Saluretika, z. B. Hg-Derivate).

Die Erweiterung des Blickfelds auf die gefährdete Stabilität des WElH versetzt die Probleme der Na$^+$–H$_2$O-Überladung bei großen Ödemen an die gebührende Stelle eines Teilvorgangs, dessen Korrektur als symptomatische Therapie der ständigen Rücksichtnahme auf den *gesamten* WElH bedarf.

Nutzanwendung für die diuretische Therapie

Im Vordergrund der Reihe nach an erster Stelle, steht die Therapie der jeweiligen Grundkrankheit, weil ihre Erfolge zugleich das Problem der Ödementfernung lösen.

Sinnvoll kann die nebenhergehende Ausnutzung diuretischer Maßnahmen in schrittweisem Fortschreiten der krankheitsspezifischen Therapie sein, z. B. bei der hypervolämischen Gefährdung der Herzinsuffizienz. Man erspart dem insuffizienten Herzen die Belastungen und sekundären Schädigungen durch die nächtlichen dyspnoischen Attacken.

Das generelle Ziel aller diuretischen Maßnahmen ist „Nehmen", hier von Na$^+$ und H$_2$O aus dem Ödembestand. Der Weg des Entzugs über die

Nieren führt über den Stammhaushalt. Die Erreichung des gewünschten Ziels setzt voraus, daß der Volumenausgleich zwischen dem intravasalen Raum und dem „sequestrierten" Ödem im Sinne der Erhaltung des Plasmavolumens hinreichend funktioniert. Die Auslösung der Diurese muß die Pfeilrichtung vom Ödemraum zum intravasalen Bereich verstärken (s. Abb. 14c).

Wenn dies nicht der Fall ist, muß die Anwendung „roher Gewalt" dazu führen, daß man zwar in das Ödem zielt, aber in den Stammhaushalt, d. h. in diesem Fall ins Plasmavolumen trifft.

Die laufende Erfolgssteuerung (Harnvolumen und Körpergewicht) und die Beobachtung von Warnungszeichen (s. Na^+-Mangel) stützt den Kranken.

Das Prinzip der Blockierung der renalen Konservierung von Na^+ und H_2O vermindert diese Sicherung gegen Mangel. Daraus folgt, daß man das Zusammentreffen mit anderweitigen Verbrauchssteigerungen oder Verlusten vermeiden soll (vgl. Prinzip der latenten Gefährdung im Kap. Na^+-Mangel).

Die saluretische Therapie ist kein Freibrief für unkontrollierte Na^+-(Salz)-Aufnahme (verwildertes Regime). Sie soll aber auch nicht prinzipiell mit streng salzarmer Ernährung kombiniert werden. Ein Regime, das zwischen 3–6 g NaCl je Tag liegt, erweist sich oft sowohl als unbeschwerlich durchführbar als auch als genügende Restriktion, um noch negative Bilanzen herzustellen.

Geduld und Einschaltung von Pausen sind die zwei Grundfesten der Therapie, solange es um einigermaßen zugängliche Ödeme geht. Die Pausen (z. B. 1 Tag zwischen 2 diuretischen Tagen [K^+-Substitution s. K^+-Mangel]) dienen der „Erholung" der Homoeostase des WEl-Bestands. Die Ausnutzung des antikaliuretischen Prinzips der Aldosteronantagonisten (Aldosteron A®) ist indiziert, wenn der K^+-Haushalt von vornherein gefährdet ist (Lebercirrhose) oder wenn ein sekundärer Aldosteronismus den saluretischen Erfolg beeinträchtigt (s. Na^+/K^+-Quotient im Abschnitt K^+-Mangel).

Wenn die diuretische Therapie in der Praxis Schwierigkeiten macht, liegen harmlose oder sehr bedrohliche Situationen vor. Da der Versuch der Überwindung harmloser, aber nicht aufgeklärter Hemmungen durch forcierte Maßnahmen ebenfalls zur Schaffung bedrohlicher Störungen führen muß, ist die rechtzeitige Einstellung des Kranken mit der klinischen Ausrüstung der bilanzierten Erfolgskontrolle immer so früh als möglich indiziert. Die entsprechenden Hinweise auf die multiplen Gefährdungen des WElH infolge des allgemeinen Stabilitätsverlustes der Homoeostase in den verschiedenen Kapiteln des Buches zeigen, daß sich „Blindtherapie" mit dem Prinzip des WElH nicht verträgt.

5. Kaliummangel (K⁺-Mangel)

Therapeutische Definition

Komplexe und verschiedenartige, oft lebensbedrohende Situation, die durch Verabreichung von K⁺ (Geben von K⁺-Verbindung) behoben oder verhütet werden kann. Störender K⁺-Mangel ist in der Regel nicht nur mit Hypokaliämie, sondern auch mit verschiedenen anderen Konstellationen im WElH und SBH verbunden. Störender K⁺-Mangel ist nicht identisch mit Bestandsminderung.

Synonyma: Die Erscheinungsbilder des störenden K⁺-Mangels können „K⁺-Mangelsyndrom" genannt werden. „Hypokaliämie" ist eine pars pro toto-Bezeichnung, welche anstelle der komplexen Situation die Konzentration von K⁺ im extracellulären Bereich in eine prominente Rolle versetzt.

Pathogenese

Die wichtigsten Faktoren, die einzeln oder kombiniert am Zustandekommen störenden Mangels beteiligt sein können, sind:

a) Entnahme von ungedecktem Verbrauch oder Verlust bis zur Auslösung störenden Mangels.

b) Vergrößerung der intracellulären K⁺-Kapazität und Erschöpfung der Rückendeckung für extracelluläres K⁺ nach vorhergehendem Stabilitätsverlust des Bestands und bei ungenügender K⁺-Aufnahme.

c) Verteilungsstörungen zwischen extracellulärem und intracellulärem K⁺ ohne und mit Bilanzstörungen, oft kombiniert mit anderen Störungen des WElH und des SBH oder als Folge von Regulationsstörungen.

Thanatogenetische Bedeutung. Tödlicher Konflikt mit neuromuskulären Funktionen der Atemzug, des Herzens, des Gastrointestinal-Trakts sowie schwerer Funktionsstörungen des ZNS und der Nieren.

5.1. Bilanzzeichen zur Diagnose und Prophylaxe des K⁺-Mangels. Sicherungen des Gesunden und Gefährdungen des Kranken

Die Deckung des laufenden K⁺-Verbrauchs ist beim Gesunden durch das weitverbreitete Vorkommen von K⁺ in Lebensmitteln und – wahrscheinlich – durch unbewußte Nahrungsauswahl gesichert. Krankheitsauswirkungen und fehlerhafte Aufnahmelenkung können sie beim Kranken annullieren (s. auch Abb. 21 u. Tab. 6).

Der K⁺-Verbrauch für die Harnbildung ist nicht, wie der Na⁺-Verbrauch beim Gesunden obligatorisch auf Spuren reduzierbar; im Zusammenhang mit Krankheiten und Medikamenten kann er wesentlich erhöht sein.

Funktionsstörungen des GIT und therapeutische Maßnahmen können K^+-Verluste auslösen.

Die Verteilung und die Menge des K^+-Bestands sind beim Gesunden in Verflechtung mit dem H_2O, Na^+ und SBH sowie dem Zellstoffwechsel gesichert. Jede dieser Sicherungen einschließlich der hormonalen Regulation des Bestands und der Bilanz liefert Angriffspunkte für Störungen, die mit und ohne Bilanzänderung einhergehen können.

Für die häufigsten und der Prophylaxe, besonders in der Praxis, einfachst zugänglichen Mangelentgleisungen des K^+-Haushalts gibt es eine Fülle von diagnostischen Indizienbeweisen von seiten der Bilanzen, auch solcher, die K^+ nur unmittelbar betreffen.

Quantitative Teil-Bilanzierung ist im klinischen Bereich eine Voraussetzung der gezielten Prophylaxe und Therapie. Bei reinen Verteilungsstörungen ist die Symptomatik des Mangels von entscheidender Bedeutung. Die Tatsache, daß die Serumkaliumwerte zur endgültigen Bestätigung von Verdachtsdiagnosen zur Verfügung stehen, sollte nicht dazu führen, den störenden, d. h. für den Kranken und den Verlauf bzw. die Therapie seiner Grundkrankheit gefährlichen K^+-Mangel unter Vernachlässigung der Bilanzzeichen „auf sich zukommen zu lassen".

Bilanzzeichen der Sicherung, der Auslösung und der sekundären Leistungsbehinderung

Die – selbstverständliche – Voraussetzung des Gebens von K^+, nämlich die Existenz einer genügenden renalen Excretionsmöglichkeit zur Sicherung gegen K^+-Überladung, wird in diesem Satz nicht jedesmal wiederholt.

A. Zeichen von seiten der Nahrungswahl und der Lenkung der K^+-Aufnahme

„K^+ wird nach der Speisekarte gewählt".

a) **Gezieltes Verlangen nach K^+ „als unbewußte" Sicherung der Aufnahme.** Nach unseren Erfahrungen im Alltag und am Krankenbett kann es sich manchmal lohnen, für das Symptom eines plötzlichen intensiven Verlangens nach K^+-reichen Lebensmitteln hellhörig zu sein (z. B. Schokolade, Kakao, Aprikosen, Pflaumen, Linsen, auch die Bevorzugung von Kartoffeln vor Teigwaren[31]). Jedes wünschenswert proportionierte Ernährungsregime enthält für die Verbrauchsdeckung genug K^+. Entscheidende Beiträge zur Mangelauslösung werden aber durch einseitige und abartige Ernährungsweise, besonders in Kombination mit Gefährdungen des K^+-Haushalts geliefert.

---

[31] Vgl. Martin: Wunschkost, vgl. manchmal auffallende Verbesserung der Toleranz für K^+-Verbindung bei K^+-Mangel.

b) **K+-benachteiligende Faktoren** sind bezüglich der Lebensmittel: Geringer K+-Gehalt, ungünstiger Energiequotient, d. h. geringere K+-Menge pro kcal und hoher Na+-Gehalt im Vergleich zum K+-Gehalt (s. physiologische Rivalität zwischen K+ und Na+).

Benachteiligung von K+ durch einseitige Nahrungswahl kann man durch eine gezielte Bilanzanamnese nicht selten bei alleinstehenden und berufstätigen Selbstversorgern mit „Kurzküche" herausfinden.

Relativ billige Varianten einer K+-armen und Na+-reichen Ernährung liegen bei Verlegung auf viel Fett, Zucker (raffin.), weißes Mehl, billige Wurst (nicht Blutwurst) und Suppenwürze vom Na+-Typ vor.

Teuere Varianten einer K+-armen und Na+-reichen Ernährung werden durch Konditoreiwaren, Sahne, Butter, Fettkäse und Delikatessen repräsentiert.

c) **Fatale Leistungsbehinderung der K+-Aufnahme durch störenden K+-Mangel.** Kraftverlust bis Lähmung als Folge eines bestehenden K+-Mangels – „ich bin zu schwach, so viel Obst, Gemüse und Kartoffel einzukaufen", „ich schaffe es nicht in der Küche", „ich lebe ganz von ..." (folgt Aufzählung der genannten Varianten). Auch Geschmacksstörungen infolge K+-Mangel können einseitige Ernährung zur Folge haben.

d) **Fehlende und fehlerhafte Lenkung der K+-Aufnahme.** Zu dieser Gruppe zählen:

„An K+ nicht gedacht" (ungedeckter Verbrauch, Verlust und Ansatzbedarf). „Für Na+ sogar reichlich gesorgt, für K+ aber nicht (einseitige Deckung von interfinalen K+- und Na+-Verlusten, routinemäßige Verabreichung von K+-armen oder -freien Kochsalzlösungen, Dauermedikationen, die mit großen Na+-Mengen verbunden sind, z. B. Na-PAS)[32].

Aggresive Auswirkung größerer Na+-Gaben im Gefolge der Verwechslung einer Verteilungshyponatriämie mit Na+-Mangel (s. D).

Expansion des EZF-Volumens durch Na+-haltige Infusionen und akute alkalogene Auswirkung von $NaHCO_3$-Infusionen.

B. Intestinale Aufnahmebehinderung und Verluste

a) **Verbrauchsdeckung bei intestinaler Aufnahmebehinderung (Nahrungskarenz).** Bei der kurzfristigen „Schaltung auf Existenzminimum" fallen etwas 24 mval Destruktions-K+ zusammen mit dem Verlust von etwa 50 g E an. Es empfiehlt sich aber nicht, bei länger dauernden oder stärkeren Destruktionsbilanzen mit dieser Art von endogener K+-Verbrauchsdeckung zu rechnen. Wie bei H_2O kann auch das Fehlen von disponiblem K+ weitere unerwünschte Bestandsminderungen verursachen.

b) **Die häufige Schadenskette „Laxantienkonsum" mit der sekundären intestinalen Leistungsbehinderung.** Es dürfte keine einfachere

---

[32] Na-PAS: Mol-Gewicht 211,2 = ~ 190 mval Na+ = 4,37 g Na+.
1 Liter 4% Lösung = 828 mg Na.

Aufklärungsmöglichkeit für manches „diagnostisch rätselhafte" Schwäche- oder Lähmungsbild geben als die anamnestische Umrechnung der in den letzten Jahren eingenommenen laxativen Tagesdosen auf 4–5stellige Zahlen.

Zuerst war es die Obstipation und dann die unter dem K^+-Mangel und seiner die Peristaltik herabsetzenden Wirkung zunehmende Hartnäckigkeit derselben, die zur Dosissteigerung und K^+-Mangelverstärkung führte (vgl. K^+-Mangelileus). Als Zweitkette kann die Vernachlässigung der Zubereitung K^+-reicher Speisen hinzutreten.

Beim Kind ist es manchmal ein übertriebener mütterlicher „Reinigungseifer", der auf dem Weg über Klysmen zum Entzug und Mangel von K^+ führt.

c) **Die Schadenskette des „gastrischen K^+-Mangels".** Nicht übersehbare Bilanzzeichen: Erbrechen von saurem Mageninhalt (Lackmusprobe, mögliche quantitative Erfassung des Verlustes von K^+ (Na^+ und HCl).

Voraussehbare Schadenskette: Fehlende Aufnahme und Verlust von K^+, HCl-Mangelalkalose als fördernder Faktor für störenden K^+-Mangel, typisches „Elektrolyt-Risiko" der Chirurgie, Eingriffe, die *vor* der Behebung der K^+-Mangelalkalose vorgenommen werden (bzw. werden müssen) können bei weiterer K^+-Karenz und reaktiver Aldosteronaktivität, sowie bei Auslösung oder Auftreten einer gesteigerten iz. K^+-Aufnahme – oft um den 5. postoperativen Tag – durch das akute Auftreten eines K^+-Mangelileus in ihrem Erfolg gefährdet werden (cave: Relaparotomie bei übersehenem K^+-Mangel).

d) **Gruppen von K^+-Verlusten aus dem Darm.** Leitsatz: Da sich der geschädigte GIT nicht an die „Vorschriften" der Sekretionskataloge hält, ist bei gefährdeten Kranken die quantitative Messung der verlorenen Menge (abzüglich verlorener Einnahmen) eine selbstverständliche Voraussetzung jeder verantwortlichen Verlustdeckung. Gastroenteritis vom Choleratyp kann mit sehr erheblichen, die Na^+-Verluste übertreffenden K^+-Verlusten einhergehen.

Regelmäßig sind besondere K^+-Verluste zu erwarten, wenn der Typ des Durchfalls aus peripheren Darmabschnitten vorliegt (voluminöse, weniger wäßrige Stühle, z. B. bei Kolitis).

Gallefisteln (T-Drain), Absaugen und Ureterostomie entnehmen K^+ aus dem Darm und bedürfen der quantitativen Kontrolle im klinischen Bereich.

C. Zeichen von seiten der Harnbildung

Die physiologische Monopolstellung der Niere für die Abgabe von K^+ an die Umwelt erleichtert bei Fehlen extrarenaler Verluste die analytische Bilanzierung (Flammenfotometer), stellt aber an die richtige Deutung des

Kausalzusammenhangs gewisse Anforderungen. Zusätzliche Einblicke in die jeweilige Situation des K⁺-Haushalts sind im Abschnitt D beschrieben.

Äußere Zeichen der Harnbildung liefern oft wertvolle Hinweise auf den Bedarf genauer Kontrollen.

a) **Oligurie als Warnungszeichen: cave: K⁺-Überladung.** Ein Tagesvolumen von $< 1\,l/24$ Std bedeutet eine prinzipielle *Kontraindikation* (!) gegen das Geben von K⁺, auch gegen die Ausführung des K⁺-Mangeltests, weil dem Kranken die renale Sicherung gegen K⁺-Intoxikation fehlen kann (vgl. K ↑).

Es gibt seltene Formen von polyurischer Niereninsuffizienz mit ungenügender K⁺-Excretion und Hyperkaliämie.

b) **Polyurie als Zeichen eines möglichen renalen Mehrverbrauchs an K⁺.** Soweit eine Polyurie durch verminderte Konservierung von H_2O, auch Na⁺ ausgelöst ist, sollte sie auch als Verdachtszeichen für einen erhöhten renalen Verbrauch an K⁺ gelten.

c) **< 25 mval K⁺/24 Std. im Harn als mögliches Zeichen von Mangel.** Nach (!) Ausschluß einer ungenügenden renalen Exkretion (Retention, Zeichen pathologischer Harnbildung), meist Oligurie (Überladungsgefahr), bedeutet die renale Konservierung von K⁺ ein Warnungszeichen für knappen Bilanzfall oder Mangel.

Dieser Modus der Sicherung (Entstörungssymptom) führt selten zu einer Reduktion der Tagesmenge unter 15 mval, ja sogar auf wenige mval K⁺/Tag.

d) **Der K⁺-Mangeltest,** z. B. in der oralen (!) Durchführung nach M. SCHWAB und K. KÜHNS prüft die renale Konservierung anläßlich einer großen Beladung mit 150 mval K⁺ in Form von Diukal-T.®. Bei Beachtung etwa vorliegender Kontraindikationen (ungenügende renale Excretion) ist mit dem positiven Ausfall (Excretion von < 120 mval K⁺/24 Std) gleichzeitig der Nachweis eines substitutionsfähigen Mangels und eine Lieferung von K⁺ verbunden.

e) **Der renale K⁺-Verbrauch für die Harnbildung.** Definitionsgemäß wird als „Verbrauch" bezeichnet, was nicht aus Aufnahmeüberschuß oder Destruktion anfällt und demgemäß bei ungenügender oder fehlender Deckung aus Aufnahme dem Bestand entnommen wird (Deckungspflicht, sonst Auslösung von Mangel). Die Festlegung eines obligatorischen Minimalverbrauchs auf 15 mval K⁺/24 Std bedarf des Vorbehalts, daß man angesichts der verschiedenen physiologischen Varianten der Harnbildung sicherer fährt, wenn man etwa 25 mval K⁺/Tag für die Harnbildung disponibel hält.

f) **Zeichen der verminderten renalen Konservierung von K⁺ als Symptom einer möglichen Auslösung von Mangel.** *Saluretika.* Das Wirkungsprinzip aller Saluretica, mit Ausnahme der „antikaliuretischen" Wirkstoffe (z. B. Aldosteronantagonisten), schließt eine verminderte renale

Konservierung von K^+ ein, besonders dann, wenn die Anwendung kontinuierlich oder forciert durchgeführt wird und die Stabilität des K^+-Haushalts der Kranken gefährdet ist. An die Stelle eines Indizienbeweises sollte bei gefährdeten Kranken die quantitative Bestimmung der Harnbildung treten.

K^+-Vergeudung bei Stoßbeladung. Der renale Sicherungsmechanismus der raschen K^+-Diurese nach größeren Beladungen (Schutz gegen Überladung) muß sich als Vergeudung therapeutischer K^+-Aufnahmen auswirken, wenn die „Verteilungsregel" nicht beachtet wird.

„Das Mitgeben" von K^+ zum Salureticum führt ebenfalls zur renalen „Vergeudung" im Zuge des diuretischen Effekts.

Ungenügende K^+-Konservierung bei Solutabeladungen und osmotische Diurese suffizienter Nieren. Im Vergleich zu der regelmäßigen Beanspruchung von Na^+ für die im Kapitel H_2O genannten Auslösungsarten einschließlich der induzierten osmotischen Diurese ist der entsprechende Mehrverbrauch von K^+ oft geringer. Nur die quantitative Bestimmung kann bei großen Harn-Tagesmengen ungedeckt aggressive renale K^+-Verluste verhüten.

Die Harnbildung nach dem Modus der Wasserdiurese kann ebenfalls mit renalem K^+-Mehrversuch einhergehen.

Alkalose wirkt sich auf die tubulären Mechanismen als verminderte renale Konservierung von K^+ aus. Diese Störung des SBH kann Ursache und Folge von K^+-Mangel sein („paradoxe Azidurie" bei Alkalose, siehe III).

Hormonale Auslösung einer renalen Mehrabgabe von K^+. Erhöhte Aktivität von Aldosteron vermindert die renale Konservierung von K^+ (primärer und sekundärer Hyperaldosteronismus, Hyperkortizismus, medikamentöse Auslösung).

Na^+-Mangel kann über die Auslösung eines sekundären Aldosteronismus mit renalen K^+-Verlusten in einen „Na^+-refraktären" K^+-Mangel transformiert werden.

Niereninsuffizienz und renale K^+-Verluste

Wie bei der renalen Abfertigung der H_2O- und Na^+-Bilanzen muß man excretorische Insuffizienz mit Überladungsgefahr von ungenügender Konservierung mit Mangelgefahr unterscheiden.

Verminderte Konservierung kann bei der Harnbildung insuffizienter Nieren nach dem Modus der osmotischen Diurese vorliegen (vgl. Elektrolyt-Regime). Sie ist mit Anazidogenese, auch der diuretischen Blockierung der Karboanhydratase (vgl. Diamox) obligatorisch verbunden.

Als „*K^+-verlierende Nieren*" bezeichnet man die manchmal exzessiven Verbrauchszuschläge an K^+, die bei besonderen funktionellen Folgen von Pyelonephritis und in der polyuretischen Phase nach akuter Oligurie und Anurie, auch bei der „Entlastungsniere" zu finden sind und ausnahmslos der quantitativen Analyse bedürfen (Beziehungen zur Entstehung einer K^+-Mangelniere).

g) **Die Zeichen der „K$^+$-Mangelniere" („kaliopenische Nephropathie") und die vitale Bedeutung ihrer Erkennung.** Die Leistungsbehinderung der Nieren durch K$^+$-Mangel phänokopiert weitgehend die Zeichen der Harnbildung bei isosthenurischer Niereninsuffizienz: Vermehrtes Volumen und ungenügende Konzentration (s. III). „K$^+$-Mangel stört und zerstört die Nierenfunktion". Bei Verkennung der wahren Auslösung und „schicksalsmäßiger" Hinnahme als „Niereninsuffizienz" schreitet die – selbst in späten Stadien noch – reversible sekundäre Schädigung des Nierenparenchyms bis zum Untergang der Nierenfunktion fort (thanatogenetische Bedeutung). Die außergewöhnliche Anfälligkeit der K$^+$-Mangelniere für Infekte liefert das Bild eines „therapierefraktären Verhaltens" solange nicht für den K$^+$-Haushalt gesorgt wird (wechselseitige Förderung von Infekt, renalen K$^+$-Verlusten und Infektionsanfälligkeit als fatale Schadenskette).

h) **Renale Mehrabgabe von K$^+$ (negative Bilanz), die keinen „renalen" Verlust darstellt.** Dies ist der Fall bei der renalen Excretion von K$^+$, das aus Zelldestruktion anfällt und dessen Verbleib im Falle einer ungenügenden Excretion, z. B. bei akuter Oligurie und Anurie eine K$^+$-Intoxikation auslöst (Zeichen einer möglichen späteren (!) Mangelgefährdung).

Auch die Auslösung einer katabolen Stoffwechsellage durch Hyperkortizismus (spontan und medikamentös induziert) führt zu diesem Modus der renalen Excretion.

D. Symptome des Übergreifens von Krankheiten auf die Stabilität des cellulären K$^+$-Bestands

a) **Primärer Kapazitätsverlust als Warnungszeichen eines möglichen späteren Mangels durch ungedeckten zellulären Restitutionsbedarf.** Das in Kap. II dargestellte Modell der Auslösung eines akut lebensbedrohenden K$^+$-Mangels mit der Behebung einer diabetischen Acidose ist repräsentativ für alle Arten der akuten Aggression auf den Zellstoffwechsel, wie z. B. Hypoxydose, Trauma, chirurgische Eingriffe, Hunger, Eiweißmangel und die mittelbare Störung des iz. K$^+$-Bestands durch H$_2$O-Mangel, Acidose und ez. Alkalose mit iz. Acidose.

Als Warnungszeichen (cave: akute Mangelkatastrophe bei ungenügender Disponibilität von K$^+$ für Restitutionsbedarf) muß man das Ansprechen auf therapeutische Maßnahmen gegen das Grundleiden bzw. die spontane Besserung der katabolen Lage betrachten, speziell die Förderung des cellulären Eiweiß- und Glykogenansatzes (z. B. durch KH-Aufnahme, Insulin, anabole Wirkstoffe, vgl. auch die Auslösung der paralytischen Attacken bei hypokaliämischer familiärer Muskellähmung).

b) **Störungen des „rivalisierenden" Gleichgewichts zwischen dem Na$^+$- und K$^+$-Bestand als Zeichen der Gefährdung von K$^+$ durch ein-**

seitige Sorge für Na⁺. Das einfachste Beispiel dieser Art ist der physiologische Effekte einseitiger Beladungen (s. Bunge-Gamble-Effekt in II). Zu deletären Folgen einer Na⁺-Beladung kann die verlorene Stabilität des iz. K⁺Bestands führen, wenn chronische Krankheiten mit einer Verteilungshyponatriämie einhergehen und diese (vgl. die sog. „Rechenregeln" der Substitution) mit Na⁺-Mangel und Substitutionsbedarf verwechselt wird.

Die Möglichkeit liegt bei Ödemkranken, besonders kardialem Hydrops, besonders nahe.

Zwischen den hier genannten Gruppen einer verminderten Stabilität des K⁺-Bestands bestehen fließende Übergänge und weitere Verflechtungen mit hormonalen Regulationsstörungen (vgl. die katabole Situation des Hyperkortizismus und die verminderte renale Konservierung von K⁺ durch DOCA und Aldosteron sowie die Vermehrung des iz. Na⁺ bei Hypertonie).

5.2. Das Bild des Kranken mit störendem K⁺-Mangel

Leitsatz: K⁺-Mangel ist behebbar, solange der Kranke lebt – aber nur durch das Geben von K⁺.

In welchem Behandlungsbereich liegen die Schwerpunkte des „daran gedacht?"

In der *Sprechstunde*, vor allem bei den intermittierenden, auch spontan reversiblen Bildern von Schwäche und Lähmung.

Am *Krankenbett* bei der fast unmerklichen Einflechtung der verschiedenen K⁺-Mangelsyndrome in das Bild des Grundleidens oder der gestörten Rekonvaleszenz.

In der *akuten Notfallsituation* bei unvermittelt auftretenden Katastrophen der Respiration (Atemlähmung), des Kreislaufs (Arrhythmie, Digitalisintoxikation), des GIT (Ileus) und des ZNS (Koma, Psychosen).

Wenn man zu den letztgenannten 4 Manifestationen das Bild der K⁺-Mangelniere und als häufigste Erscheinungsform die Skelettmuskellähmung hinzunimmt, liegen die wichtigsten Punkte für die gezielte Differentialdiagnose fest. Angesichts der häufigen Rückstände in der Information des Arztes ist es leicht verständlich, daß nach unsereren Erfahrungen Verdachtsdiagnosen in 20% der klar zu Tage liegenden Auslösungsarten (s. Abs. 2) eine hohe Trefferzahl für die Einweisung solcher Kranker bedeuten (hohe Ausfälle der rechtzeitigen und einfachen Prophylaxe).

Wie bei allen Konflikten des gestörten WElH mit biologisch wichtigen Funktionen gibt es auch bei störendem K⁺-Mangel zahlreiche Möglichkeiten der Fehldeutung und – bei der morphologischen Einstellung der autoptischen Kontrolle – kaum eine autoptische Klärung des Sachverhalts.

Die verschiedenartigen Syndrome des störenden K+-Mangels

*A. Tonusverlust, Schwäche und Lähmung der Extremitätenmuskulatur**

a) **Sichtbare Zeichen** können fehlen, Verdächtig sind: schlechter Kräftezustand, verminderte Muskelmasse, Zeichen der Anorexie, große Ödeme, Cushingtyp.

b) **Fühlbare Hypotonie der Muskulatur**[33]. Die Arm- und Beinmuskulatur kann sich schlaff „wie ein mäßig gefüllter Wassersack" anfühlen. Eigenartig ist ein Gefühl beim Händedruck, der uns manchmal den Eindruck machte, als hielte man statt der Finger des Kranken „schlappes Gewürm" in den Händen.

c) **Schwäche und Lähmung.** Sehr verdächtig sind im Anfangsstadium: Wechsel der Erscheinungen, besonders Verstärkung nach reichlichem KH-Genuß (Zucker, „damit ich Kraft bekomme"); Klagen, wie „ich bin zu schwach, um auf den Füßen zu stehen, ich komme mit den Armen nicht hoch, um mich zu frisieren, ich lasse alles fallen, kann nichts tragen" (vgl. ↓ Küchenarbeit und K+-arme Ernährung).

Das im Sitzen im Knie gestreckte Bein fällt in Beugestellung, der erhobene Arm sinkt kraftlos herab.

Die ausgeprägte Lähmung schreitet an den Extremitäten proximal nach distal fort und geht mit Abschwächung der Sehnenreflexe, Auftreten idiopathischer Muskelreflexe und deutlicher Hypotonie der Muskulatur einher. Sie kann bis zum Halsbereich aufsteigen. Sie kann die Diagnose in die Richtung Poliomyelitis lenken, besonders wenn eine periphere Atemlähmung hinzukommt.

B. Akutes Notfallbild einer respiratorischen Katastrophe

Im Laufe einiger Stunden oder im Zuge der fortschreitenden ascendierenden Lähmung vom Landry-Typ löst die Einbeziehung der Interkostal- und Bauchwandmuskulatur das dramatische Erstickungsbild der peripheren Atemlähmung aus: effektlose, oberflächliche, anfangs beschleunigte Atmung mit langer Erhaltung des Bewußtseins und der Erstickungsangst. Häufig findet man das Zeichen der „Fischmaulatmung".

Durch die Einweisung zur künstlichen Beatmung (z. B. als Verdacht auf Poliomyelitis) konnten solche Respirationskatastrophen als K+-Mangelsyndrom (z. B. nach forcierter diuretischer Therapie) aufgeklärt und behoben werden. Irreversibler Atemstillstand kann sich nahezu schlagartig (zentrale Beteiligung) einstellen, wenn K+-Mangel und rasche Alkalisierung

---

* Cave: Selten aber möglich: Schlaffe quadruplegische Lähmung der hyperkaliämischen Adynamia episodica hereditaria und bei K+-Intoxikation, s. Seite 142.

[33] DD: Ca++-Intoxikation geht mit verminderter Erregbarkeit und übermäßiger Dehnbarkeit der Muskulatur einher (vgl. das Symptom des „Schlangenmenschen").

sowie Expansion der EZF im Zuge von Alkaliinfusionen, z. B. bei Behebung eines diabetischen Komas zusammentreffen.

C. Die hypokaliämische heriditäre paroxysmale Muskellähmung*

Das Anfallsbild dieser auf einer akuten Verteilungsstörung im Bereich der Zellmembrane beruhenden Paroxysmen tritt häufig nachts, aber auch nach Provokationen durch Schaffung einer iz. Aufnahme von z. B. Insulin auf. Es befällt die Skelettmuskulatur, kann aber die Atmung und das Herz mit einbeziehen. Das Bewußtsein ist voll erhalten.

D. Das K+-Mangel-EKG

Die Bezeichnung „K+-Mangel-EKG" verspricht mehr als man angesichts der vielseitigen Beeinflussungen des EKG durch das jeweilige Grundleiden, die Therapie und andere Elektrolytstörungen erwarten darf.

Beachtliche Zeichen sind: Abflachung der T-Welle, Senkung der St-Strecke, positive U-Welle, die auf ein flaches, gesenktes oder auch bogenförmig stark gesenktes ST-Stück folgt (Vortäuschung einer QT-Verlängerung und damit eines Zeichens der Hypokaliämie). Die deutlichsten Zeichen, auch für die Differenzierung der Überlagerung eines noch positiven T-Wellenendes durch den U-Wellenbeginn liefern die Ableitungen Extr. I und II bei quergestelltem, II und III bei steilgestelltem Herzen, sowie BW V_3–V_5.

DD nötig gegenüber Alkalose (hier aber K+-Mangel möglich), Digitalisauswirkung, totaler AV-Block.

Die diagnostische Bedeutung des K+-Mangel-EKG beruht auf

a) der Möglichkeit, auf einfache Weise ein Warnungszeichen zu erhalten, wenn man nicht an K+-Mangel dachte,

b) der Möglichkeit der Verifizierung eines gefaßten Verdachts (stets zusammen mit dem Serumkaliumwert),

c) dem Nachweis der sekundären Leistungsbehinderung des Herzens (glatte Muskulatur) und seiner sekundären organischen Schädigung durch K+-Mangel.

Beispiele aus der Praxis: Der wegen unklarer Herzbeschwerden, intermittierendem Auftreten von Rhythmusstörungen und offenbarer Leistungsunfähigkeit des Herzens zugezogene Kardiologe stellt nach Besichtigung des EKG die entscheidende gezielte Frage und erfährt, daß „zum Erhalten der Figur, besonders um die Hüftgegend" laufend Saluretica eingenommen werden. Serumkalium: 2 mval/l.

E. Das akute Notfallbild der Digitalisintoxikation

Häufig stellt sich beim digitalisierten Kranken – besonders nach intensiver Anwendung von Saluretica – unerkannt ein K+-Mangel und damit

---

* DD Adynamia episodica hereditaria mit Hyperkaliämie.

eine *Digitalisüberempfindlichkeit* des Herzens ein. Die bisher gut tolerierte Glykosiddosis wirkt sich dann plötzlich toxisch aus. Der Kranke bietet das Vollbild der Digitalisintoxikation: Erbrechen, Gelbsehen, Orientierungsstörungen, Depression, koronare Beschwerden von Rhythmus- und Frequenzstörungen, wie z. B. monotope Bigemie, polytope ventrikuläre Extrasystolie, supraventrikale und ventrikale Tachykardie mit möglich tödlichem Ausgang durch Herzblock und Kammerflimmern.

Warnungszeichen: jede gehäufte Extrasystolie und koronare Beschwerden.

Die Glykosidüberempfindlichkeit kann beim digitalisierten Kranken „auch häufig" im Anschluß an den raschen Entzug von K$^+$ durch eine Dialyse auftreten („Redigitalisierungsphänomen", Vermeidung der vorherigen Digitalisierung).

Beide Auslösungsarten entsprechen dem Prinzip der Erfolgsstörung therapeutischer Maßnahmen durch Störungen des WElH. Überempfindlichkeit gegen Digitalis kann durch verschiedene Noxen ausgelöst werden (z. B. Anoxie), Myokardschädigungen aus verschiedenen Ursachen, auch durch Verabreichung von Ca^{++}.

Cave: Verwechslung eines hypokaliämischen mit einem hypokalziämischen EKG!.

F. Psychotische Symptome

Reizbarkeit, Sprachstörungen, delirante Zustände und pathologische Verhaltensweise sind bei K$^+$-Mangel beobachtet und durch Geben von K$^+$ prompt behoben worden. Angesichts der Erhaltung des Bewußtseins, die man bei vielen lebensbedrohenden Auswirkungen des K$^+$-Mangels antrifft, muß man für solche Bewußtseinsänderungen – ähnlich wie für das im nächsten Absatz zu beschreibende K$^+$-Mangelkoma – wohl an besondere Konstellationen, die nicht zum antikaliuretischen Prinzip gehören, denken.

G. Das akute Notfallbild des „falschen" Koma hepaticum

Lebererkrankungen gefährden die Stabilität des K$^+$-Haushalts. Für die diuretische Therapie des Arztes und der Ödeme bei Lebercirrhose eignet sich das antikaliuretische Prinzip der Aldosteronantagonisten besonders, weil die rasche Auslösung von K$^+$-Mangel durch andere saluretische Medikationen, auch durch gehäufte Ascitespunktionen und intestinale Verluste möglich ist.

Das unvermittelte Auftreten eines komatösen Zustands phänokopiert das Bild eines Leberausfall-Komas mit folgenden charakteristischen Abweichungen:

a) das Fehlen des typischen Foetors,

b) Hypokaliämie,

c) rasche Behebbarkeit durch das Geben von K$^+$.

Die Chance, die der Kranke hat, beruht auf der differentialdiagnostischen Einbeziehung von K⁺-Mangel und der Vermeidung einer verfrühten Resignation.

H. Das akute Notfallbild des paralytischen Ileus

Die Schadenskette des „gastrischen" K⁺-Mangels wurde schon dargestellt. Die Atonie der glatten Muskulatur des GIT, die bis zum Symptom der „Totenstille" im Abdomen gehen kann, gehört zum Prinzip der Konflikte von K⁺-Mangel mit neuromuskulären Funktionen. Bei auftretendem Verdacht ist die rasche (!) Verfügung über die Bestätigung aus dem Serumkaliumwert für eine rechtzeitige Entscheidung von besonderer Bedeutung.

J. Das Bild der K⁺-Mangelniere (kaliopenische Nephropathie)

Die sekundäre Leistungsbehinderung und der verhütbare Untergang der Nierenfunktion durch K⁺-Mangel sind im Abschnitt 2, . . . dargestellt.

K. Die Hypokaliämie und andere humorale Konstellationen Hypokaliämie [3,0, 2,0 (!), 1,5 mval/l Serum*]

liefert als – praktisch – obligates Begleitzeichen störenden K⁺-Mangels nicht nur eine wertvolle, sondern auch eine notwendige Bestätigung von Verdachtsdiagnosen (vgl. DD K⁺-Intoxikation bei manchen Manifestationen) und außerdem manchmal die diagnostische Aufklärung eines übersehenen K⁺-Mangels. Man sollte die Hilfe des Labors zu diesem Zweck lieber einmal zuviel als zu wenig zuziehen, ebenso für die Erfolgssteuerung der Therapie.

Werte, die im großen physiologischen Streubereich der Norm liegen, dürfen *keinesfalls* als Zeichen dafür betrachtet werden, daß „der K⁺-Haushalt in Ordnung" oder gar dafür, „daß keine Prophylaxe angezeigt" sei.

Zur Diagnose der Auslösung und für die frühzeitige Prophylaxe von K⁺-Mangel ist der homoeostatisch gesicherte Serumspiegel ungeeignet. Dieses Prinzip gilt auch für Aussagen über die Wirkung von Saluretica, die anschließend auf dem Fehlen von Hypokaliämie während der Beobachtungszeit beruhen. Auch die „Rechenregeln" für die Bestandmenge aus pathologischen K⁺-Werten (einschließlich der Beziehung des pH-Wertes) sind problematisch und entbehrlich.

Hypokaliämische Alkalose (metabolische ez. Alkalose, oft mit iz. Acidose) ist eine häufige Begleitkonstellation von störendem Mangel. Manchmal scheint eine Art von „neuem Gleichgewicht" vorzuliegen, das den Mangel für einige Zeit tragbar macht (vgl. hormonale Dysregulation).

---

* Täuschungsmöglichkeiten der Serumwerte durch Thrombocytose.

5.3. Merkblatt der Prophylaxe

„Wer mit der Prophylaxe auf die Hypokaliämie wartet und die Frühzeichen der Gefährdung nicht beachtet, setzt den Kranken einem schweren Risiko aus."

Die Kurzfassung prophylaktischer Hinweise beruht auf dem 2. Abschnitt, soweit er sich auf die Auslösung von K⁺-Mangel bezieht. Sie wird durch die ausführlichere Darstellung der Realisierung, z. B. bezüglich der „Auswahl nach der Speise- und Getränkekarte" in V ergänzt. Die Reihenfolge der Absätze ist mit derjenigen des 2. Abschnittes koordiniert.

A. *Gezielte Anamnese.* Besonderes Verlangen nach K⁺-reichen Lebensmitteln? Abarten der Speisewahl in Richtung einer „K⁺-feindlichen" Ernährung (K⁺/kcal, K⁺/Na⁺?). Behinderung der freien Speisewahl, vielleicht als sekundäre Leistungsbehinderung der Einholung und Zubereitung durch K⁺-Mangeladynamie?

Wer die ortsüblichen Gepflogenheiten und Besonderheiten der Ernährung kennt und sie in bezug auf K⁺ kalkuliert, hat es leichter mit der Entdeckung und Verhütung von Angriffen auf K⁺.

B. *Wer den gestörten GIT als „Achillesferse" des WElH betrachtet, kann die Angriffe, die von dieser Seite auf den K⁺-Haushalt herankommen, nicht gut übersehen.* Man kann den Laxantienkonsum nicht aus der Welt schaffen, aber man kann bei deutlichem Wirkungsverlust an die sekundäre Leistungsbehinderung der Darmmuskulatur durch K⁺-Mangel denken und auf die Ernährungsart achten (schlackenreich und günstig für K⁺ trifft häufig zusammen).

Manchmal gelingt es, mit 2 Streifchen Indikatorpapier die metabolische Alkalose bei Erbrechen und HCl-Verlust nicht nur aus der sauren Reaktion des Erbrochenen, sondern auch aus der neutralen bis alkalischen Reaktion des Harns[34] zu erkennen. Man hat dann auf einen Schlag sowohl die Gefährdung des K⁺-Haushalts als auch die Gefährdung der Nieren durch Calciumphosphatsteinbildung im alkalischen Milieu gefunden. Die präoperative Beseitigung einer K⁺-Mangelalkalose („Elektrolytrisiko der Chirurgie") bei Erkrankungen im pylorischen Bereich stellt große Anforderungen an die „multiple" Sorge für den Stoffwechsel im WElH, lohnt sich aber, wo immer die Zeit dazu gegeben ist.

In der Praxis ist es ratsam, bei intestinalen Verlusten anläßlich kurzdauernder Störungen des GIT von der Anpassung der Aufnahme an die verminderte Toleranz (Saug-Schluck-Methode, V) und der Na⁺- und (!) K⁺-Verabreichung durch echte Bouillon oder ähnlich Oralpräparationen Gebrauch zu machen. Man kann so erstaunliche Erfolge erzielen.

---

[34] Bei fortschreitendem K⁺-Mangel: paradoxe Azidurie.

Wenn es um ernstere Gefährdungen geht, ist der Optimismus, mit welchem getreu den Angaben der Schrifttabellen „substituiert" wird, was sich aus Einnahme und unkontrollierten pathologischen Sekreten zusammensetzt, gefährlich. Die Analyse des „corpus delicti" schafft Klarheit und vermeidet Angriffe auf K^+ durch einseitige Na^+-Gaben (gilt für Verluste, Fisteln und Entnahmen aller Art).

C. Die technische Einfachheit der K^+-Bestimmung im Harn zeigt sich bei der Durchführung des K^+-Mangeltests und der Bestimmung des Na^+/K^+-Quotienten, die gelegentlich qualitative Anahltspunkte für die Behinderung saluretischer Erfolge durch sekundären Aldosteronismus liefert (↑ K^+-Urie).

Die manchmal excessiven renalen K^+-Verluste (Mehrverbrauch durch ↓ Konservierung) können auf keine andere Weise korrekt gedeckt werden als durch ihre quantitative Messung. Ein adäquates Elektrolytregime ist bei jedem Eingriff in die Harnbildung und jeder Art von Niereninsuffizienz eine der wichtigsten Voraussetzungen für die Erhaltung der Nierenfunktion und des Lebens. Die Bilanzierung der Harnbildung steht nicht in Konkurrenz zu den übrigen neuen Methoden der Untersuchung der Nieren, liefert aber ohne Gefährdung des Kranken die Möglichkeit, tagtäglich fehlerhafte Lenkungen der Aufnahme zu vermeiden, nicht zuletzt auch die mögliche Überforderung einer verminderten excretorischen Kapazität der Nieren mit resultierender K^+-Intoxikation.

In der Praxis muß man sich auf die Anwendung des Wissens und das kaliuretische und das antikaliuretische Wirkungsprinzip von diuretischen Medikationen beschränken. So zu behandeln, daß die Gefahr des störenden K^+-Mangels möglichst gering ist, bedeutet vor allem:

a) Einhaltung der Reihenfolge bei kardialen Ödemen, an erster Stelle die Ausnützung der optimalen Digitalisierung und dann – bei disziplinierter Einschränkung der Na^+-Aufnahme – das Diureticum, zugleich zur Verminderung der Lungenstauung, aber nie zur Erzielung von Rekordwerten.

b) Beim gefährdeten K^+-Haushalt der Lebercirrhose, Ausnützung des antikaliuretischen Prinzips der Aldosteronantagonisten.

c) Die pausenlose und forcierte diuretische Therapie und stets auch zusätzliche Gaben. Zwischenlagerung von Erholungstagen für den K^+-Haushalt (Verordnungen und Verteilung). Die Vergeudung von K^+ bei Stoßeinladung und beim „Mitgeben" von K^+ zum Salureticum beachten.

d) Beachtung des K^+-Haushalts auch bei der saluretischen Therapie der Hypertonie und nicht zuletzt bei der Ausweitung ihrer Anwendung bis zur „kosmetischen Erhaltung der Figur". Wenn die saluretische Behandlung größere Anforderungen stellt, dann stellt sie diese u. a. auch an die technische Ausrüstung der Bilanzierung und sollte dort durchgeführt werden, wo diese möglich ist.

Ein besonderes Anliegen der Praxis sollte die Stellung der Verdachtsdiagnose einer sekundären kaliopenischen Nephropathie (K$^+$-Mangelniere) sein, die sich aus der Infektanfälligkeit einer scheinbar therapierefraktären Pyelonephritis aus akuten Verschlechterungen der Nierenleistung oder auch aus dem Austreten einer vermeintlichen isosthenurischen Niereninsuffizienz ohne entsprechenden Anlaß ergeben kann.

D. *Die Probleme der Sorge für die Stabilität des K$^+$-Haushalts* sind durch K$^+$ allein nicht befriedigend zu lösen. Die multiple Therapie bezieht den KH-, E- und Energiehaushalt in die Bereithaltung von K$^+$ ein.

Für die Praxis und die Lenkung der oralen Aufnahme sind in V entsprechende Anhaltspunkte gegeben. Schwieriger, aber dankbar genug und mit Hilfe des verfügbaren Infusionsprogramms auch realisierbar, ist die Bereitstellung von disponiblem K$^+$ für den Fall eines cellulären Restitutionsbedarfs.

Seltenere Gefährdungen des K$^+$-Haushalts, z. B. durch hormonale Einflüsse berühren die Praxis hinsichtlich der Corticoidtherapie mit ihren zwei Auswirkungsmöglichkeiten, der Schaffung einer katabolen Stoffwechsellage durch vorwiegende „Glucocorticoide" (Kortisontyp) und der verminderten renalen Konservierung von K$^+$ durch vorwiegende „Mineralocorticoide" (Typ DOCA, Aldosteron). In beiden Fällen bedeutet K$^+$-Mangel eine Gefährdung des therapeutischen Erfolgs.

Zusammenfassung: Unerwartete Erfolgsstörungen der Therapie sollten immer Anlaß geben, dem K$^+$-Haushalt besonderes Augenmerk zu widmen.

6. K$^+$-Intoxikation (Kaliumvergiftung)

6.1. Manifestationen

Plötzlicher Herztod durch Kammerflimmern oder Asystolie

a) **Äußere Zeichen.** Herzstillstand und primäre Todeszeichen. Es gibt keine verläßlichen, äußeren Zeichen, welche das schlagartige Sistieren aller wahrnehmbaren Zeichen der Herzaktion voraussehen lassen.

b) **Elektrokardiographische Manifestationen der kardiotoxischen Hyperkaliämie** (besonders deutlich an den Ableitungen V$_2$ und V$_4$).

Schmales, zeltförmiges, spitzwinkliges T. (Ähnliche Verformungen bei Azidosen, die mit Hyperkaliämie einhergehen können, mögliches Früh- und Warnungszeichen).

Verbreiterung und Aufsplitterung von QRS. Verschiedene Blockierungstypen (intraaurikulär, aurikulo-ventrikulär, intraventrikulär) und ektopische Rhythmen können auftreten.

Präterminal kann der Kurvenverlauf in die für das sterbende Herz charakteristische Form übergehen.

Kammerflimmern mit fehlender effektiver Auswurfleistung („rasche Form des Stillstands") oder Asystolie können zu jedem Zeitpunkt des dargestellten Schädigungsbildes auftreten.

Die fortlaufende Registrierung des EKG ist ein unentbehrlicher Bestandteil der Versorgung des bedrohlichen Notfalls, weil sie eine rascher erhältliche und etwas verbindlichere Auskunft über die augenblicklich drohende Katastrophe gibt als die Serumwerte.

c) **Die humorale Konstellation.** Serumwerte zwischen $> 5,5$ und $< 7,0$ mval K$^+$/l können als frühe Warnungszeichen der kardiotoxischen Auswirkung vorausgehen.

Bei $> 7,0$ mval K$^+$/l bis 8,0 (!!) und in den manchmal registrierten Werten von $> 10,0$ besteht zwar eine zunehmende Wahrscheinlichkeit der Katastrophe, aber keine obligate Korrelation (vgl. Konstellationen).

Zu den seltenen Ausnahmen zählt die Tolerabilität einer „chronischen" Hyperkaliämie von 8,9 mval/l bei chronischer Niereninsuffizienz.

Die *gesamte* humorale Konstellation, auch im ez. Bereich, ist offenbar für den plötzlichen Zusammenbruch der neuromuskulären Funktion des Herzens maßgebend. Hyponatriämie[35] und Hypokalziämie steigern die Toxizität relativ geringer Hyperkaliämien und umgekehrt.

Mögliche Begleit- und Warnungszeichen

a) **Hyperkaliämische Lähmungen** (cave: deletäre Folgen der Verwechslung).

Das gleiche Bild wie bei K$^+$-Mangel (!), nämlich eine aufsteigende schlaffe Muskellähmung (Extremitäten, Rumpf, Kopf) kann sich ausnahmsweise bei K$^+$-Intoxikationen innerhalb von Stunden entwickeln.

Die hyperkaliämische Adynamia episodica hereditaria kann mit der hypokaliämischen paroxysmalen familiären Lähmung verwechselt werden. Tödliche Folgen einer K$^+$-Verabreichung ohne Kontrolle des Serumspiegels sind beschrieben (s. MOLLARET). Auf eine bestehende Polyurie kann man sich für die DD nicht verlassen.

b) **Häufigere Warnungszeichen.** Kribbeln, Brennen, Taubheitsgefühle an den Händen und Füßen, oft besonders in der Mundregion, Störungen der Lageempfindung (cave: Verwechslung mit den tetanischen Zeichen, die in Kombination mit K$^+$-Mangel möglich sind).

6.2. Auslösung und Prophylaxe

Exogene Auslösung bei intakter Homoeostase

a) **Orale Aufnahme.** Die renale Sicherung (rasche K$^+$-Diurese) und die Distribution (Schleusenfunktion der Leber, zelluläre Aufnahme) sichern

---

[35] z. B.: 120 mval Na$^+$/l bei 7,0 mval K$^+$/l als Situation, die toxischer ist als 8,5 mval K$^+$/l bei 140 mval Na$^+$/l (s. *California.*).

bei oraler Aufnahme den EZF-Bereich offenbar so zuverlässig ab, daß der Mensch bis zu 1000 mval K^+/Tag aufzunehmen und auszuscheiden lernen kann.

Die Talbot'schen Zahlen einer maximalen Toleranz von 250 mval K^+/m² je Tag erscheinen aber für unsere Verordnungen mehr Sicherheit zu gewähren.

b) **Parenterale Gefährdung** (s. V, Seite 208). Man darf – auch bei K^+-Mangel! – die unmittelbare Passage durch die EZF nicht mit Lösungen von > 35 mval K^+/l und einer Dosierung von > 6 mval K^+/Std/Erwachsener überfordern.

Prophylaktische Konsequenzen (bei intakter K^+-Homoeostase)

Kontrollierte Vorsichtsmaßnahmen bei der Verwendung von K^+-Konzentraten als Beispiele für Infusionslösungen, die bei 1molarer Konzentration 1000 mval K^+/l (!!!) enthalten.

Vorsicht bei Bankblut, welches durch Diffusion aus Ery. einen Serumspiegel von 30–50 mval K^+/l (!) aufweisen kann und Ery. mit kurzer Überlebenszeit zuführt. Dazu kommt noch die Citratauswirkung auf Ca^{++} (vgl. Hypokalziämie).

K^+-Intoxikation bei akuter Anurie. Endogene und exogene Auslösung

Von einer Umkehr der Sicherungssysteme in eine tödliche Gefährdung kann man sprechen, wenn die zelluläre Kapazität akut verkleinert wird und die renale K^+-Excretion unterbrochen ist (s. auch Abb. 20b). Die „endogene" oder durch zusätzliche K^+-Aufnahme noch geförderte K^+-Intoxikation ist bei unbehandelter akuter Oligurie oder Anurie („akutes Nierenversagen") die zeitlich früheste und häufigste Todesursache. Der Transfer der mit dem Zusammenbruch von 2 kg Zellmasse frei werdenden Menge von 70 mval K^+ in den ez. Bereich genügt bei excretorischer Sperre zur Erhöhung des Serumkaliums um 100%. Man darf demgemäß immer noch kompetitive Verteilungsmechanismen annehmen, wenn es bei schweren Destruktionen mechanischer, toxischer oder anoxischer Art oder nach ausgedehnter Hämolyse mit Anurie nicht noch rascher zu einer viel stärkeren Hyperkaliämie kommt. Die Sorge für die Erhaltung der Aktivität des ungeschädigten „Restbestands" an Muskulatur kann von großer Bedeutung sein (Mobilisierung, Energie- und Eiweißbelieferung).

Nierenfunktion und Gefährdung durch K^+-Intoxikation

a) **Akute Oligurie mit Anurie als Indikation für „Nehmen" (Entziehen) von K^+.** Das beschwerdefreie, pflegerisch zunächst entlastende, „leise aber unheimliche Zeichen" des Ausfalls der Harnbildung ist das letzte Symptom, das der Laie von sich aus für „meldepflichtig" hält: „Ich sage es erst heute, weil ich dadurch nicht belästigt wurde". Zugleich ist

es eines der ersten Zeichen, nach denen der Arzt aktiv zu forschen hat,
wenn irgendwelche Aggressionen und Gefährdungen des Blutvolumens
vorausgingen (vgl. stündliche Harnmenge als Zeichen des aktiven Blutvolumens).

Jede „derzeit nicht behebbare" akute Oligurie stellt eine dringliche
Kontraindikation für das Geben von K^+ und eine Indikation für die rechtzeitige Einleitung des Nehmens von K^+ dar.

b) **Globales Versiegen der Harnbildung bei Niereninsuffizienz.**
Endogene K^+-Intoxikation ist auch bei hochgradiger Retentionsurämie
selten, weil die kumulierende Verminderung des Zellbestands soweit fort-
geschritten ist, daß akute Destruktionen kaum noch möglich sind. Eine
spontane orale Überladung ist durch die Intoleranz des GIT im Urämiesyndrom kaum mehr von Bedeutung. Die orale oder parenterale Verabreichung von K^+ kann auch fatale Hyperkaliämie auslösen. Die Toleranz
ist erheblich vermindert.

c) **Harntagesmenge < 1 Liter.** Die brauchbare Faustregel, kein K^+
zu geben, wenn das Tagesvolumen des Harns < 1 Liter beträgt, darf nicht
schematisch ohne Rücksicht auf pathologische Situationen im K^+-Haushalt
angewendet werden.

d) **Antikaliumetrisches Prinzip von saluretischen Wirkstoffen.** Die
zur Verhütung renaler Verluste ausgenützte antikaliuretische Wirkung bestimmter Saluretica, z. B. Aldosteronantagonisten (Aldactone A®) oder
Triampteron (Jatropur®) kann zu leichter Hyperkaliämie führen. Angesichts der eindringlichen Ratschläge zur K^+-Verabreichung bei saluretischer Therapie könnte bei Nichtbeachtung dieses Prinzips der Kurzschluß:
Salureticum + Kaliumprophylaxe in diesem Fall zu einer Überladung führen. Die diuretische Steigerung des Harnvolumens ist hier mit behinderter
K^+-Excretion verbunden (Information des Arztes angezeigt).

e) **Polyurie und verminderte K^+-Excretion bei Niereninsuffizienz.**
Sehr selten, aber möglich ist die Kombination von polyuretischer Niereninsuffizienz z. B. bei Zystennieren, infizierten Steinnieren und Pyelonephritis mit latenter Hyperkaliämie bei einer Tagesharnmenge bis zu 4 oder
5 Litern (Gefahr der Überladung). Kontrolle der Serumwerte, schon wegen
der Aufdeckung des viel häufigeren Syndroms der K^+-Mangelniere.

f) **Die „unsichere renale Sicherung".** Unter diesen Begriff fallen
Situationen, bei welchen erfahrungsgemäß mit einer bevorstehenden Einschränkung der excretorischen Nierenleistung zu rechnen ist. Die praeventive Anwendung K^+-freier Infusionslösungen bis zur Sicherstellung einer
genügenden Diurese, z. B. in der ersten postoperativen Phase bei Aggressionen und bei möglichem Volumenmangel infolge Na^+–H_2O-Mangel ist
indiziert.

Vielfach ist mit der endgültigen Beseitigung dieses „handicaps" die
Sorge für disponibles K^+ im Sinne der Mangelverhütung verbunden.

Katabole Situationen des Zellstoffwechsels und der Regulationsstörungen

a) **Azidose.** Die akute (!) *respiratorische Azidose* kann mit einer akuten Hyperkaliämie einhergehen, deren Ausmaß (8 mval K+/l) an die Möglichkeit der tödlichen Auswirkung als K+-Intoxikation denken läßt (vgl. das mögliche Zusammentreffen mit der Infusion von Bankblut).

Metabolische Azidosen sind häufig mit Hyperkaliämie verbunden. Ein typisches Beispiel ist die diabetische Azidose, bei welcher die Toleranz für K+-Substitution erst *nach* Wendung der Azidose und Sicherstellung der Diurese anzunehmen ist.

In diesem Zusammenhang sei an die Nebenwirkung von Tris erinnert, eine passagere Hyperkaliämie auszulösen.

b) **H₂O-Mangel.** Die mit H₂O-Mangel verbundene katabole Situation im Zellstoffwechsel führt oft zu leichter Hypokaliämie. Auch hier ist die Substitution von K+ erst nach der ersten Behebung des störenden Mangels angezeigt.

c) **Die Rolle der katabolen Lage im Zellstoffwechsel** als Einstellung auf K+-Transfer in den ez. Raum (kaliophobe Situation) bedarf nicht nur bei akuter Oligurie oder Anurie der Beachtung. Sie steht der Erreichung des Zieles, d. h. eines geordneten K+-Bestands im geordneten Stoffwechsel entgegen und sie kann die Toleranz für K+ vermindern. O₂-Mangel, Energiemangel, KH- und E-Mangel liefert die Indikation der „multiplen Sorge für den K+-Haushalt" hier zugleich zur Verhütung von Überladung bei zu geringer Kapazität.

d) **Regulatorische Gefährdung durch NNR-Insuffizienz.** Ein Teil der „Addisonkrisen" ist auf K+-Intoxikation zurückzuführen. Diese endokrine Konstellation stellt die Umkehr des Prinzips der „Sorge für K+ bei reichlicher Verabreichung von Na+" dar. Der Kranke benötigt bei ungenügender oder fehlender hormonaler Substitution viel Na+ bei verminderter Toleranz für K+.

Der – äußerst seltene – Hypoaldosteronismus ist bezüglich der Gefährdung durch K+-Intoxikation durch einen Toleranzverlust für K+ und (!) für den Entzug von Na+ gekennzeichnet (Informationen, auch über die Folge eines Na+-armen Regimes, s. HUDSON).

Auf die Beachtung des Aldosteronantagonismus bei saluretischen Mitteln wurde im vorhergehenden Absatz hingewiesen.

e) **Die anfallsweise Hyperkaliämie.** Informationen über das seltene Bild der episodischen hyperkaliämischen Adynamie s. Seite 142.

Kurzer Hinweis auf die Verhütung exogener Beladungen bei bestehenden Kontraindikationen gegen K+

a) Angesichts der Toleranzverluste bei unsicherer oder verminderter Diurese sollte die Eingruppierung von K+-Salzen unter die „Diuretica" aufgegeben werden, weil sie unter diesem Gesichtspunkt gefährlich und entbehrlich sind. Die praeventive Zufügung von K^+ zu saluretischen Mitteln sollte mengenmäßig angegeben werden.

b) Bei großen Transfusionsmengen von Bankblut sollte an das mögliche Zusammentreffen von hoher K^+-Konzentration und großen K^+-Mengen mit Behinderung der renalen K^+-Diurese, mit kataboler Situation im Zellstoffwechsel und möglicherweise noch metabolischer oder akuter respiratorischer Azidose gedacht werden.

c) In vielen Medikamenten sind ungenannte Mengen von K^+ enthalten. Dem Arzt könnte durch entsprechende Hinweise die Information, die man im Störungsfall bei ihm voraussetzt, und die entsprechende Wahl bei indizierter K^+-Gefahr erleichtert werden.

d) Unter den viel K^+ liefernden Speisen und Getränken sind solche, die man wegen ihres hohen K^+-Gehalts schon bei möglicher Überschußgefährdung vermeiden wird (s. V.).

Die Durchführung einer oralen K^+-freien Ernährung ist wegen der ubiquitären Verflechtung von K^+ mit fast allen Lebensmitteln praktisch unmöglich (Information, auch über die parenterale K^+-freie Ernährung, (s.S. 205).

6.3. Gezielte Soforthilfe bei K^+-Intoxikation

Der kardiotoxische Herzstillstand ist reversibel[36]. Der gefährdete Kranke, z. B. mit akuter Oligurie oder Anurie, bedarf wegen der deletären Folgen einer „unbilanzierten Behandlung" und der korrekten Differentialdiagnose vom ersten Tag an der Behandlung in einer Intensivpflegeabteilung, die auch über die Reanimationsmöglichkeiten bei K^+-Intoxikation (Defibrillator oder Schrittmacher) verfügt.

Als wirksame Soforthilfe (Reanimation) kann sich bei eingetretenem Herzstillstand für die Überbrückung kurzer Transportzeiten die sofortige Schaffung eines Übergewichts von Na^+, evtl. auch von HCO_3^- erweisen (etwa 3% Lösung von NaCl, etwa von HCO_3 10–50 ml in 10–20 min, s. V.).

Die Verabreichung von 10 ml einer 10% Kalziumgluconatlösung wird zur Herstellung einer günstigeren Konstellation für Kalzium empfohlen (Beachtung der Unverträglichkeit mit Digitalis).

Der Versuch, eine katastrophale Situation im Zellstoffwechsel durch hochprozentige Glucoselösungen und Insulin (z. B. 25% Glucose mit je 1 E Insulin pro 2 g Glucose) zu erzwingen, bedarf des Zugangs über den Venenkatheter.

Keine der genannten Notmaßnahmen macht bei einmal eingetretenen schweren Intoxikationserscheinungen das wirksame „Nehmen" von K^+

---

[36] Vgl. die Verwechslung von K^+ zur reversiblen Stillegung des Herzens im Tierexperiment (HERING, der Sekundenherztod, Berlin, Springer 1927) und in der Herzchirurgie.

durch rasch eingeleitete extrakorporale oder peritoneale Dialysen überflüssig. Nur die frühzeitige Anwendung des K+ adsorbierenden oder bindenden Austauschharzes Resonium A vermag heute dem Kranken mit akuter Anurie eine adäquate Menge K+ zu entziehen. Das Prinzip deckt sich mit der bekannten günstigen Wirkung von Durchfällen oder Absaugungen aus dem oberen Darmbereich als Hinausschiebung der toxischen Hyperkaliämie.

7. Metabolische Alkalose

7.1. Definition und Bedeutung

Die Bezeichnung „metabolische", d. h. *nicht* respiratorisch ausgelöste Alkalose umfaßt Säureverluste, Basenbeladungen und Verteilungsänderungen, die sich im SB-Gleichgewicht der EZF als Steigerung von HCO_3^- ($\uparrow [HCO_3^-]$) und pH auswirken und in der Regel durch respiratorische Kompensation ($\uparrow [CO_2]$) nur beschränkt kompensiert werden. Die humorale Konstellation ist im Kapitel II, ... dargestellt. Unter den Kombinationsmöglichkeiten mit anderen Störungen des SBH steht diejenige mit einer metabolischen Ketoazidose (substraktive Auswirkung auf den SB-Status) an erster Stelle. Die mit K+-Mangel verbundene metabolische Alkalose geht häufig mit einer iz. Azidose einher.

Die mittelbaren und unmittelbaren lebensbedrohenden Auswirkungen – oft mit Folgen von K+-Mangel verbunden – können in akuten Notfallsituationen bei alkalotischen Katastrophen und über lange Zeiten laufende „schleichende" Gefährdungen eingeteilt werden.

a) Akute zentrale Atemlähmung kann die Folge einer brüsken Basenbeladung sein (cave: Dosierung, und Indikationsfehler, Infusionszwischenfall, s. B, d–f).

b) Akute lebensbedrohende tetanische oder epileptische Krampfanfälle, delirantes und aggresives Verhalten, auch Bewußtseinstrübung und Koma[37] findet man nach größeren Verlusten von Magensäure, Erbrechen, Absaugen oder Sequestrierung (Ileus, Magenlähmung) als Komplikationen, besonders im chirurgischen Bereich, auch in Verbindung mit K+-Mangel. Sie weisen eine schlechte Prognose auf (Inform. s. STAIB).

c) Tetanische Symptome[38] können wertvolle Warnungszeichen liefern: Parästhesien, Chvostek, Karpopedalspasmen (oft durch ihre Schmerzhaftigkeit auffallend).

---

[37] Vgl. „Koma pyloricum".

[38] Vgl. Fußnote 43: Mit der Behebung einer hypokalziämischen Azidose kann die Manifestation der vorher larvierten Tetanie verbunden sein.

d) Alkalose fördert bei Störungen der NH_3-Entgiftung (Leber) die intracelluläre Anhäufung von NH_3 durch Verschiebung des Dissoziationsgleichgewichts von $NH_3 + H^+ = N_4H^+$ nach links (leichte Diffusion des ungeladenen NH_3-Moleküls durch Zellmembranen, auch im ZNS: Ammoniakintoxikation).

e) Alkalose (metabolisch und respiratorisch) löst Ketoazidose und Verlust organischer Säuren (Energieverlust) aus. Bei Erbrechen kann auch eine Hungerazidose hinzutreten (cave: Unterschätzung der alkalotischen Gefährdung).

f) Schleichende Gefährdung des SB- und K^+-Haushalts.

Alkalose fördert K^+-Mangel, welcher über die Auslösung einer paradoxen Azidurie die renale Entstörung der Alkalose behindert. Die häufige Kombination von Alkalose mit K^+-Verlusten, z. B. bei Erbrechen, trägt weiterhin zur Herstellung einer Lage bei, die man als Stabilitätsverlust des SB- und des K^+-Haushalts betrachten kann. Bei solchen Gefährdungen genügt eine einzige Magenspülung, ein einmaliges Erbrechen oder eine Basenverabreichung zur unvermittelten Auslösung einer Notfallsituation, welche der Korrektur durch Säureverabreichung bedarf.

g) Fatale Auswirkungsmöglichkeit einer länger bestehenden Alkaliurie. Die renale Korrektur einer HCl-Verlustalkalose und einer NaCl-Aufnahme, anstelle von HCl-Substitution, ist ebenso wie die Excretion von Basenbeladungen nur durch Alkaliurie möglich (vgl. III). Die Niere ist „anlagemäßig", d. h. von der Struktur, der Enzymbesetzung und den tubulären Mechanismen her, zur ektopischen Bildung von Knochensalzen[39] besonders disponiert. Am Ende langjähriger Schadensketten kann der Untergang der Nierenfunktion durch Urolithiasis, Beckenausgußsteine und – bei Milch-Alkali-Vergiftung – auch durch Nephrokalzinose stehen (einfache Prophylaxe, s. Absatz 7.3.).

Schwere alkalotische Entgleisungen gehen in der Regel mit deutlichen Zeichen einer Funktionsbehinderung der Nieren einher (pathologisches Sediment, Auftreten von Azotämie).

7.2. Diagnostische und pathophysiologische Bedeutung der kompensierenden alkalotischen Hypoventilation

a) **Konflikt mit der O_2-Versorgung.** Wie das Modell der pH-Waage zeigt, fordert die Kompensation von HCO_3^- eine Erhöhung von CO_2 und somit eine Hypoventilation, die mit der Deckung des jeweiligen O_2-Bedarfs in Konflikt geraten kann. Im Falle der metabolischen Alkalose steht

---

[39] Hier auf die Ausfällung von kalziumphosphathaltigen Verbindungen (Apatit) im alkal. Milieu bezogen. Alkalisierung bei Uratsteinbildung s. Kap. V, (Uralyt und Alkaligaben).

deshalb keine so verläßliche und wirksame respiratorische Kompensation zur Verfügung wie bei metabolischer Azidose.

Wenn tatsächlich einmal eine kompensatorisch wirksame Hypoventilation eintritt, ist ungenügende O_2-Aufnahme die Folge. Die Hypoxämie liefert dann die dringliche Indikation der gezielten Behebung der Alkalose. Dazu kommt noch, daß eine akute Versetzung von pH in den alkalischen Bereich als Wegfall eines wichtigen Atemantriebs ($[H^+]$) zu einer zentralen Atemlähmung führen kann, die sich als globale Erstickung, aber nicht als Kompensation auswirkt.

b) **Diagnose.** Die Verlangsamung und Verflachung der Atmung, die man bei Kranken mit metabolischer Alkalose vorfinden kann, sollte diagnostisch als beunruhigendes Zeichen gewertet werden, besonders wenn dabei Rhythmusstörungen der Atmung (Biot'sche Atmung, Cheyne-Stokes'sche Atmung) auftreten und die Gefahr eines alkalotischen Atemstillstands signalisieren (s. Absatz 1a).

DD: Primäre Hypoventilation mit respiratorischer Azidose. Die primäre zentrale Auslösung kann das gleiche Bild bieten. Sie ist aber oft aufgrund der gesamten Situation von der sekundären Auslösung durch eine metabolische Alkalose zu unterscheiden. Sicherheit gibt nur die Analyse des SB-Status.

7.3. Metabolische Alkalose als Komplikation von Grundkrankheiten und Folge von Basenverabreichung

a) **Die „gastrische" Auslösung.** Unter dieser Bezeichnung kann man folgende Störungen der Bilanz zusammenfassen:

Verlust von saurem Magensaft durch Erbrechen, Absaugen der Sequestrierung im Totraum bei Magenlähmung und hohem Ileus. Auch die stärkste Superazidität des Magensafts stellt bilanzmäßig (!) keine Indikation zur Basenaufnahme dar, weil im Differentialkreislauf des GIT nichts verloren geht.

Falsche Deckung von HCl-Verlusten durch NaCl statt HCl.

Verordnung und selbstgesteuerte Aufnahme von bilanzmäßig als Basen wirkende „Antazida", Mittel gegen Übersäuerung, Magenbeschwerden und auch gegen Sodbrennen. Die mit Tendenz zu steigendem und langjährigem Konsum verbundene Basenaufnahme ist bilanzmäßig auch beim Fehlen von HCl-Verlusten als Basenbeladung zu verrechnen. Der Sonderfall der „Milch-Alkali-Vergiftung" mit Hyperkalziämie, Nephrosklerose, ektopischen Verhaltungen in der Hornhaut, in Muskeln, Gefäßen usw. ist in unserem Bereich offenbar selten geworden (einfache Suchprobe für Hyperkalziurie: Sulkowitchtest). Über die Folge einer übermäßigen Aufnahme von mehreren Litern Milch und bis zu 60 g $NaHCO_3$ s. Burnett.

Wenn HCl-Verluste durch Erbrechen vorhanden sind, wird die darauf folgende „Säureverlust-Alkalose" durch zusätzliche Basenbeladung ganz erheblich verstärkt.

Das Bild des Kranken mit gastrischer Alkalose

Die Situationen, die man bei gastrischer Auslösung vorfinden kann, sind sehr verschieden.

a) Die „schleichende" Untergrabung der Stabilität des SB- und K^+-Haushalts während längerer Krankheitsperioden und die Anbahnung der Gefährdung der Nierenfunktion im Sinne der in Absatz 1 (f u. g) geschilderten Schadensketten (Perioden der versäumten Prophylaxe!).

b) Das Auftreten tetanischer Zeichen („Magentetanie") oder von Zeichen der Urolithiasis.

c) Akute alkalotische Katastrophen anläßlich weiterer Verluste beim Gefährdeten oder durch brutale Verluste (Ileus, Absaugen), besonders als Ausdruck des speziellen „Elektrolytrisikos der Chirurgie", das solche Kranke repräsentieren. (Auch Kombination mit K^+-Mangel).

d) Akute alkalotische Katastrophen bei kontraindizierter parenteraler Basenverabreichung (Unterschätzung der alkalotischen Gefährdung durch HCl-Verluste anläßlich einer zusätzlich bestehenden Ketoazidose).

Fatale Schadenskette: Erbrechen, z. B. bei Pylorusstenose – Richtungszeichen der Hauptgefährdung: metabolische Alkalose – Ketoazidose durch ungenügende KH-Aufnahme – zusätzliche Förderung durch Alkalose-Wahrnehmung des Acetongeruchs und Annahme einer korrekturbedürftigen Azidose – Baseninfusion, z. B. $NaHCO_3$ – akute Atemlähmung durch brüske Alkalisierung.

Einfache Möglichkeiten, großen Schaden zu verhüten

Ein pH-Teststreifen, ins Erbrochene gelegt, meldet: HCl-Verlust.

Stichproben im Harn mit pH-Teststreifen melden die Alkaliurie, die der Entstörung einer metabolischen Alkalose dienen soll, aber der Niere zum Verhängnis werden kann.

Alkalose im Gefolge von endokrinen Regulationsstörungen und von K^+-Mangel

Die renale Abfertigung der Säurebilanzen ist – auch bei der paradoxen Azidurie des K^+-Mangels – bilanzmäßig für den SBH betrachtet, nicht als Auslösung kumulierender Säureverluste, sondern als Aufrechterhaltung einer hypochlorämischen Alkalose im EZF-Bereich, oft mit intracellulärer Azidose, zu registrieren.

Zu den regulatorischen Auslösungen einer metabolischen Alkalose zählt auch die äußerst seltene „kongenitale Alkalose", bei welcher dem GIT eine bilanzmäßige Rolle zufällt.

Akute alkalotische Gefährdung bei rascher Behebung einer kompensierten, primärrespiratorischen Azidose

Anhand des Modells der pH-Waage ist es leicht verständlich, daß eine primär respiratorische Azidose, die durch renale Steigerung von HCO_3^- kompensiert wurde, bei plötzlicher Beseitigung der Hypoventilation, z. B. durch Tracheotomie oder künstliche Beatmung, so lange dasselbe humorale Bild bieten muß, wie eine nicht kompensierte metabolische Alkalose, bis die renalen Mechanismen Zeit genug zur Korrektur hatten. Diese akute „Schaukelentgleisung" kann zu einer schwer zu behebenden Gefäßlähmung führen (Wegfall von ↑ $[CO_2]$, s. S. 159).

Akute alkalotische Gefährdung durch Überdosierung der parenteralen Azidosetherapie

Das Wirkungsprinzip jeder Basenverabreichung ist mit der Möglichkeit verbunden, den erniedrigten pH-Wert einer Azidose nicht nur zu normalisieren, sondern auch darüber hinaus zu steigern und damit eine lebensgefährliche metabolische Alkalose auszulösen. Besonders empfindlich reagiert auf solche Schaukelentgleisungen die zentrale Regulation der Atmung. Die sehr potente Molekülbase THAM (Tris) scheint zusätzlich eine atemdepressorische Wirkung zu besitzen (s. V.).

Die Prophylaxe fordert sorgfältige Überwachung der Respiration und Verfügung über die Möglichkeit der künstlichen Beatmung. Die Dosierung nach Rechenregeln liefert keine (!) Aussage über die tatsächliche Toleranz des Kranken (s. V., Toleranzregel und Erfolgssteuerung).

Unterschätzung einer alkalotischen Gefährdung bei parenteraler Azidosetherapie

Kombination von HCl-Verlustalkalose mit Ketoazidose s. Absatz 3a „fatale Schadenskette".
Salicylatvergiftung s. Abschnitt Resp. Alkalose.

Fehldeutung eines „negativen Basenüberschusses" im Standard-Bikarbonatwert

Wenn eine respiratorische Alkalose (↓ $[CO_2]$) durch die renale Senkung von HCO_3^- kompensiert wird, ist auch der Wert für Standard-HCO_3^- erniedrigt. Die ungeprüfte Hinnahme dieses Zeichens eines negativen Basenüberschusses als Symptom einer metabolischen Azidose und als Rechengrundlage für Basenverabreichung müßte die Auslösung einer akuten alkalotischen Katastrophe zur Folge haben.

7.4. Grundlagen der Therapie

Ein besonderer Schwerpunkt der Prophylaxe liegt im Bereich der Praxis und der Langzeitbehandlung von Kranken, welche – bilanzmäßig betrachtet – Basen aufnehmen, Salzsäure verlieren und trotz der damit verbundenen Säureverlustalkalose keine HCl-Substitution, sondern zusätzliche Basen erhalten. Die Sorge für den K^+-Haushalt dieser Kranken ist unlösbar mit der Prophylaxe der metabolischen Alkalose verbunden. Häufig wird es sich darum handeln, notwendige chirurgische Eingriffe nicht soweit hinauszuschieben, bis der riskante Verlust der Stabilität des SB- und des K^+-Haushalts eingetreten ist. Im chirurgischen Bereich bedeutet die präoperative Korrektur von Alkalose und K^+-Mangel – wo immer sie realisierbar ist – eine sichere Verbesserung der Prognose.

Der Schwerpunkt der gezielten Soforthilfe liegt bezüglich fataler Säureverluste (Ileus mit Sequestrierung, Absaugen) im chirurgischen Bereich, bezüglich der akuten Alkalisierung dort, wo effektvolle Maßnahmen gegen Azidose durchgeführt werden (parenterale Basenverabreichung). Die Möglichkeit von Respirationskatastrophen fordert die klinische Überwachung des Kranken und die Ausrüstung zur Beatmung (s. V.).

Für die parenterale Verabreichung von Säuren stehen die im Kapitel V beschriebenen Möglichkeiten zur Verfügung.

Wenn es gelingt, die akute Entgleisung zu beheben, ist die Hauptsache geschafft. Der fortlaufende Anfall von H^+ aus der Bilanz bewirkt, daß nach Abstellung von Säureverlust oder -entzug (z. B. Absaugen) und besonders nach sofortiger Unterbrechung jeder Basenverabreichung die Zeit für die Korrektur einer metabolischen Alkalose arbeitet.

8. Metabolische Azidose

8.1. Definition und Bedeutung

Die Bezeichnung „metabolische", d. h. *nicht* respiratorisch ausgelöste Azidose, umfaßt Basenverluste und Säurebeladungen, die sich im SB-Gleichgewicht der EZF als Senkung von HCO_3^- ($\downarrow[HCO_3^-]$) und – entsprechend der jeweiligen respiratorischen Kompensation ($\downarrow[CO_2]$) – als Senkung des pH-Wertes auswirken ($\uparrow\uparrow[H^+]$). Die humorale Konstellation ist in Kapitel II dargestellt. Kombinationen mit anderen Störungen des SBH sind bei komplizierten Fällen häufig anzutreffen.

Die Auswirkungen der metabolischen Azidose sind bei endogener Auslösung, z. B. bei Diabetes, Schock und denjenigen der betreffenden Grundkrankheiten (Stoffwechselentgleisung) untrennbar verbunden. Eine enge Verflechtung mit dem Na^+–K^+–Cl^--Haushalt ergibt sich aus dem Ladungsabgleich[40], d. h. der salzartigen Bindung von aproten Kationen und Anionen.

Mittelbare und unmittelbare lebensbedrohende Folgen von metabolischer Azidose (mit Hinweisen auf die Darstellung praktischer Beispiele):

a) *H_2O-Mangel* über Hyperventilation und osmotische Diurese mit sekundärer Behinderung der renalen Entstörung.

b) *Na^+–H_2O-Mangel* über ungenügende renale HCO_3^--Konservierung und osmotische Diurese mit sekundärer Behinderung der renalen Entstörung.

c) *K^+-Mangel* (über die postazidotische Aufnahme in den während der Azidose verminderten K^+-Bestand der Zellen).

d) *Renale Angriffe auf den Mineralbestand des Skeletts und damit verbundene sekundäre Schädigung der Nierenfunktion.*

e) *Azidotisches Koma* im Rahmen komplexer Konstellationen an der Blut-Hirn-Liquor-Schranke.

f) *Determinierende Beiträge zur Elementargefährdung des Kreislaufs und der Nierenfunktion bei Schock und Anoxie nach Aggressionen.*

g) *Konflikte des Arbeitsaufwandes für die kompensierende Hyperventilation mit dem Kreislauf, der O_2-Versorgung und dem H_2O-Haushalt.*

8.2. Die diagnostische und pathophysiologische Bedeutung der kompensierenden azidotischen Hyperventilation

a) Diagnose (Symptom der Kussmaul'schen Atmung). Die nach ihrer Beschreibung durch A. KUSSMAUL benannte azidotische Hyperventilation ist das einzige häufige und leicht feststellbare äußere Zeichen einer metabolischen Azidose. Sie zeigt die ventilatorische Anpassung von $[CO_2]$ an die metabolische Verminderung von $[HCO_3^-]$, die in der Regel zu einer Teilkompensation für pH führt (s. Modell der Waage).

Merkmale: Zunächst starke Vertiefung, dann auch Beschleunigung der nicht behinderten Ventilation in einer Situation, die äußerlich keinen Anlaß zu geben scheint.

Cave: Kurzschluß auf Herzinsuffizienz anstelle des Gedankens an metabolische Azidose und des Ausschlusses von diabetischer Azidose (Geruch, Acetoacetattestprobe), renaler oder anderer Auslösungsarten.

DD: Primäre Hyperventilation mit respiratorischer Alkalose (!):

---

[40] „Elektroneutralität", die nicht mit der „chemischen" Neutralität verwechselt werden darf, s. II.

Aus der Gesamtsituation in der Regel möglich (s. Abschnitt Resp. Alkalose), im Zweifelsfall nur über die Werte des SB-Status sicherzustellen.

b) **Ungenügende Kompensation (Hyperventilation).** An Hand der Werte, die im Modell der pH-Waage vorgetragen sind, ist die katastrophale Auswirkung der fehlenden Kompensation leicht festzustellen. „Was die Ventilation bedroht, bedroht das Leben des Kranken mit metabolischer Azidose."

Man kann die Gefährdung respiratorisch behinderter oder alter Kranker, auch den Eintritt eines azidotischen Komas nach banalen Infekten im Bereich der Atmungsorgane geradezu „vorausberechnen". Viele wirksame Möglichkeiten der Prophylaxe akuter Katastrophen (ausführliche Darstellung im Kapitel Respir. Azidose), bleiben ungenützt, wenn sich unsere Sorge *einseitig* auf die metabolische Komponente ($\downarrow [HCO_3^-]$) beschränkt.

c) **Gefährdung durch azidotische Hyperventilation.** Die Hyperventilation „kostet" Arbeit und H_2O. In mäßiger Ausprägung kann sie der Wahrnehmung des Kranken entgehen („das ist mir bisher nicht aufgefallen"). Die pausenlose Beschleunigung und Vertiefung steigert den Arbeitsaufwand und O_2-Verbrauch auf das Mehrfache des normalen Anteils („es ist mir immerzu so, als ob ich schnell gelaufen wäre"). Aus den möglichen Konflikten mit bestehenden respiratorischen oder cirkulatorischen Schwierigkeiten folgt die Schadenskette: Hypoxie und zusätzliche hypoxische metabolische Azidose bei ungenügender respiratorischer Kompensation (Beitrag zur azidotischen Katastrophe).

8.3. Metabolische Azidose als Komplikation von Grundkrankheiten und von anderen Störungen des WElH

Basenverluste aus dem GIT

Durchfälle vom Choleratyp, Gallefisteln, T-Rohr, Dünndarmfisteln und -absaugungen, deren bilanzmäßige Auswirkung auf den Na^+-, K^+ und H_2O-Haushalt in den entsprechenden Kapiteln dargestellt wurde, sind bilanzmäßig als Verluste von Basen (HCO_3^-) und aproten Kationen zu verbuchen. Wenn es auf diesem Weg zu H_2O- oder besonders zu Na^+–H_2O-Mangel (Volumenmangel) kommt, wird durch die Leistungsbehinderung der Nierenfunktion nicht nur die renale Korrektur der Basenverluste und Azidose, sondern auch die Excretion des laufenden Säureanfalls hinfällig.

Renale Azidose bei ungenügender Konservierung von Basen und Kationen

a) Die korrekte Abfertigung von Säurebeladungen ist mit der renalen Konservierung von HCO_3^- und der äquivalenten Kationenmenge verbunden. Sie bedarf bei stoßartiger Beladung einer Anlaufzeit. Sie kann auch bei suffizienten Nieren überfordert werden[41]. Das „saluretische" Wirkungsprinzip der Verabreichung von Säure beruht auf dem Entzug von $NaHCO_3$, der sich gleichzeitig als Basenentzug azidotisch auswirkt.

Auch bei Gesunden kann man durch die Beladung mit 200 mval H^+ je Tag (z. B. 12 g NH_4Cl) in kurzer Zeit eine hyperchlorämische Azidose mit kompensierender Hyperventilation auslösen. Eine gefährliche Schadenskette wird induziert, wenn es bei ungenügender Nierenfunktion zu Na^+-Verlusten und Volumenmangel mit sekundärer Leistungsbehinderung der Nieren und damit über Oligurie zu kumulierender Retentionsazidose kommt. Prophylaxe: Vorsicht mit Säurebeladungen, z. B. NH_4Cl, Austauschern auf H^+-Basis, auch bilanzmäßig als Säureaufnahme wirksamen Magensäuresubstitutionsmitteln bei eingeschränkter Nierenfunktion.

b) Die gezielte Blockierung der Carboanhydrase (CAH) und damit der renalen Säuremechanismen liegt dem saluretischen Effekt von Diamox und Nirexon zugrunde (Herstellung einer [limitierten] metabolischen hyperchlorämischen Azidose bei der Bildung eines Harns, dessen pH zum Neutralbereich tendiert).

c) Die – seltene – „*tubuläre*" *renale Azidose* wird durch eine partielle Störung der Säuremechanismen, oft in Verbindung mit anderen tubulären Partialfunktionsstörungen in bezug auf Aminosäuren, Zucker, Phosphate usw. ausgelöst (metabolische hyperchlorämische Azidose, s. Pädiatrie . . ., Nephrologie . . .). Die ungenügende Konservierung von Kationen und Basen greift in dieser Situation auf die große Rückendeckung des SBH im Skelett über. Durch Hyperkalziurie (z. B. 2 g Kalzium je Tag) kommt es zu einem Mineralraub vom Typ der Osteomalazie und zugleich zu einer sekundären Gefährdung der Nieren (Nephrokalzinose, Urolithiasis).

Jahrelange Leidensketten führen über antirheumatische Kuren bis zur erfolglosen operativen Korrektur (schmerzhafter Adduktionsspasmus der Oberschenkel, Verkrümmung, Frakturen), zur irreversiblen Verkrüppelung solcher Kranken[42] und zum Untergang der Nierenfunktion, wenn die renale Auslösung nicht früh genug erkannt wird.

Zwei Schnellproben sichern die Vorfelddiagnose: Stichproben mit dem pH-Streifen zur Aufdeckung einer Tendenz zur Bildung eines neutralen bis leicht alkalischen Harns und Sulkowitchprobe auf Hyperkalziurie. Damit ist eine wirksame Prophylaxe gesichert.

d) Hyperchlorämische Azidose kann bei sehr seltenen tubulären Funktionsstörungen im Gefolge von pyelonephritischer Schrumpfniere mit Hyperkaliämie und vermehrtem (!) Harnvolumen verbunden sein (vgl.

---

[41] Im Säuglingsalter ist die Toleranz auch für alimentären Säureanfall vermindert.

[42] Diagnostischer Rat: Es lohnt sich immer, bei unklaren Skeletterkrankungen an die Nieren zu denken.

die Einschränkungen bezüglich der K^+-Verabreichung bei Niereninsuffizienz auch mit einem Volumen von > 1 l/Tag).

Renale Retentionsazidose und urämisches Koma

„Die renale Verteidigung gegen Azidose ist ein Attribut des Lebens". Die renale Retention von Säuren, die laufend, besonders aus dem Eiweißstoffwechsel, anfallen durch ungenügende Harnbildung, (Leistungsbehinderung oder Insuffizienz) wird zum Unterschied von der tubulären Azidose durch unkorrekte Abfertigung der Säurebilanz manchmal eine „glomeruläre" Azidose genannt. Sie fügt sich in den Rahmen der Retention von N-haltigen Stoffwechselprodukten und zeigt das humorale Bild einer azotämischen hypochlorämischen, hyperphosphatämischen, oft hypokalziämischen[43] metabolischen Azidose, die in der Regel durch Hyperventilation[44] teilkompensiert ist (Teilbestand des biochemischen Bildes des Urämiesyndroms).

Über die Auslösung eines sekundären Hyperparathyreoidismus kann das Skelett in Mitleidenschaft gezogen werden (fortschreitende Zerstörungen vom Typ der Fibroosteoklasie).

Die Rolle, welche die renale Retentionsazidose bei der Auslösung des stillen urämischen Komas spielt, ist angesichts der komplexen Situation zu beiden Seiten der Bluthirnliquorschranke noch nicht genügend definierbar.

Diabetische Azidose* und diabetisches Koma

a) Die Übergriffe des Diabetes mellitus auf den WElH beginnen mit dem Mehrverbrauch an H_2O und Na^+ für die osmotische Diurese bei Glykosurie. Wenn zu der Solutabeladung durch Zucker noch diejenige durch β-Oxybuttersäure und Acetessigsäure kommt, kann diese sich verdoppeln. Zur gleichen Zeit wird der Kranke durch die azidotische Bewußtseinsstörung im Präkoma der Deckungsmöglichkeit für den Mehrverbrauch beraubt (s. Abschnitt H_2O- und Na^+–H_2O-Mangel).

b) Die katabole Tendenz des azidotischen Stadiums steigert die K^+-Verluste aus dem Zellbestand und trägt damit zur postazidotischen Auslösung von K^+-Mangel bei.

c) Die azidotische Hyperventilation verbraucht zusätzlich große Mengen an osmotisch freiem H_2O (und kann über respiratorische Behinderungen zusammenbrechen).

---

[43] Larvierung tetanischer Manifestationen und Auslösung durch Basenverabreichung, s. Kap. Met. Alkalose.

[44] Dabei findet man den „reinen" Typ der Kussmaulschen Atmung selten.

* Das „Modell im Kleinen" ist die Hungerazidose und Ketoazidose, beide oft mit HCl-Verlusten und metabolischer Alkalose kombiniert, s. Kap. met. Alkalose.

d) Über die genannten Beiträge zu den Angriffen auf den H_2O- und Na^+–H_2O-Haushalt kommt es zur Behinderung der renalen Säureexcretion und damit zum rapiden Fortschreiten der Azidose bis zum Eintritt des Komas, bei weiterer Senkung des extracellulären pH-Wertes, oft auf $< 7,0$.

e) Die pH-Lage im EZF-Bereich liefert nur einen Teileinblick in die biochemische Situation beim diabetischen Koma.

Hypernatriämischer (und hyperosmolarer) H_2O-Mangel, dessen Hergang aus dem Gesagten leicht verständlich ist, kann ein auslösender Faktor sein.

Na^+–H_2O-Mangel ist als Volumenmangel nicht nur mit dem Zusammenbruch der Säureexcretion, sondern auch mit einer Gefährdung der Durchblutung des ZNS verbunden.

Die diabetische und ketonämische Hyperosmolarität bei excessiver Hyperglykämie[45] kann bei normalem oder vermindertem Serumnatrium in seltenen Fällen von diabetischem Koma mit Steigerung des Liquornatriums als Zeichen einer osmotischen Konzentrationsdifferenz und einer H_2O-Bewegung in Richtung EZF einhergehen („hyperosmolares Koma", ROSSIER).

Metabolische Azidose als Bestandteil der akuten Elementargefährdung des Lebens beim Schock und anläßlich anderer Aggressionen

Das Vorzeichen der Auslösung einer metabolischen Azidose durch vermehrten Anfall endogener Säuren (Stoffwechselprodukte, z. B. Milchsäure = Laktatazidose) und durch Behinderung der renalen Säureexcretion ist mit O_2-Mangel, Blutvolumenmangel, Durchblutungsstörungen des GIT, der Leber und der Nieren und kataboler Stoffwechsellage verbunden.

Diese Situationen treten beim Schock und im Gefolge vieler Aggressionen, z. B. bei Peritonitis, akuter Pankreatitis, Vergiftungen, Verbrennung, Starkstromunfälle usw. auf[46].

Große Transfusionsmengen von Bankblut können eine passagere Citratazidose hinzufügen. Die Azidose liefert definierbare Beiträge zum Zusammenbruch der vitalen Funktionen durch Störungen der Osmolarität, Verminderung der Ansprechbarkeit der glatten Gefäßmuskulatur auf körpereigene und verabreichte Katecholamine wie Noradrenalin und Adrenalin, Förderung von Aggregation und Mikrothrombenbildung und Behinderung der Nierenfunktion.

Der therapeutische Wert der Aufklärung dieses Beitrags der metabolischen Azidose zur Elementargefährdung des Kranken beruht auf der Ge-

---

[45] Bis zu 450 mosm/l Serum, die Kryoskopie des Serums dürfte eine einfache Möglichkeit zur Erfassung darstellen.

[46] Besondere Varianten der geschilderten Art von metabolischer Azidose sind die perinatale Azidose, die unter einem akuten Bauchbild verlaufende Pyelonephritis und die „irreversible extreme Laktatazidose".

winnung eines weiteren Angriffsziels der Intensivbehandlung solcher Kranker.

8.4. Grundlagen der Therapie

a) Bei akuten Gefährdungen sollte man sich stets der vitalen Bedeutung der respiratorischen Kompensation bewußt sein. Es kann einfacher und „für's Erste" rascher wirksam sein, eine Behinderung der Respiration zu beheben als ↓ $[HCO_3^-]$ zu steigern.

b) die Prophylaxe einer Hungerazidose durch KH erstreckt sich von der täglichen Arbeit der Praxis bis zur Wahl geeigneter antiketogener KH in der Infusionstherapie.

c) Die „stoffwechselgerechte" Auswahl von Anionen bei der Basenverabreichung stellt einen kausalen Beitrag zur Therapie der endogenen Überladung mit Säuren dar (z. B. kein Laktat bei Laktatazidose, auch bei diabetischer Azidose, s. V.).

d) Intestinale Basen- und Kationenverluste von erheblichem Ausmaß oder von längerer Dauer bedürfen der adäquaten Deckung, auch in bezug auf Basen, z. B. am einfachsten Fall mit Haldane'scher Lösung statt NaCl allein (s. V., . . .).

e) Für die Verhütung der Schadenskette der renalen tubulären Azidose gilt:

Der Kranke bedarf der „Substitution", die man nach dem Sprachgebrauch der Bilanzkunde eine Deckung des pathologischen Verbrauchs von Basen und Kationen nennt (bilanzmäßig eingestellte Elektrolytregime, hier häufig etwa 6–8 g Na^+- und K^+-Verbindungen mit entsprechender basischer Anionenbesetzung).

f) Die **renale Retentionsazidose** muß bei Verabreichung von Basen mit einer äquivalenten Menge von Na^+ (die nicht zu Verlust ging) in die Gefahr hypervolämischer Katastrophen geraten, wenn die Kapazität der renalen Excretion überschritten wird (Fehler der Einschränkung der NaCl-Aufnahme, aber der freizügigen Verabreichung von $NaHCO_3$).

Die Verwendung der Molekülbase Tris (THAM) scheitert an einer ungenügenden renalen Excretion von THAM-H^+. Daß eine renale Retentionsazidose Folge (!) einer behebbaren Leistungsbehinderung der Nieren – auch durch azidotischen Na^+–H_2O-Mangel – sein kann, darf nie übersehen werden (vgl. auch Azidosetherapie beim Schock). Die bilanzmäßige Entfernung[47] von H^+ aus dem Körper ist auf dem Weg über die Dialyse möglich.

---

[47] Für die Prophylaxe vermeidbarer Säurebeladungen ist außer der Verhütung von Hungerazidose die Deckung des E-Bedarfs mit einem Optimum der Verwertbarkeit und einem Minimum an metabolischem Anfall von H^+ und N-haltigen Endprodukten, besonders die Vermeidung von Imbalanzen entscheidend.

g) Das azidotische Coma diabeticum wird durch die causale Insulintherapie und die adäquate Substitution des Mangels an H_2O und Na^+ (meist in $1/_3$ isotonem Verhältnis[48]) oft in eine Situation versetzt, die bezüglich der Azidose keine besonderen Ansprüche mehr stellt. Für die Anwendung von Tris besteht bei gleichzeitig indizierter Kationsubstitution kein besonderer Grund.

h) Die vitale Bedeutung des Einbaus der Azidosetherapie in die moderne Intensivbehandlung des Schocks und anderer lebensbedrohender Aggressionen geht aus der Darstellung der Situation hervor. Hier wird die ärztliche Steuerung des SBH an die Stelle der verlorengegangenen Regulation des SB-Gleichgewichts (Respiration und metabolische Komponente) versetzt und die Anpassung an die sich ständig ändernde Situation gefordert (verfügbare Lösungen, s. V.).

9. Respiratorische Alkalose

9.1. Definition und Bedeutung

Als respiratorische Alkalose bezeichnet man die primäre Senkung von $[CO_2]$ und damit auch $[H_2CO_3]$ (als Säure) durch Hyperventilation von CO_2 im extra- und intracellulären Bereich und ist – abhängig von der renalen kompensierenden Senkung von $[HCO_3^-]$ – mit einer Steigerung des pH-Wertes verbunden[49]. Die lebensbedrohenden Auswirkungen der CO_2-Mangelalkalose und ihr Zustandekommen:

a) Die Senkung von $[CO_2]$ löst eine Verminderung des Gefäßwiderstands im Lungen- und Körperkreislauf und eine Erhöhung des Gefäßwiderstands mit verminderter Durchblutung im cerebralen Kreislauf aus. Die O_2-Abgabe in die Peripherie wird erschwert.

b) Die akute Entstehung einer respiratorischen Alkalose führt über einen peripheren Kreislaufkollaps und die Verminderung der Hirndurchblutung zu Bewußtseinsverlust. Bei gefährdeten Kranken kann ein schwer zu beeinflussender Kreislaufzusammenbruch, kombiniert mit Herzrhythmusstörungen das Leben bedrohen. Der plötzliche Wegfall des Atemantriebs (CO_2) kann auch einen akuten Atemstillstand auslösen.

c) Wie bei metabolischer Alkalose, können tetanische und epileptische Krampfbilder auftreten (vgl. willkürliche Hyperventilation als Provokationsmethode bei Verdacht auf Epilepsie).

---

[48] HCO_3^--Besetzung in der Regel nicht über 50 mval/l wegen brüsker Auswirkung bezüglich der Anionenwahl bei der parenteralen Therapie auf längere Sicht, z. B. Malat, s. V.

[49] Eine physiologische respiratorische Alkalose mit renaler Teilentstörung liegt bei Gravidität vor. Sie wird als Anpassung der Respiration an die foetalen Bedingungen gedeutet (ROSSIER).

d) Bei längerem Bestand ist auch die respiratorische Alkalose mit der Auslösung einer Ketoazidose und damit einer Störung der Energiegewinnung verbunden.

e) Die starke Steigerung des H_2O-Verbrauchs durch Hyperventilation kann bei ungenügender Deckung zur Auslösung der fatalen Schadenskette führen:

Hyperthermie – Hyperventilation mit ↑ H_2O-Verbrauch ohne entsprechende Aufnahme – H_2O-Mangel – zusätzliche Steigerung der Hyperthermie.

Diagnose der Hyperventilation

Die Bezeichnung „Hyperventilation" bezieht sich im SBH auf einen bestimmten Effekt, nämlich der Senkung von $[CO_2]$, sei es als primärer Angriff auf die pH-Lage, wie in diesem Beispiel, oder als Kompensation für ↓$[HCO_3^-]$ wie bei der metabolischen Azidose. Der Nachweis einer „Hyperventilation in bezug auf CO_2" ist an die Analyse des SB-Status gebunden. In bedrohlichen Situationen und vor allem bei differenten therapeutischen Maßnahmen, z. B. der parenteralen Verabreichung von Basen, ist die analytische Sicherstellung unentbehrlich, zumal die Lage im SB-Gleichgewicht rasch veränderlich ist.

Bei einer „Hyperventilation in bezug auf CO_2", welche durch Erschwerung der O_2-Versorgung ausgelöst wird, muß man damit rechnen, daß die äußeren Zeichen der Ventilation[50] nicht ausreichen, um über die Lage von $[CO_2]$ etwas auszusagen.

Im allgemeinen liefern uns aber die Gesamtsituation und die Kenntnis typischer Anlässe einschließlich der Zeichen der Harnbildung wertvolle diagnostische Anhaltspunkte auch für die Differenzierung zwischen primärer und kompensierender Hyperventilation.

Diagnose und pathophysiologische Bedeutung
der renalen Kompensation
(s. Modell der pH-Waage)

a) Die renale Anpassung von $[HCO_3^-]$ an ↓ $[CO_2]$ benötigt Stunden. Die Herstellung einer bedrohlichen respiratorischen Alkalose kann sich innerhalb einiger Minuten vollziehen. Gegen akute Entgleisungen besteht keine kompensatorische Sicherung.

b) Die renale Mehrabgabe von HCO_3^- mit dem Effekt ↓$[HCO_3^-]$ kann als Alkaliurie (Teststreifen für pH!) ein wertvolles diagnostisches Zeichen darstellen. Man muß aber eine weitere mögliche Kombination von Alkali-

---

[50] Bei solchen Anlässen weicht der Atemtypus stark von demjenigen der vertieften oder beschleunigten und vertieften Atmung ab (vgl. Absatz 4).

urie und Hyperventilation ausschließen, die – seltene – renale *tubuläre* Azidose.

c) Die Senkung von $[HCO_3^-]$, auch (!) von Standardkarbonat ist in diesem Fall das Zeichen der Teilkompensation einer primären respiratorischen Alkalose. Der „negative Basenüberschuß" darf nicht „automatisch" als Zeichen einer metabolischen Azidose gedeutet und auf Basenverabreichung (!) umgerechnet werden (vgl. Abschnitt metabol. Alkalose).

9.2. Praktische Beispiele
Hyperventilationstetanie und Kollaps
bei willkürlicher Hyperventilation

Die respiratorische Alkalose ist eine Störung des SBH, die der Gesunde durch eine forcierte Vertiefung und Beschleunigung der Atmung in wenigen Minuten auslösen, bzw. durch Übung auszulösen lernen kann[51].

Der Arzt kann mit einer Stufenleiter der Manifestationen, die von harmlosen Episoden bis zu tödlichen Unfällen reicht, konfrontiert werden.

a) In der überwiegenden Mehrzahl findet man den Kranken mit vegetativer Labilität, auch der Atemzentren, der sich über tetanische Symptome und Schwächezustände beklagt. Wenn man eine hyperventilatorische Auslösung feststellt, führt über geduldige Belehrung und Demonstration der Folgen in der Sprechstunde ein Weg zur Besserung. Cave: Kurzschlüssige Verordnung von Calcinosefaktoren, z. B. AT 10, welche zur Hyperventilationsalkalose eine hyperkalziämische Nephrosklerose hinzufügen können (Sulkowitch-Test!).

b) Die 3 Bezeichnungen „Fainting trick", „messtrick" und „fainting lark" sind in Gebrauch, um die willkürliche Provokation eines bedauernswerten Eindrucks (tetanischer Krampf, Ohnmacht) anzuprangern. Die „Kunst", bis zum Kollaps und zu tetanischen Krämpfen zu hyperventilieren und sich durch einen bedauernswerten Zustand einer peinlichen Lage zu entziehen, geht dabei bis zum Abschluß durch eine Thoraxkompression (durch einen „Helfer") oder durch eine Preßatmung (!), wird also bis an den Rand eines ernsten Zwischenfalls (s. c) verlegt.

c) Die Auslösung von Hyperventilation durch Fieber oder ungünstige Klimatisierung kann sich über die erhöhte insensible H_2O-Abgabe als wirksame und sinnvolle Abkühlung (Respirationstrakt einschließlich des Pulmonalvenenbluts) auswirken. Eine dabei auftretende respiratorische Alkalose muß als unerwünschte und gefährliche „Nebenwirkung" betrachtet wer-

---

[51] Der Hund ist durch den Modus des „Hechelns", d. h. einer „Totraumventilation" der oberen Luftwege bei rhythmisch vorgestreckter Zunge gegen diese Störung geschützt.

den. Sie kann beim Zustandekommen eines Hitzekollapses oder cerebraler Durchblutungsstörungen eine wesentliche Rolle spielen[52].

d) Die Trias Hyperventilation, Hyperthermie und hyperosmolarer H_2O-Mangel als Folge einer ungenügenden Deckung des oft enormen H_2O-Verbrauchs für Hyperventilation kann man besonders beim Kleinkind als eine sich gegenseitig fördernde Schadenskette antreffen. Krämpfe und Hirnödem können auftreten.

e) Verhängnisvoll kann sich offenbar bei Schwimmern die – irrtümliche – Meinung auswirken, man könne durch forcierte Hyperventilation einen O_2-Vorrat für das Tauchen anlegen. In Wirklichkeit taucht der Schwimmer mit einer respiratorischen Alkalose und hält bei gesteigertem O_2-Verbrauch den Atem an (vgl. den „Trick", durch Preßatmung nach Hyperventilation den Collaps zu provozieren). Daß es durch die respiratorische Alkalose mit der Verminderung der Hirndurchblutung, der Senkung des peripheren Gefäßwiderstands und der Neigung zu tetanischen Krämpfen zu tödlichen Tauchunfällen kommen kann, ist verständlich.

Respiratorische Alkalose bei passiver Hyperventilation

a) Bei apparativer Dauerbeatmung findet sich – wenn die Steuerung auch subjektiv befriedigend für den Kranken eingestellt ist – erfahrungsgemäß oft eine teilkompensierte respiratorische Alkalose. In diesem Fall wäre es falsch und sehr gefährlich, die kompensatorische Senkung von HCO_3^- und (!) Standardbicarbonat als vermeintliches Zeichen einer metabolischen Acidose zugrundezulegen. Eine prophylaktische Überwachung der Harnbildung ist wegen der mit langdauernder Alkaliurie[53] verbundenen Gefahren der Konkrementbildung angezeigt.

b) In der Anaesthesie kann eine erhebliche hyperventilatorische Alkalose über die Widerstandsherabsetzung im großen Kreislauf zur Kollapsgefährdung (relativer Volumemangel bei vergrößerter Kapazität) führen. In diesem Sinn wird besonders vor einer raschen Hyperventilation nach vorangegangener Hypoventilation (posthyperkapnische Hypokapnie) gewarnt.

Zentrale azidotische Auslösung einer respiratorischen Alkalose

Als Auswirkung einer lokalen persistierenden Acidose (ZNS) wird die Erscheinung gedeutet, daß nach Dialyse oder auch nach Besserung der ez. Acidose eines diabetischen Komas die Hyperventilation noch für einige Zeit weiter bestehen und eine respiratorische Alkalose auslösen kann.

---

[52] Die Prokura für eine adäquate Klimatisierung des Krankenraums betrifft in diesem Fall nicht nur den H_2O^-, sondern auch den SBH.

[53] Soweit diese nicht durch die Abfertigung des laufenden Säureanfalls überrundet wird.

Salicylatvergiftung

Die Hauptwirkung toxischer Salicylatdosen besteht in einer primär zentrogenen Hyperventilation und einer respiratorischen Alkalose. Die Unterschätzung des *alkalotischen Vorzeichens der Gefährdungen* oder die Deutung der Hyperventilation als acidotische Atmung kann die Indikationsstellung auf die Verabreichung von Basen zur Korrektur der – tatsächlich daneben bestehenden – metabolischen Acidose lenken.

Ähnlich wie bei HCl-Verlustalkalose und Ketoacidose kann es dabei zu fatalen Zwischenfällen durch akute alkalotische Entgleisung und Atemlähmung kommen (s. metabol. Alkalose).

Vom O_2-Bedarf her ausgelöste Hyperventilation in bezug auf CO_2

Die Verflechtung der O_2-Aufnahme und CO_2-Abgabe bei der Respiration ist prinzipiell mit der Möglichkeit verbunden, daß für CO_2 eine Hyperventilation vorliegt, wenn die O_2-Aufnahme gerade noch oder noch nicht hinreichend gewährleistet ist.

a) Die Höhenatmung liefert das physiologische Modell der Auslösung einer respiratorischen Alkalose durch Verminderung des Sauerstoffdrucks der Troposphäre. Bei einer Höhe von 2000 m kommt es bei Arbeitsleistungen zu einer „Hyperventilation in bezug auf CO_2". Der Kabinendruck von Verkehrsflugzeugen ist häufig auf 2400–2700 m Höhe[54] eingestellt, die rasch erreicht wird.

b) Die verminderte Transportkapazität bei Anämie ist in der Regel mit hyperventilatorischer Alkalose verbunden. Die gleiche Art der Auslösung liegt vor, wenn eine leichte Kohlenhydratvergiftung mit respiratorischer Alkalose verbunden ist.

c) Bei Kranken mit kardialer Insuffizienz findet man sehr oft neben Hypoxämie eine Hypokapnie (Hyperventilation in bezug auf CO_2). Diese ist aus leicht verständlichen Gründen nicht an den äußeren Zeichen der Atmung, sondern nur an dem SB-Status zu erkennen. Auch bei Lebercirrhose ist eine respiratorische Alkalose nicht selten anzutreffen.

d) Bei der beginnenden peripheren Atemlähmung der Poliomyelitis kann die gleiche Konstellation zu finden sein, obwohl man bereits eine globale Insuffizienz der Atmung ($O_2 \downarrow CO_2 \uparrow$) vermuten würde.

e) Diagnostische Konsequenzen: Eine respiratorische Alkalose kann in Situationen vorliegen, in denen man eher eine respiratorische Acidose vermuten würde. Ohne die Verfügung über die Werte des SB-Status wird man ihre Auswirkungen auf den großen Kreislauf und die Durchblutung des ZNS nicht richtig interpretieren und die mögliche Gefährdung des

---

[54] Bei Kranken mit Hypoxie und Hyperkapnie kann – sinngemäß – die globale respiratorische Insuffizienz verstärkt werden.

Kranken bei der parenteralen Basenverabreichung nicht durchschauen können.

9.3. Grundlagen der Therapie

Definitionsgemäß ist die respiratorische Alkalose eine „Säuremangelalkalose", wobei das inerte Gas CO_2 für die Säure H_2CO_3 repräsentativ ist. Angesichts der laufenden Bildung von etwa 20000 mmol CO_2/24 Std fehlt es dem Kranken nicht an CO_2, sondern an der Erhaltung der normalen Konzentration von 1,25 mmol/l für $[CO_2\text{–}H_2CO_3]$. Es bedarf der Korrektur der Hyperventilation in bezug auf CO_2.

Für die in der letzten Gruppe zusammengefaßten Auslösungen einer respiratorischen Alkalose besteht die kausale Korrektur in der Sorge für Sauerstoff bzw. für die unbehinderte Deckung des O_2-Bedarfs. Die Verabreichung von CO_2 würde in diesem Fall das Bild der globalen respiratorischen Insuffizienz hervorrufen.

Bei primärer Erhöhung der Reizbarkeit der Zentren würde die Verabreichung von CO_2 die Hyperventilation verstärken. In diesem Fall ist der Versuch der Sedierung angezeigt.

Alle abstellbaren Auslösungen willensmäßiger oder passiver Art bieten von der Indikation her keine Probleme, wohl aber von der Realisierung, die sich bis zur laufenden Kontrolle des SB-Status erstrecken kann. Für die Verwendung von $O_2\text{–}CO_2$-Gemischen liegt nur ein sehr beschränktes Indikationsgebiet vor.

Bei harmlos gelagerten Fällen von Hyperventilation kann man die tetanischen Beschwerden durch kurzdauernde Rückatmung (Cellophanbeutel) rasch zum Verschwinden bringen.

Von besonderer Bedeutung ist die Vermeidung der Auslösung alkalotischer Katastrophen durch Basenverabreichung bei einer vorliegenden respiratorischen Alkalose.

10. Respiratorische Azidose

10.1. Definition und Bedeutung

Die Bezeichnung respiratorische Acidose wird für eine primäre Beladung mit CO_2 (und damit auch mit H_2CO_3 als Säure) gebraucht, welche die Folge einer Hypoventilation in bezug auf CO_2 ist.

Sie wirkt sich durch den raschen Diffusionsausgleich von CO_2 im extra- und intracellulären Bereich aus. Sie ist – abhängig von der jeweiligen renalen kompensierenden Steigerung der $[HCO_3^-]$ – mit einer Senkung des pH-Wertes verbunden.

Eine hypoventilatorische Hyperkapnie ($\uparrow[CO_2]$) kann innerhalb weniger Minuten entstehen, ohne daß der renalen Konservierung von HCO_3^- die zur Kompensation nötige Zeit zur Verfügung steht. Hyperkapnie und Hypoxämie ($\uparrow[CO_2]$ und $\downarrow[O_2]$) sind häufig als Folge einer globalen respiratorischen Insuffizienz miteinander verbunden. Im vorangehenden Kapitel der respiratorischen Alkalose war die mögliche Auslösung einer Hypokapnie durch Mangel an O_2 zu besprechen. In diesem Kapitel wird die Möglichkeit eines Auftretens von Hypoventilation in bezug auf CO_2 mit tödlicher respiratorischer Acidose (Hyperkapnie) nach Verabreichung von O_2 eine wichtige Rolle spielen.

Die lebensbedrohenden Auswirkungen können in diejenigen einer akuten kumulierenden und rasch tödlichen CO_2-Vergiftung und diejenigen der „chronischen respiratorischen Acidose" als Gleichgewichtslage mit bestimmten Entgleisungsgefahren des Kreislaufs und des SBH aufgeteilt werden.

a) **Akute CO_2-Vergiftung durch kumulierendes Ansteigen von [CO_2].** Zentrale Atemlähmung, hämodynamischer Herzstillstand (Flimmern oder Asystolie). Akute Hyperkaliämie kann an der kardiotoxischen Auswirkung beteiligt sein (ungünstige Konstellation für die Verabreichung von hyperkaliämischen Blutkonserven).

Wenn das Vergiftungsbild nicht schlagartig eintritt, gehen exzessiver Blutdruckanstieg, Frequenzstörung, Arrhythmie und das Bild der „Kohlensäurenarkose" voraus.

b) **Chronische respiratorische Azidose.** Steigerung der Gefäßwiderstände und Druckerhöhung im Lungen- und Körperkreislauf. Senkung der Gefäßwiderstände im Hirnkreislauf mit vermehrter Durchblutung und Ansteigen des Liquordrucks.

Wirksame Teilkompensation durch eine renale Steigerung der [HCO_3^-]. Herstellung eines neuen humoralen Gleichgewichts und mögliche Aufrechterhaltung der bilanzmäßigen Abgabe von CO_2 (Rolle der Hyperkapnie vergleichbar mit derjenigen der „kompensierenden"[55] Azotämie bei Abfertigung der N-Bilanz). Entscheidende Periode der Prophylaxe!

Anpassung des Herzens an den erhöhten Strömungswiderstand im Lungenkreislauf (pulmonale Hypertonie), Entwicklung des „cor pulmonale chronicum" mit Rechtshypertrophie, dessen Dekompensation „aus dem Respirationskranken, einen Herzkranken macht", dessen Therapie (!) aber immer die CO_2-Acidose als wirklich erfolgversprechendes Angriffsziel – auch für die Ödembeseitigung – beibehält.

Lebensbedrohende Auswirkungen, der chronischen respiratorischen Acidose auf die Funktion des ZNS (im Rahmen hypoxämisch-oligoämi-

---

[55] „Kompensierend" hier nicht nach dem Sprachgebrauch des SBH, in welchem für CO_2-Acidose die Erhöhung von [HCO^{3-}] gemeint ist.

scher Blutversorgungsstörungen). Die typische Symptomatik dieser chemisch ausgelösten Encephalopathie, die sich bis zur Ausbildung eines gesteigerten Hirndrucks mit Stauungspapille (Permeabilitätsstörungen) erstreckt, ist in Abs. 3) geschildert.

Hochgradige Gefährdung des Kranken bei einseitigen Maßnahmen gegen die Hypoxie: Akute tödliche CO_2-Vergiftung nach O_2-Verabreichung ohne Sorge für die ventilatorische CO_2-Entfernung.

10.2. Praktische Beispiele

a) **Hyperkapnie und Hypoxämie.** Eine sehr große Zahl von Grundkrankheiten kann über die Respiration und den Kreislauf zu einer respiratorischen Acidose und Hypoxämie führen. Die gedankliche Entflechtung dieser beiden elementaren Gefährdungen des Kranken ist für die gezielte Soforthilfe nützlich (vgl. „das A und O der Therapie" in II).

Die Möglichkeit, die Atmungsluft mit O_2 anzureichern (Maske, Insufflation, Sauerstoffzelt) ist bezüglich ihres wirklichen Effekts an bestimmte pathophysiologische Voraussetzungen gebunden. (Information s. Fruhmann). Häufig bedarf der Kranke zur Behebung der Hypoxämie vordringlich der Förderung der Ventilation oder der künstlichen Beatmung. Mit dem Griff nach der O_2-Flasche – ohne entsprechende Maßnahmen für die gestörte Ventilation und andere Behinderungen der Versorgung der Zellen mit O_2 – ist der gewünschte Effekt in bezug auf Hypoxämie und Hypoxie keineswegs gewährleistet.

Die Auswirkung der Hyperkapnie als respiratorische Acidose und ihre Aufdeckung im routinemäßig untersuchten SB-Status kann dazu verleiten, das Angriffsziel „Acidose" als Problem der Alkalisierung, d. h. des Gebens von Basen zu betrachten.

Die korrekte Definition als „Säurebeladung" führt auf die Indikation „Nehmen".

Die Korrektur der respiratorischen Acidose ist prinzipiell ein Problem des „Nehmens", hier von CO_2 (repräsentativ für die Säure H_2CO_3). Die einzige Umschlagstelle, über welche die Tagesbilanz von rd. 20 000 mmol CO_2 an die Außenwelt befördert werden kann, ist die Ventilation der Lungen. Die Sorge für die Atmung einschließlich der Verhütung ihrer vermeidbaren Behinderungen und die künstliche Beatmung sind, wie die Bilanzmenge zeigt, durch keine andere Acidosekorrektur zu ersetzen.

Das Geben von Basen mit Kationen (z. B. $NaHCO_3$) ist in diesem Fall mit Kationenüberladung, das Geben von Tris mit der Gefahr einer zusätzlichen Depression der Atmung verbunden. Von seltenen Ausnahmesituationen abgesehen, bestehen außer der Indikation „Atmung und Beatmung" keine anderen Möglichkeiten, dem Körper CO_2 zu entnehmen.

b) **CO_2-Intoxikation durch Unfälle.** Wenn der CO_2-Gehalt bei Einatmungsluft auf $> 6\%$ steigt, wird das Konzentrationsgefälle zwischen Blut und Alveolarluft umgekehrt, CO_2 steigt und paßt sich der eingeatmeten Konzentration an.

Bei einer Konzentration von 8–10% gehen die geschilderten Zeichen der kumulierenden Vergiftung dem Tod voraus. Bei höherer Konzentration, z. B. von 20% kann der Tod ohne Warnungszeichen schlagartig eintreten.

Die Prophylaxe besteht in der Kenntnis der heimtückischen Gefahr, auch (!!) für die Retter und – selbstverständlich – auch (!) bei Ausrüstung mit einem O_2-Gerät, wenn dieses keine CO_2-Absorption vorsieht. (Unfallverhütung.) CO_2 reichert sich in Wein-, Obst-, Gärkellern, Jauchegruben, Silos usw. der Schwere nach in Bodennähe an.

c) **Die Vermeidung von Hyperkapnie und posthyperkapnischer Hypokapnie** ist eine wichtige Aufgabe der Anaesthesiologie. Siehe auch S. 162.

d) **Die chronische respiratorische Acidose und die Gefahr der CO_2-Intoxikation nach O_2-Verabreichung („rote Erstickung").** Die Rolle der CO_2-Acidose im Ablauf der Schadenskette wurde in Absatz 1 dargestellt.

10.3. Pathogenese

Unter der arbeitenden Bevölkerung (besonders Großstadt), in der täglichen Sprechstunde und im klinischen Bereich stellen die Kranken, bei denen es zu einer chronischen respiratorischen Acidose und einem chronischen Cor pulmonale gekommen ist oder im weiteren Verlauf noch kommt, einen bemerkenswerten Anteil dar.

Pathogenetisch werden die Voraussetzungen für die Entstehung der hier zu besprechenden Übergriffe auf den SBH von Krankheiten wie Emphysem (obstrukt. E.), chronischem Asthma, chronischer Bronchitis, Bronchiektasen, Tuberkulose, Fibrosen, Kyphoskoliose, Pleuraschwarten usw. geschaffen.

Das „neue Gleichgewicht" ($\uparrow [CO_2]$, $\uparrow [HCO_3^-]$ und ($\downarrow$) pH), das neben der limitierten Abfertigung der CO_2-Bilanz über viele Jahre bestehen kann, ist das Zeichen dafür, daß angesichts der unerfüllbaren Forderungen, welche die Aufrechterhaltung eines normalen CO_2-Gehalts stellen würde, ein Kompromiß eingegangen wurde. Für die Steuerung der Atmung ist die führende Rolle auf den O_2-Mangel und die Chemoreceptoren des Carotissinus und des Aortabogens übergegangen (Sicherungsverlust).

Cerebrale Symptomatik der chronischen respiratorischen Acidose und ihrer Kreislaufdekompensation

Kopfschmerz, Schwindel, Sprachstörungen, flüchtige Paresen, psychische Verlangsamung, Somnolenz und Schläfrigkeit[56], Krämpfe können als flüchtige Zeichen aber auch in lebensbedrohender Ausprägung auftreten. Zu den typischen Zeichen gehört auch das „plötzliche Wegbleiben" anläßlich eines Hustenanfalls. Als Ausdruck bestehender Permeabilitätsstörungen an der Bluthirnliquorschranke tritt häufig ein Papillenödem auf, das den Verdacht auf einen intrakraniellen raumfordernden Prozeß aufkommen lassen muß[57].

Hyperkapnie wird in die Differentialdiagnose der aufgezählten psychopathologischen und neurologischen Symptome noch immer unzureichend einbezogen. Es ist deshalb nicht verwunderlich, wenn an diese Auslösungsmöglichkeit zu wenig gedacht wird. Die Deutung als „hypoxämische" Bewußtseinsstörung oder Ausfälle ist – wie ihre Koordination zum Verhalten von $\uparrow[CO_2]$ und $\downarrow pH$ zeigt – nicht richtig (Lit. BODECHTEL, BERNSMEIER, FRUHMANN).

Akute CO_2-Intoxikation nach O_2-Verabreichung

Der „Sicherungsverlust" der am Schluß des 1. Absatzes vorgetragen wurde, bedeutet, daß durch O_2-Verabreichung mit der Behebung des O_2-Mangels der noch verbliebene Atemantrieb (O_2-Mangel) beseitigt wird. Die fatale Schadenskette, die man bei Kenntnis dieses Prinzips wirksam vermeiden kann, lautet:

Dekompensation des cor pulmonale – hochgradige Dyspnoe und Cyanose – O_2-Insufflation, O_2-Zelt – rote Hautfarbe, steigender RR – Befriedigung über den erzielten Erfolg („dem Kranken geht es jetzt viel besser") –

---

[56] Der „Schlafzwang" beim „*Pickwick-Syndrom*" („a fat and red boy in a state of somnolence", Charles Dickens, 1837) dürfte durch die bestehende chronische respiratorische Acidose allein kaum befriedigend zu erklären sein. Das grotesk anmutende Einschlafen in den dafür unwahrscheinlichsten Situationen (ähnlich einer Narkolepsie) darf wohl ebenso wie die excessive Adipositas und die Respirationsstörung auf den gemeinsamen Namen einer zentralen Auslösung gebracht werden. Der Beitrag der Adipositas wird durch die Erfolge einer Gewichtsminderung bewiesen.

[57] Die mögliche erfolgreiche Ausnützung des saluretischen Prinzips von Aldosteronantagonisten oder Carboanhydrataseblockern kann mit speziellen Störungen des Na^+-Haushalts im ZNS-Bereich in Zusammenhang stehen. Da die letzteren durch Herstellung einer renalen Acidose der Kompensation „entgegenarbeiten" wurde auch vermutet, daß sie den Atemantrieb lokal verstärken ($\uparrow[H^+]$). Die Überwachung dieser „Ansäuerung" ist zur Verhütung akuter respiratorischer Notfallsituationen dringend nötig.

Eintritt in eine CO_2-Narkose („der Kranke ist jetzt sehr ruhig geworden") – akuter Herzstillstand oder Atemstillstand durch CO_2-Intoxikation.

Thanatogenese: Der tödliche Ausgang bahnt sich nach Fortfall des Atemantriebs (O_2-Mangel) mit einer Depression der Atmung (zentrale Lähmung) an, die eine schwerste Hypoventilation „in bezug auf CO_2" darstellt. Das heimtückische kurze Stadium der CO_2-Narkose wäre manchmal noch zu erkennen, wenn man bei respiratorischer Gefährdung der routinemäßigen Kontrolle der Atemfrequenz und -tiefe die gebührende Wertung zukommen ließe. Die „rote Erstickung" ist nicht – wie sie manchmal genannt wird – eine „Sauerstoffvergiftung"[58].

10.4. Therapie

Nach dem Prinzip des „A und O der Respiration" kann sich die O_2-Verabreichung bei Kranken mit Hyperkapnie gefährlich auswirken. Die intermittierende oder ein- und ausschließliche Anwendung über laufende (!) Kontrolle der Ventilation versucht diese Gefahren zu vermindern. Mit der Ausrüstung zur Analyse des SB-Status und zur künstlichen Beatmung[59] kann heute noch in schwersten Notfallsituationen geholfen werden. Man sollte diese Hilfe nicht als „ultima ratio" bis zuletzt hinausschieben. Daß sie eine causale Therapie der lebensbedrohenden Lage darstellt, zeigt sich daran, daß auch ältere Kranke nach der Korrektur einer akuten Dekompensation nicht nur in den früheren Stand zurückversetzt werden, sondern auch ihre vorher therapierefraktären Ödeme spontan ausschwemmen können.

Prophylaxe der chronischen respiratorischen Acidose und ihrer cardialen Auswirkungen:

Die Verfolgung der Krankengeschichte der geschilderten Katastrophen versetzt uns häufig um Jahre und Jahrzehnte zurück in Situationen, die eine stiefmütterliche Vorsorge anläßlich der ersten oder der nachfolgenden Erkrankungen des Respirationstrakts erkennen lassen. Angefangen bei der physikalischen Therapie von Atembehinderungen bis zur konsequenten und ausreichenden Ausheilung bronchitischer Schübe, erstrecken sich die Möglichkeiten, die Ausbildung des Emphysems und andere Auslösungen der chronischen respiratorischen Acidose zu verhindern oder zu verzögern. Ein weiteres Aufgabengebiet fällt der Geriatrie zu. „Die Respiration ist die Achillesferse des Alters".

---

[58] Häufige Fehldeutungen der symptomatischen „stillen" CO_2-Vergiftung: schicksalsmäßiges akutes Herz- und Kreislaufversagen", „Versagen trotz (!) Sauerstoffverabreichung".

[59] Cave: Rapide Senkung von CO_2: Bei kompensatorischer Erhöhung von HCO_3 mögliche Auslösung eines akuten alkalotischen Kreislaufkollapses, der irreversibel sein kann (s. Kap. met. Alkalose, Schaukelentgleisung, 151).

Das Wirkungsprinzip der Morphiate, Barbiturate und anderer Sedativa ist unmittelbar mit der Auslösung einer zentralen Depression der Atmung und damit einer respiratorischen Acidose verbunden. Im Gegensatz zu der erwünschten Wirkung von Morphiaten bei akutem Linksversagen des Herzens (Asthma cardiale) sind sie bei respiratorischer Acidose kontraindiziert. Vermeidbare Immobilisation – besonders der alten Kranken – im Bett liefert einen unnötigen Beitrag zu ungenügender Ventilation.

V. Prinzip der Prophylaxe und Therapie

1. Übersicht über die Indikationen

Geben

H_2O	Na^+	K^+	Cl^-	HCO_3^-	CO_2	H^+

Nehmen

a) Vermeidbare Verbrauchssteigerungen oder Verluste: Senkung des Verbrauchs und Abstellung der Verluste.

b) Laufender Verbrauch, unvermeidliche Zuschläge und Verluste: Deckung durch Geben (Limitieren und Verteilen, s. 3).

c) Gefahr der Überladung: Limitierung und Verteilung der Verbrauchs- und Verlustdeckung, Verbote und Entzug.

d) Störender Mangel: Behebung der akuten Elementargefährdung des Lebens (der Konflikt mit lebenswichtigen Funktionen durch Geben).

e) Bestandsminderung: Förderung der Restitution durch Geben (Zeitfrage).

f) Störende Überladung: Behebung der Elementargefährdung durch Nehmen (Entzug) oder andere Arten des Ausgleichs.

g) Gefährdung der Homoeostase durch Störungen des Zellstoffwechsels: Korrektur durch „multiple" Maßnahmen der Elektrolyttherapie.

2. Regeln zur Anpassung der Prophylaxe und Therapie an das Prinzip des WElH

a) Die Regel der Verbrauchssenkung („den Verbrauch senken und decken"). Einer der wesentlichen Unterschiede zwischen dem Gesunden und dem Kranken ist, daß dem Kranken die enorme physiologische Aufnahmekapazität des Gastrointestinaltrakts verloren gehen kann, während die Grundkrankheit Verbrauchszuschläge und Verluste auslöst. Nach dem Prinzip „nicht gehabter Verbrauch braucht nicht gedeckt zu werden und kann nicht zur Entnahme (Verlust, Mangel) führen", finden sich im Verlauf der Darstellung viele Hinweise auf die prophylaktische Bedeutung der Verbrauchssenkung, z. B. durch die Sorge für eine günstige Klimatisierung, die Einsparung von H_2O als Lösungsraum für die Harnbildung durch Vermeidung einer Solutabeladung und die Vermeidung von Stoßbeladungen mit nachfolgenden diuretischen Verlusten.

b) **Das Gesetz der Limitierung und Verteilung der Aufnahmen.** Die obligate Verbindung des „Gebens" mit einer Limitierung der Verordnungen leitet sich aus der häufigen Einschränkung der homoeostatischen Kapazität der Nieren nach beiden Seiten, der Konservierung und der Excretion ab (vgl. z. B. Gefahr der Ablösung von Verbotsschablonen durch – ebenso falsche – entgegengesetzte Parolen).

Es beruht weiterhin auf dem homoeostatischen Prinzip der Herstellung tolerabler Gleichgewichte, welche bei Mangelzuständen oft gleichzeitig eine verminderte Toleranz für Überladung darstellen können.

Die *Verteilungsregel* beruht auf der entscheidenden Rolle des Tempos der Aufnahme bzw. Verabreichung für die Auswirkung auf den Fließbetrieb des WElH (vgl. Stoßaufnahme, gehetzte Infusionen usw.). Funktionsstörungen stellen häufig einen „Konflikt mit der Zeit" dar (vgl. Lit NEYZI, TALBOT, Belegbarkeit und die Auslösung von akuten Überladungskatastrophen durch eine innerhalb weniger Stunden bewirkte Bestandsmehrung an osmotisch freiem H_2O oder K^+ um 5% [+ 1,8 l H_2O, + 120 mval K^+]).

Verstöße gegen die Verteilungsregel sind die leicht verständliche Ursache verschiedener Überladungskatastrophen. Sie können aber auch zu renalen Verlusten führen. Dieses – nur scheinbar paradoxe – Prinzip beruht auf der Auslösung einer renalen Entstörung im Sinne der raschen H_2O- und K^+-Diurese, welche natürlich eine Verfehlung des gewollten Zieles darstellt (vgl. Erfolgssteuerung nach der Bilanz, hier Kontrolle der Harnbildung). Nutzanwendung und Realisierung der Verteilungsregel (s. Saug-Schluck-Methode) . . .

c) **Die Dosierung der Verbrauchs- und Verlustdeckung nach der Bilanz.** Die homoeostatische Sicherung der wichtigsten Serumwerte gipfelt in der „Fernhaltung" der flexiblen Umsätze des WElH von diesen biologischen Konstanten. Jede einseitige Blickrichtung auf Serumwerte bedeutet den Verzicht auf beweiskräftige Frühsymptome und quantitative Unterlagen („Warten auf die Entgleisung"). Ohne Einblicke in die Bilanz kann es zu fatalen Fehldeutungen der Serumwerte kommen. Der Verbrauch und Verlust ist jeweils um so besser zu decken, je näher wir auf unmittelbaren oder mittelbaren Wegen an seine Taxierung herankommen. Auch für die Einstellung der Kranken mit Niereninsuffizienz auf ein adäquates Elektrolytregime kann die quantitative Erfassung der aktuellen Bilanzstörung durch keine noch so komplizierte andere Untersuchungsmethode ersetzt werden.

d) **Die Erfolgssteuerung der Therapie nach der Harnbildung.** Das einfachste Beispiel für dieses Prinzip ist die rechtzeitige Anhebung der H_2O-Aufnahme bei hochkonzentrierter Oligurie als Zeichen von H_2O-Knappheit oder Mangel. Die notwendige Menge ergibt sich aus der „Quittung", welche die Nieren ausstellen, wenn die maximale Konzentration fällt und das Harnvolumen steigt. Dieser Fall von Erfolgssteuerung der Therapie ist nur ein Beispiel für viele *Erfolgskontrollen hinsichtlich der Bilanz* bis in den Bereich der induzierten osmotischen Diurese mit 6stündiger analytischer Kontrolle der Harnbilanz.

Die „Aufnahmelenkung nach den Ausgaben des vorhergehenden Tages" wird oft empfohlen. Das Prinzip birgt aber – wenn der Begriff Ausgaben nicht der korrekten Definition der Bilanzkunde angepaßt wird (s. III) – die Gefahr in sich, daß pathologische Vorgänge therapeutisch perpetuiert werden, z. B. wenn am Vortag Überschußaufnahmen excretorisch abgegeben wurden oder als Reaktion auf Mangel eine Konservierung, z. B. von H_2O stattfand.

e) **Die „Zug um Zug"-Regel.** „Man kann nicht zweimal in denselben Fluß hineinsteigen, andere Wasser sind da und wir selbst sind auch anders geworden" (Heraklit von Ephesus, etwa 544–484 v. Chr.).

Eine Einschaltung ärztlicher Maßnahmen vollzieht sich in einem nonstop-Fließbetrieb. Sie kann wegen der homoeostatischen Reaktionen nur Zug um Zug durchgeführt werden. Man kann für mehrere Tage planen, muß aber bei gefährdeten Kranken manchmal schon nach mehreren Stunden seine Pläne revidieren (s. Erfolgssteuerung nach der Bilanz). Nach den Erfahrungen mit dieser Art des Vorgehens kann man den Optimismus nur bewundern, mit welchem manchmal Langzeitplanungen der Elektrolyttherapie empfohlen werden.

f) **Die Toleranzregel für die Mangelsubstitution.** Wenn ein Kranker mit erheblichem Mangel an einem der Stoffe des WElH noch lebt, verdankt er es der Herstellung neuer Gleichgewichte durch seine homoeostatischen Mechanismen. Das neue Gleichgewicht bedeutet Entfernung aus dem homoeostatisch gesicherten Bereich, häufig auch einen Kapazitätsverlust. Jede einseitige brüske Korrektur kann eine neue Gefährdung mit anderen Vorzeichen heraufbeschwören (vgl. auch die Imbalanzen nach Dialyse, d. h. nach Entnahme von Überschuß).

Die Regel, daß die Toleranz gegenüber Substitution mit zunehmendem Mangel abnehmen kann, schützt davor, den WEl-Bestand mit einem Warenlager zu verwechseln, das man sortenweise auffüllen kann.

Die Bedeutung der laufenden Kontrolle der Serumwerte liegt nicht bei der – problematischen – Berechnung der Bestandsminderung, auch nicht bei der Auslösung eines Trachtens nach ihrer alsbaldigen Normalisierung („Kosmetische Korrektur"), sondern bei ihrer Zuhilfenahme im Rahmen des Gesamtbildes und der Bilanzsituation.

g) **Die Aufgabe der gezielten Soforthilfe bei Mangelentgleisungen.** Die Frage der gezielten Soforttherapie lautet nicht „Wie groß ist die Bestandsminderung?", sondern „Wie gefährlich ist der Mangel?". Vielfach hängt es nicht so sehr von der Menge ab, die zu Verlust ging (dem Bestand entnommen wurde) als von dem Tempo der Entnahme (Menge/Zeit).

Die – im Vergleich zu anderen therapeutischen Möglichkeiten – einmaligen lebensrettenden Erfolge der gezielten Soforttherapie beruhen *niemals* auf der Kenntnis und sofortigen Behebung der wirklichen Bestandsminderung, sondern auf der „Entstörung des störenden Mangels".

Die volle Restitution des Bestands ist eine „cura posterior", die man bei entsprechender Sorge für disponible Stoffe des WElH oft den wiedergewonnenen homoeostatischen Mechanismen überlassen kann.

h) **Das Prinzip der „multiplen Sorge für die Homoeostase des WElH".** „Die Elektrolyttherapie führt die Stoffe des WElH zu, aber nicht ihre Ordnung". Aus diesem Leitsatz folgt: Was für die stoffwechselabhängige Erhaltung der Ordnung getan wird, geschieht auch für den WElH. Der fließende Übergang von der Einfachheit der hier ins Auge gefaßten Stoffe des WElH zu den komplexen Problemen der Ernährung wird im folgenden Abschnitt in Erscheinung treten.

3. Die ärztliche Lenkung des gefährdeten WElH nach der Speisen- und Getränkekarte

3.1. Die Koordination des Elektrolytregimes mit der Ernährung

Wenn die alltäglichen Fragen: „Was darf der Kranke trinken?" „Was darf er essen?" „Darf ich ... trinken, essen und wieviel?", unter dem Gesichtspunkt der Lenkung des gefährdeten WElH zu beantworten ist, sind wir bezüglich einer sinnvollen Auswahl der gewünschten Mengen an H_2O, Na^+, K^+ auf die erste Stufe der Realisierung des Elektrolytregimes und seiner Koordination mit dem – vom Grundleiden her erforderlichen – diätetischen Regime versetzt.

Die unzertrennbare Auswirkung jeder getroffenen Wahl stellt gewisse Anforderungen an das ärztliche Grundwissen. Für den erforderlichen Brückenschlag zwischen Diät und Elektrolytregime stehen – wenn man von einem einzigen Teilgebiet, dem Salzverbot, absieht – erstaunlich wenig Unterlagen zur Verfügung.

Die Indikation der Diätetik, angefangen von der wünschenswerten Verteilung der Nahrungsstoffe auf die Energieverbrauchsdeckung, der vollwertigen (!) und ausbalancierten (!) Deckung des Eiweißbedarfs, der Deckung des Vitaminbedarfs bis zur diätetischen Versorgung bei Erkrankungen des Verdauungskanals und des Stoffwechsels, sind nicht Gegenstand dieses Buchs (s. z. B. LANG, Biochemie der Ernährung, 2. Aufl.).

Die Indikationen der Elektrolyttherapie[60] sind in der Übersicht, Seite 171, aufgezählt und definiert. Sie ergeben sich aus den jeweiligen Übergriffen der betreffenden Grundkrankheiten auf den WElH. Sie erstrecken sich von der standardisierten Verbrauchsdeckung bis zu den gezielten Maßnahmen des Gebens und Nehmens.

---

[60] Die Stoffe des WElH zählen für die Ernährungslehre zur Gruppe der „essentiellen Nahrungsfaktoren" (K. LANG).

Jede einseitige Lenkung – sei es nach dem Bedarf des WElH oder demjenigen der Ernährung – muß mit der Gefahr der Auslösung von Konflikten auf der Gegenseite verbunden sein („die Rechte weiß nicht, was die Linke ausrichtet").

Manches gut gemeinte Ernährungsregime wird illusorisch und gefährlich, wenn es fundamentale Forderungen des WElH nicht beachtet.

Die Stoffe des WElH (H_2O, Na^+, K^+ usw.) werden von den zubereiteten Lebensmitteln zum Teil „mitgebracht", zum Teil – nach der metabolischen Umsetzung – „geliefert" (vgl. H_2O als „mitgebrachten Bestandteil und als „geliefertes" Oxydationswasser, Säuren und Basen usw. – Tab. 9).

Die verfügbaren Nahrungsmitteltabellen sind großenteils auf den Bezugswert 100 g eines Lebensmittels, einer Speise oder eines Getränks abgestellt[61]. Dieser Bezugswert entspricht nicht den hier gesuchten (gefragten) Beziehungen zwischen Diät und Elektrolytregime, stellt aber die Berechnungsgrundlage dar. Die Auswahl unter den möglichen Bezugswerten, welche im Folgenden getroffen wurde, ist keineswegs erschöpfend. Sie vermag aber gewisse Vorstellungen zu vermitteln, die sich bei der Beantwortung der eingangs gestellten alltäglichen Fragen, d. h. bei der Realisierung des Elektrolytregimes, als nützlich erweisen.

3.2. H_2O-reiche und H_2O-arme Ernährung

Der primitive Rat „den Wasserhahn auf- oder zuzudrehen", erweist sich u. a. auch vom Prinzip her als ungenügend und zum Teil falsch. Wasser kann in großen Mengen in Form sogenannter fester Speisen „verspeist" werden. Diese Form der Aufnahme kann einmal so wünschenswert sein wie umgekehrt die Forderung nach der „getrunkenen" Calorie. Dabei können sich übrigens bestimmte „Flüssigkeiten" als ausgesprochen H_2O-arme Nahrungsverabreichung herausstellen (s. Tab. 10). Adäquate Bezugswerte ergeben sich für die Steuerung der Ernährung auf H_2O-reich bzw. -arm aus den Fragen:

1. Wieviel H_2O (mitgebracht oder geliefert) trifft auf 1 kcal?
2. Wieviel H_2O wird durch die Eiweißaufnahme (Verabreichung) beschlagnahmt?
3. Wieviel H_2O wird durch einen Salzüberschuß beschlagnahmt?

Die Suche nach normalen Proportionen (Quotienten) wird der Situation des „Erhaltungsbedarfs", d. h. der standardisierten Verbrauchsdeckung, zugrundegelegt (Tab. im Absatz „parenterale Steuerung").

---

[61] Bezügl. der acidogenen und alkalogenen Auswirkung s. SBH, 210.

Tabelle 9. Lieferung von Oxydationswasser

	Eiweiß	Fett	Kohlen-hydrat	Alkohol
kcal aus 100 g Oxydationswasser	400	900	400	670
ml aus 100 g Oxydationswasser	36	100	56	70
ml je kcal	0,09	0,11	0,14	0,10

Durchschnittlich 0,1 ml Oxydationswasser je kcal, bei Kohlenhydrat aber 0,14 ml. Trockene Kohlenhydrate liefern also 1:7 für Wasser:kcal.

a) H_2O-reiche oder H_2O-arme Energielieferung? Der Stoffwechsel fordert H_2O. Die Faustregel, daß auf den Umsatz von je 1 kcal je 1 ml H_2O treffen soll, liefert eine brauchbare Vergleichsbasis („standardisierte Verbrauchsdeckung" mit 1500 kcal und 1500 ml H_2O pro m²).

1 ml H_2O : 1 kcal gilt als Vergleichsbasis für den „Energiequotienten". Der tatsächliche Quotient ergibt sich aus den Werten (Tabellen, meist für 100 g Speise oder Getränk) einerseits für die Belieferung mit kcal und andererseits für die Gesamtbelieferung von H_2O (Summe mitgebr. H_2O und als Oxydations-H_2O geliefert). Man kann sich die Berechnung des gelieferten Oxydationswassers ohne große Fehler sehr vereinfachen, wenn man rd. 0,1 ml H_2O pro kcal annimmt. Für KH gilt allerdings der Faktor 0,14 (vgl. **Tab.** 9). Die Rolle des Oxydationswassers tritt besonders dann in Erscheinung, wenn die Menge an mitgebrachtem H_2O (Wassergehalt pro 100 g) bei zunehmendem Energiegehalt abnimmt. Es ist leicht zu verstehen, daß 100 g reines, d. h. H_2O-freies oder -ärmstes Fett durch den hohen Brennwert (900 kcal) etwa 90 ml Oxydations-H_2O liefern. Damit steigt die H_2O-Lieferung pro 100 g (!) Lebensmittel in denselben Bereich, den man bei sehr calorienarmen, aber wasserreichen Lebensmitteln als „mitgebrachtes" H_2O findet.

Diese Überschlagrechnung vernachlässigt die Beziehung zur Energielieferung, dem „Nährwert". Sie zeigt einen der Vorteile des Bezugswertes kcal anstelle von 100 g Lebensmittel. Die relativ große Menge an Oxydationswasser schrumpft wieder auf ihre tatsächliche Bedeutung für den H_2O-Haushalt zusammen, wenn man sie zur Energiedeckung in Beziehung setzt: 1 ml H_2O trifft bei reinem Fett auf 9 kcal (Quotient 1:9 statt 1:1). Eine einfache Überlegung ergibt, daß die Deckung von 2500 kcal durch reines Fett mit einer Gesamtlieferung von nur 270 ml H_2O/24 Std verbunden wäre. Auf dieser Basis ergibt sich rasch die H_2O-reiche Energielieferung der oben erwähnten H_2O-reichen Lebensmittel mit niedrigem Caloriengehalt.

„Wir lenken die Wahl der Lebensmittel in Richtung calorienreich".
Sie muß immer, auch für KH, mit der Sorge für die H_2O-Verbrauchs-
deckung verbunden sein (bezügl. Eiweiß, s. nächster Absatz).

Das Minimum der H_2O-Lieferung, d. h. die H_2O-ärmste Deckung von
Energiebedarf ist durch den Anfall von Oxydationswasser bei der meta-
bolischen Umsetzung von Fett festgelegt (Quotient 1 ml H_2O : 9 kcal).
Noch trockener geht es nicht[62].

Damit gelingt es, einen Energiebedarf zu decken, wenn im WElH z. B.
eine Kontraindikation gegen H_2O-Verabreichung vorliegt. Das Maximum
der H_2O-reichen Energiedeckung ist theoretisch durch Verdünnung un-
begrenzt. Praktisch bedeutet aber ein globaler Quotient von 5 ml H_2O : 1
kcal bereits – auf den Tagesumsatz von 2500 kcal umgelegt – bis zu 12,5 l
H_2O/24 Std.

b) H_2O-reiche oder H_2O-arme Eiweißlieferung? Der Eiweißhaus-
halt fordert eine adäquate, vollwertige und ausbalancierte Aufnahme. Der
metabolische Eiweißumsatz ist mit einem Anfall von Harnsoluta verbunden, denen der „Löwenanteil" an der Solutabilanz und damit am Verbrauch
von H_2O als Lösungsraum für die Harnbildung zufällt (III/. . .).

Der – nur selten realisierbare – Minimalverbrauch von 5 ml H_2O pro
1 g Eiweiß[63] kann beim Gesunden und Kranken auf 10–20 ml pro 1 g
Eiweiß ansteigen. Dies ist schon der Fall, wenn ein vermehrter oder für
die Restleistung der Nieren relativ vermehrter Solutaanfall den Modus der
osmotischen Diurese auslöst (III).

Die Möglichkeit, daß der renale H_2O-Verbrauch auf 10–20 ml/1 g Eiweiß ansteigt, liegt um so näher, je höher der Anteil von Eiweiß am Gesamt-
umsatz wird. Wenn man sich die erstaunliche Sorglosigkeit mancher diätetischer Empfehlungen vor Augen hält, nimmt die Auslösung von lebens-
bedrohlichem H_2O-Mangel auf dem Wege über die Devise „Viel Eiweiß
und wenig Wasser" nicht Wunder (vgl. H_2O-Mangelkatastrophen bei
Sondenernährung, auch die Aufklärung der Azotämie nach Respiration von
Blut im GIT nach dem Prinzip der Bilanzkunde).

Eine einfache Überlegung ergibt, daß auch die weitverbreitete Meinung,
man könne ein „Zuviel an Eiweiß (bezüglich der Erfordernisse des Ei-
weißhaushalts) ja beruhigt auf Energielieferung umrechnen", nicht nur
am Prinzip der Imbalanz, sondern auch an der Auswirkung auf den WElH
vorbeigeht. Die *theoretische* (!) Umrechnung der Lieferung von 2400 kcal
aus 600 g Eiweiß ergibt bei osmotischer Diurese (Quotient 20 ml H_2O : 1 g

---

[62] Vgl. auch die Rivalität von Fett und H_2O um ca. 80 % des KG in Abbildung 3.

[63] Maximale Konzentration des Harns auf 1200 mosmol/l und Herstellung einer gegenüber Plasma 100fachen Konzentration für Urea und 10 000facher Konzentration von H^+.

Tabelle 10. H_2O-reiche und H_2O-arme Energielieferung (H_2O-reiche bis H_2O-arme kcal)

sehr H_2O-reiche kcal.	H_2O-reiche kcal.	Durchschnittsbilanz	H_2O-arme kcal.	sehr H_2O-arme kcal.	
5:1	5:1 bis 25:1	2,5:1 bis 1:1	1:1,5 bis 1,3	1:3 bis 1:5	1:> 5
Getränke:	Getränke:	Getränke:	Getränke:	Getränke:	Fettemulsion
Tee, Kaffee	Gemüsesäfte?	Apfelsaft (2:1)	Wein?	Whisky (1:3,3)	Sondennahrung?
1 Stck. Zucker pro Tasse (7:1)	Tee, Kaffee 2 Stck. Zucker pro Tasse (3:1)	Orangensaft (2:1)	Starkbier?	Sahne dick (1:3,7)	
Fruchtsaft- getränke	Buttermilch (3:1)	Bier (2:1)	Sahne dünn (1:2,2)	Liköre?	
„Saftgetränke" sehr dünn?	E	Kakao aus Vollmilch (1:1)	Getränke mit Sirup	Sahne-Mix	
Limonaden?	Zitronensaft (4:1)	Kuhmilch (1,5:1)	Sondennahrung	Biosorbin Konz.	
	Blumenkohl $^1/_3$–$^2/_3$ Milch?	E!!	Biosorbin (1:1,5)		
		Aminofusion 1000 = 1:1)			

Fortsetzung: Tabelle 10

sehr H_2O-reiche kcal.	H_2O-reiche kcal.	Durchschnittsbilanz	H_2O-arme kcal.	sehr H_2O-arme kcal.	
> 5:1	5:1 bis 25:1	2,5:1 bis 1:1	1:1,5 bis 1,3	1:3 bis 1:5	1:> 5
Speisen:	Speisen:	Speisen:	Speisen:	Speisen:	Speisen:
Gurke (7:1)	Rettich (5:1), aber Na^+	KH-arme Obstsorten	Haferflocken zubereitet (1:1,5)	Brot (1:4)	Trockenwurst (Salami) (1:6 u. Salz u. E)
Kürbis	Spinat (5:1) (4:1)	Erdbeeren (2,5:1)	Erbsen gekocht (1:1,5)	Konfitüre (1:5)	Emmenthaler (1:5,5 u. 1 g NaCl/100 E!)
Melone (6:1)	Pilze	Zitronen (2,5:1)	Eier (1:1,5) ([Salz!] E)	Bündner Fleisch (1:3) Na^+ E!	Hochfette Käse !(?)
	gr. Bohnen frisch (3:1)	Karotten frisch (2:1)	Fleisch gekocht mager (1:2)	10 g Salz/100	Nüsse (1:9)
	Kohlrabi (3:1)	Erbsen frisch (2:1)	Fleisch gebraten mager (1:2,2)	Blutwurst u. Speck Braten, mittelf. (1:4), E, Salz	Butter (1:9)
	Magermilchprodukte? E	Rüben (2:1)	Fleisch roh, mittelfett (1:3)	Kaviar (1:4) u. 5 g Salz/100 E!!	Eßschokolade (1:9)
		Rosenkohl (2:1)	Salm frisch (1:2,2)	Schinken mittelfein (1:5), 5 g Salz/100 E	Schweineschmalz (1:10) (Salz!)
		Zwiebel (2:1)	Biosorbin Konz. (1:2)	Datteln (1:5)	Speck, fett gesalzen (1:9 u. 8 g NaCl/100)
		Kartoffeln (1:1) Salz!			Süßigkeiten:
		Teigwaren, Reis (1:1) zubereitet			Honig (1:5)
		Apfel, Birne (1,5:1)			Caramel (1:7)
		Forelle (1:1,1)			
		Hecht (1,1:1)			
		Schellfisch frisch (1,1:1) (nicht viel Salz [Seefisch])			

Eiweiß) einen Lösungsraumbedarf von 12 l H_2O – allein für die Excretion der Endprodukte von Eiweiß (3600 mosmol Soluta!).

Eiweiß ist am Krankenbett für die Energiebedarfsdeckung in größerem Ausmaß nicht geeignet[64].

Die unlösbare Beziehung zwischen dem Eiweiß- und dem H_2O-Haushalt reflektiert – vom Bestand her gesehen – zwei prinzipielle Forderungen:

1. Was man für den Eiweißstoffwechsel tut, ist auch für den WElH getan (vgl. das Primat des Zellstoffwechsels für die Erhaltung der Homoeostase in II).

2. H_2O-Mangel bedeutet Angriff auf den Eiweiß-Haushalt (Zellstoffwechsel, Schaffung der katabolen Lage, Erfolgsstörung aller gut gemeinten Maßnahmen „für Eiweiß", Übergriff der diätetischen Therapie auf den WElH).

Man sollte deshalb stets an die vollwertige und ausbalancierte Verabreichung von Eiweiß und die gleichzeitige Sorge für den H_2O-Haushalt denken. Im klinischen Bereich ist die Kontrolle der Harnbildung, besonders bei der parenteralen Therapie gefährdeter Kranker (Osmolarität), unerläßlich.

In der Deckung des „Erhaltungsbedarfs" ist ein Anteil von 70 g Eiweiß (280 kcal = rd. 12% der Gesamttagesmenge) angesetzt. Diese liegt im unteren Bereich der Empfehlungen der DGE (12–15%) und weist oft erhebliche Zuschläge bei Kranken (auch bei katabolen Zuständen) auf.

Als Vergleichsbasis für die Taxierung einzelner Speisen oder Getränke hinsichtlich des Verhältnisses von H_2O (mitgebracht und als Oxydations-H_2O geliefert) zu Eiweiß eignet sich eine gleitende Wertangabe, welche die minimale Beschlagnahme von H_2O und den gesteigerten Verbrauch bei osmotischer Diurese berücksichtigt. Die minimale Menge von 5 ml H_2O : 1 g Eiweiß liegt nicht viel über dem „Energiequotienten", weil mit 1 g Eiweiß die Lieferung von 4 kcal verbunden ist.

5 ml H_2O bis 20 ml H_2O : 1 g Eiweiß kann man als „Eiweißquotienten", je nach dem Modus der Harnbildung, der Beurteilung der Beispiele in der Tabelle 11 zugrundelegen.

Die Aufzählung von Beispielen zeigt, daß die Quotienten ml H_2O : g Eiweiß in der Richtung „H_2O-reiche Eiweißlieferanten" bei H_2O-reichen Lebensmitteln häufig im Bereich von 20:1 bis 50:1 liegen (und bei entsprechend geringem Eiweiß-Gehalt natürlich beliebig darüber hinausgehen). Das Minimum von 5:1 wird von vielen Eiweißlieferanten erheblich überschritten. Sie liegen dann im Bereich der H_2O-armen Eiweißlieferanten.

---

[64] Dazu kommt noch, daß man die „Energielieferung" auf manche Sorten von Eiweiß, z. B. Blut- und Plasma-Eiweiß wegen des langsamen Umsatzquotienten nicht übertragen kann.

Eine Begrenzung auf 2:1 ergibt sich daraus, daß bei 30–40 g Eiweiß pro 100 g (!) die natürliche Grenze zwischen Speisen und Trockenprodukten (wie z. B. Eipulver, Gelatine usw.) liegt.

Tabelle 11. Praktische Beispiele für die Bewertung von Speisen und Getränken hinsichtlich der Lieferung von H_2O pro 1 g Eiweiß

H_2O-reiche Eiweißlieferung 40:1 bis 20:1	Der Verbrauch an H_2O als Lösungsraum je nach Harnbildung deckende E-Lieferung 20:1 bis 5:1	H_2O-fordernde H_2O-arme E-Lieferung und H_2O-fordernde E-Lieferung 5:1 bis < 2:1
Kartoffel (40:1) Salz! Dicker Rahm (40:1)	Biosorbin mit $^1/_2$ H_2O (14:1)	Schellfisch (5:1) Forelle (4,5:1) rohes Rindfleisch (4,5:1) Salz!
kcal! Kuhmilch (30:1)	Eiweiß-Mix Sondennahrung Brot (7:1)	gek. u. gebr. Fleisch z. B.: Beafsteak (4:1) Salz! Trockenwurst (Salami)
Haferflocken, gekocht (30:1) Gemüse zwischen 40:1 und 30:1 Reis, Teigwaren (40:1) Biosorbin Original (25:1) Rosenkohl (15:1) Kohl (60:1) grüne Bohnen (40:1)	Frisch-Ei (7:1) Haselnuß (6:1) Quark (6:1)	(3:1) Salz! (Blutwurst) Weizenkeimlinge (2:1) Erdnuß geröstet (2:1) Emmenthaler (2,5:1) Salz! Parmesan (2:1) Salz! Trockenfleisch geräuchert (Bündner) (2:1) Salz! Kaviar (2:1) Salz!

Vergleichszahlen zu E-Haushalt :

E 12–15 % des Gesamtumsatzes
E pro 1 g sollen 25–35 kcal gedeckt sein
(Garantie der Verwertung im E-Haushalt) $^1/_2$ tierisch, $^1/_2$ vegetarisch
E 1,0 g/kg KG, bis 1,6 g/kg (postop. z. B.) bis 1,5 und 3,0 g/kg, bei besonderen Situationen, auch katabol.!
Biologische Wertigkeit bei Fleisch, Milch = 100 f. Kart., Hafer 80, für Reis, Weizen 50.
Plasma und Blut-Eiweiß lange Halbwertzeiten des Umbaues

c) H_2O-reiche und H_2O-arme Salzaufnahme. Die Beurteilung von Speisen und Getränke nach dem Verhältnis von Wasser und Salz, d. h. H_2O und Na^+ beruht auf der physiologischen Partnerschaft zwischen Lösungsmittel und Gelöstem in der Bilanz (Verbrauch, Verluste und Überschußexcretion). Sie ist ein Bestandteil der Bewertung bestimmter Speisen und Getränke als H_2O-reich oder -arm, weil sie die Beschlagnahme von H_2O zur Excretion überschüssiger NaCl – ($NaHCO_3$ usw.) – aufnahmen in Rechnung setzt.

Dieser Standort der Betrachtung konkurriert nicht mit der getrennten Errechnung der Salz- bzw. Na^+-Aufnahme bei der gezielten und quantitativen Lenkung der gesamten Tagesaufnahme (Vorschriften und Verbote). Wenn es darum geht, eine bestimmte und stets limitierte Tagesmenge an Na^+ oder eine Na^+-arme bzw. streng Na^+-arme Lebensweise zu verordnen, muß man die Summe der Tagesaufnahme wissen. Die Ernährung ist *„kochsalzarm"*, wenn sie bis zu *1 g NaCl (17 mval Na$^+$)* enthält.

Die Übertragung dieser Definition auf einzelne Speisen und Getränke ist angesichts der unterschiedlichen faktischen Aufnahme problematisch.

Herstellung der Beziehung zwischen Definition der Na-Bilanz und der H_2O-Aufnahme (beide Definitionen decken sich):

streng salzarm < 1 g (50 mval Na)/Tag wird mit 1,5–2,5 l H_2O aufgenommen = < 1 g Salz/l H_2O = sehr H_2O-reiche Salzaufnahme.

salzarm < 3 g (50 mval Na)/Tag wird mit 1,5–2,5 l H_2O aufgenommen = < 2 g/l H_2O = H_2O-reiche Salzaufnahme.

Wenn man sich aber über die bilanzmäßige Auswirkung des mit einer Speise oder eines Getränkes gelieferten Wasser (mitgebracht und geliefert als Oxydationswasser) klar werden will, kann es nicht gleichgültig sein, ob diese H_2O-Menge als osmotisch freies Wasser zur Verfügung steht oder ob sie noch nicht entfernt dazu ausreicht, den mitgenommenen Salzüberschuß wieder auszuscheiden. Die Tatsache, daß es in letzterem Fall zu Na^+-Überladung und H_2O-Mangel kommen kann, stellt eine Verbindung zur Lenkung des Na^+-Haushalts her. Man gelangt auch auf diesem Wege zu praktisch wichtigen Einblicken in die Na^+-Bilanz.

Die vorliegende Beurteilung erstreckt sich weder auf die Menge an Salz (Na^+) pro 100 g Lebensmittel noch auf die absolute Menge in der Aufnahme. Sie stellt lediglich eine Beziehung her zwischen dem gesamten gelieferten Wasser und Salz (Na^+). Als Vergleichsbasis eignen sich die Mengen der standardisierten Verbrauchsdeckung (Erhaltungsbedarf), die bei rd. 3 g NaCl (50 mval Na) pro 1 Liter H_2O (rd. 7 g NaCl, 120 mval Na^+/ 2,5 l H_2O/Tag/70 kg) liegen.

Cave: Konfusion von Bilanz und Bestand! „Die Na^+- und H_2O-Bilanz (!) liegt prinzipiell im Vergleich zum EZF-Bestand (!) im hypotonen Bereich".

Für die vorliegende Bewertung wird unter bewußter Außerachtlassung der in bestimmten Situationen gegebenen Möglichkeiten, im Harn bis maximal 26 g NaCl/l unterzubringen (vgl. III...) die Excretion von Überschußaufnahme an NaCl in isotoner Konzentration angenommen (rd. 9 g NaCl = rd. 320 mosm. [Na^+ + Cl^-]/l Harn).

Da die Na^+- und H_2O-Bilanz unter gewöhnlichen Bedingungen, auch bei Mehrverbrauch für Thermoregulation und Harnbildung, oft sogar bei mäßigen Verlusten „hypoton", d. h. mit einer im Verhältnis zur EZF wesentlich geringeren Na$^+$-Menge abschließt, werden Quotienten, die wesentlich unter 3 g NaCl (50 mval Na$^+$)/l H$_2$O liegen, als H$_2$O-reiche Salzaufnahme und solche, die bei 9 g NaCl/l H$_2$O/(isotone Kochsalzlösung) oder wesentlich darüber liegen, als H$_2$O-arme bzw. H$_2$O-fordernde Salzaufnahme bewertet. Die Faustregel: isotone NaCl-Lösung liefert bei fehlendem Bedarf praktisch kein osmotisch freies H$_2$O.

Aufgenommener Salzüberschuß wirkt sich nach dem Prinzip „Solutageben bedeutet H$_2$O-Verbrauch steigern bzw. bei ungenügendem Verbrauch H$_2$O-Mangel auslösen" als Beschlagnahme von Wasser aus.

Für die Realisierung der Elektrolyttherapie ist es bemerkenswert, daß der menschliche Verdauungsapparat in der Regel bereits die Aufnahme isotoner Salzlösungen verweigert (vgl. Auslösung von Erbrechen durch physiologische NaCl-Lösung, besonders aber durch hypertone, vgl. toxikologische Anwendung).

Wesentlich höher liegt aber die Toleranz, wenn das in einer festen Speise enthaltene H$_2$O plus dem noch gar nicht vorauszusehenden Oxydationswasser verbunden ist, wie sie in Meerwasser oder sogar 5fach (!) konzentriertem Meerwasser vorhanden ist.

Ein Beispiel für diese Eigentümlichkeit kann zugleich als Berechnungsmuster gebracht werden:

Wenn Brot mit einem Kochsalzgehalt von 1,5 g/100 g[65] verzehrt wird, werden 37 ml H$_2$O/100 g mitgebracht und 31 ml Oxydations-H$_2$O mitgeliefert.

Auf 68 ml H$_2$O entfallen 1,5 g NaCl, auf 1000 ml also rd. 22 g NaCl (!). (Salzgehalt von 1500 g Brot mit 1000 ml H$_2$O). Das mit dem Brot gelieferte Wasser enthält etwa 2$^1/_2$ mval soviel NaCl wie eine isotone Kochsalzlösung. Brot wirkt sich als H$_2$O-arme Salzaufnahme (vgl. auch H$_2$O-arme kcal) aus. Man zögert aber nicht, es noch zusätzlich zu salzen (vgl. gastronomische Bilanz, Tab. 12).

Das gleiche „Würzbedürfnis" sieht man gegenüber eiweißliefernden Lebensmitteln, wie Fleisch, Eier usw., die von Haus aus noch keine H$_2$O-arme Salzlieferung bedeuten würden. Hier liegt auch der große Unsicherheitsfaktor aller Berechnungen bezüglich des bei Tisch oder in der Küche gegebenen Salzes[66].

---

[65] Sehr wechselnde Angaben je nach Herstellung, hier Werte für Schwarzbrot nach GEIGY.

[66] Ein großer Unterschied ist zwischen Salz und Salz. „Feinsalz", das als besonders „praktisch" (und manchmal durch Zusätze als besonders „gesundheitsförderlich") empfohlen wird, ist weniger voluminös, „wiegt schwerer" z. B. 1 Kaffeelöffel 1,5–3 g (!!), 1 Messerspitze 0,5–1,5 g, und schmuggelt sich leicht in Mengen, die größer sind als diejenigen von grobem Salz, bei Tisch und fertigen Speisen.

Tabelle 12. Praktische Beispiele für die Bewertung von Speisen und Getränken als H_2O-reiche oder H_2O-arme Belieferung mit Salz (Na^+) (Angabe g NaCl in mval Na/l)

Sehr H_2O-reich, < 1 g (17 mval Na/l) Salz	H_2O-reich bis 2 g (34 mval Na) Salz/l	$^1/_3$–$^1/_2$ isot. ähnl. der Durchschnittsbilanz u. häufigen Verbrauchszuschlägen bis 3 g ($^1/_3$) bis 5 g ($^1/_2$)	isoton = kein osmotisch freies Wasser liefernd (9 g = 150 mval Na/l)	> 3fach hyperton bis 30 g/l (Meerwasserartig) H_2O-fordernd	Bis 15fach hyperton (5fach konzentriertes Meerwasser) stark H_2O-fordernd (150 g NaCl/l H_2O)
Mineralwasser Obst (nicht präpariert) Sorten frisch Sehr viele Gemüse Kartoffeln ohne Zusatzsalz (0,25 g/l Salz) Haferflocken gekocht	Mineralwasser Kuhmilch (1,6 g/l) Manche Pilzsort. Champignon (2,0 g/l) Datteln, Feigen (2,0 g/l) Rohes Fleisch (vgl. IZF u. kl. ez. Anteil (!) (2–3 g/l)	Mineralwasser Rohes Rindfleisch (2,2 g/l) Fleisch u. Fisch (auch Seefisch) roh oft 2–3 g/l Rind roh 2,2 g/l Gemüse wie Sellerieknollen Vollei 3,5 g/l	*Physiol. NaCl-Lös.* Manche Pilzsorten Pfifferlinge, Reizker 8,0 g/l Viele Zubereitungen durch Hinzufügen von 0,6 g Salz/100 ml H_2O (oft entspr. 100–150 g Speise)	Brot (10–22 g/l) Emmentaler (14 g/l) Braten, Kartoffel stark gesalzen 20 g/l Zugabe 1,5–2,0 g pro rd. 150 g Wurst 22 g/l s. Trockenwurst	Parmesan (33 g/l) NaCl Trockenwurst (30–40 g/l) Speck gesalzen (50 g/l) Schinken (72 g/l) Kaviar (82 g/l) Fleisch geräuchert trocken (Bündner) 150 g (!)/l
Reis, Teigwaren gekocht ohne Zusatz (0,025– 0,1 g NaCl/l) *Globalbilanz streng salzarm* < 1 g/1,5–2,5 l H_2O	*Biosorbin nicht gelöst* 27 mval Na/l *Globalbilanz salzarm :* < 3 g/1,5–2,5 l H_2O	*Liquorsorb.* 60 ml Na/l *Biosorbin doppelt* 54 g/l Fleischsuppe 3–5 g/l Haldane 4 g/l als NaCl $^1/_3$ *hypotone Infusion* 50 mval Na/l			

Einfache Umrechnungshilfen:

von Na^+ in mg auf NaCl mg = × 2,5 (23 × 2,5 = 58 mg NaCl)
von g Salz in mval Na^+ = × 17, z. B. 3 g Salz 50 mval Na^+.

d) **Wie steuert man die Ernährung des Kranken in eine H₂O-reiche oder H₂O-arme Richtung ?** Aus der vorangegangenen Herstellung von Beziehungen zwischen der H_2O-Belieferung und der Belieferung mit Energie (kcal), Eiweiß und Salz können entsprechende Berechnungsgrundlagen, aber auch allgemeinen Vorstellungen entnommen werden, die uns in der täglichen Praxis zur Hilfe kommen. Kurzhinweise auf einige Ergebnisse:

Die Identifizierung von Flüssigkeit (Getränken) *mit H₂O-reicher Ernährung* kann zu erheblichen Fehlern führen. Die „*getrunkene*" Calorie kann wesentlich H_2O-ärmer sein als die „verspeiste", wie die Beispiele der Nahrungskonzentration und der konzentrierten Sondennahrung (auch bestimmte Infusionen) zeigen.

Konzentrierte alkoholische Getränke rangieren in der H_2O-fordernden Gruppe der Energiedeckung, was man vielleicht bei besonders wohlwollender Betrachtung als eine Entschuldigung für das ungestillte Trinkverlangen werten kann (vgl. „Bier und Korn"). Dabei wurde die Förderung des Harnvolumens (↑ H_2O-Verbrauch) durch alkoholische Hemmung der ADH-Auswirkung noch nicht berücksichtigt.

Man kann demnach durch entsprechende Auswahl unter den „Flüssigkeiten" den beiden Indikationen dem „Geben" und „Nehmen" von H_2O gerecht werden, gleichzeitig aber auch die Auslösung von H_2O-Mangel durch konzentrierte Flüssigkeiten, besonders bei Sondennahrung leicht rechnerisch belegen[67].

Kuhmilch, die bezüglich der Lieferung von Eiweiß und Salz in die H_2O-reiche Kategorie fällt, liegt durch ihren hohen Nährwert nicht im Bereich der H_2O-reichen Calorienlieferung (vgl. Verdünnung in der Pädiatrie und mangelnder Durststillung).

„*Verspeistes Wasser*", d. h. in „festen Speisen aufgenommenes und geliefertes H_2O" wird in den geläufigen Tagesbilanzen in der Regel mit einem 50% Anteil an der Gesamt-H_2O-Aufnahme angesetzt. In Wirklichkeit dürfte diese Relation großen individuellen Schwankungen unterliegen.

Jedenfalls kann man aus dem Beispiel der Tabellen die Möglichkeiten einer „*Lenkung auf H₂O-reich*" entnehmen, wenn der GIT des Kranken nicht durch ein übermäßiges Trinkvolumen belastet werden soll.

Brot bedeutet eine H_2O-arme Caloriendeckung, liefert auch keine besonders große H_2O-Mengen bezüglich Eiweißgehalt und liegt in der H_2O-fordernden Gruppe der Salzaufnahme. So betrachtet, kann man mit Recht vom „trockenen" Brot sprechen, muß aber hinzufügen, daß es auch durch *Hinzugabe von Butter und Schinken* noch viel trockener (d. h. H_2O-fordernder) wird (vgl. c, Berechnung Salz).

---

[67] „Angst vor Volumen oder vor H_2O" ist eine Parole, keine logische Indikation der Elektrolyttherapie.

Mit steigendem *KH* und besonders *Fettgehalt* geraten die Speisen in die H_2O-ärmsten Kategorien der Energiedeckung, die man sich bei den seltenen wirklichen Kontraindikationen gegen H_2O-Aufnahme zunutze machen kann. Sie entfernen sich gleichzeitig von jenen Gruppen, die für die Verordnung einer ernährungsphysiologisch gesteuerten „lactovegetabilen" Ernährung gewählt werden, die vielen Indikationen des WElH am Krankenbett gute Dienste leistet.

Auffallend oft findet man aber ein und dieselbe Speise nicht nur in der Gruppe der H_2O-armen Energiedeckung, sondern auch in denjenigen der H_2O-fordernden Eiweiß- und Salzlieferung. Diese summierte H_2O-Forderung enthalten viele Lebensmittel, die man als „Delikatesse" bezeichnet.

3.3. K^+-reiche und K^+-arme Ernährung

Indikation der Elektrolyttherapie:

Das Geben von K^+ ist an die Voraussetzung gebunden, daß der Kranke über das „Sicherheitsventil" einer ausreichenden K^+-Diurese verfügt[68] (Faustregel: Harn-Tagesmenge nicht < 1 l). Die Situationen der Indikation „Nehmen von K^+" liegen in der Mehrzahl außerhalb des Bereichs der Praxis.

Der Schwerpunkt der einfachen und wirksamen – weil rechtzeitigen (!) – Prophylaxe der elementaren Gefährdungen des Lebens und der Erfolge der krankheitsspezifischen Therapie liegt in der Praxis.

„An K^+ gedacht?" lautet die Frage, die man sich nach dem Prinzip des laufenden Verbrauchs und des Zugangs zu K^+ über die freie Nahrungswahl am 1. Tag (!) der ärztlichen Lenkung der Ernährung stellen sollte.

Die wirksame Lenkung der Ernährung „in die K^+-reiche Richtung" umfaßt außer der Auswahl K^+-reicher Speisen und Getränke auch die wichtigsten Beziehungen zum Stoffwechsel und zum Na^+-Haushalt sowie die günstige Verteilung der Aufnahme.

Angaben über den K^+-Gehalt bestimmter Lebensmittel, Getränke, Präparate und oraler Kombinationen stehen dem Arzt zur Verfügung. Sie beziehen sich auf das Gewicht des betreffenden Stoffes und liefern die Berechnungsgrundlagen für die Herstellung weiterer Beziehungen, die für die tatsächliche Auswirkung von entscheidender Bedeutung sein können (s. Tab. 13).

a) **K^+-reiche und K^+-arme Energielieferung.** Die jeweils aufgenommene K^+-Menge kann sich zur gelieferten Energie bei den einzelnen Lebensmitteln sehr verschieden verhalten. Gemüse und Obst können z. B. 1 mval K^+ bei der Belieferung von 2–10 kcal einbringen, während bei Genuß von Honig, Sahne oder Butter die Aufnahme von 1 mval K^+ erst auf die Belieferung von 130–2000 (!) kcal entfällt.

---

[68] (Konsequenz für die Vermeidung von Stoßbeladungen ?)

Für die Realisierung der K⁺-Prophylaxe und Therapie kann diese Art
der Betrachtung Vorstellungen vermitteln, die man aus dem K^+-Gehalt
pro 100 g nicht empfängt. Es ist leicht verständlich, daß die Beziehung von
K^+ und Energielieferung keineswegs an den absoluten K^+-Gehalt pro 100 g
gebunden ist. In Teigwaren sind z. B. 4 mval, in Zitronen 3,7 mval K^+/
100 g vermerkt. Im ersteren Fall trifft 1 mval K^+ auf 90, im letzteren auf
9 kcal. Auf gleiche Weise kommt es dazu, daß 1 mval K^+ aus Pfirsich mit
der Aufnahme von 12, aus Parmesankäse aber von 115 kcal verbunden ist,
obwohl die entsprechende K^+-Menge in 100 g bei 4 bzw. 3,8 mval/100 g
liegt und damit bei der Suche nach dem K^+-Gehalt pro 100 g die beiden
Lebensmittel keinen Unterschied aufweisen. Das Beispiel wurde gebracht,
weil es auch für den K/Na-Quotienten eine aktuelle Rolle spielt.

Tabelle 13. Kaliumgehalt von Lebensmitteln

	mval K^+ in 100 g	K mval/ kcal	K mval/ Na mval
Blumenkohl	10	1 : 2,5	
Brunnenkresse	7,5	1 : 3	
Kohl	7,5	1 : 3	
Kohlrabi Knollen	6	1 : 3	
Blatt	11	1 : 3	
Spinat	12	1 : 2	
Sauerkraut	12	1 : 1,6	1 : 2,7
Kartoffeln + 1 g NaCl/100 g	10,25	1 : 8	1 : 0,004
Linsen	30	1 : 11	
Petersilie	22	1 : 2	
Karotten	7,75	1 : 5	1 : 0,25
Konserve	3,75	1 : 7,5	1 : 3
Grüne Bohnen	7,5	1 : 7	1 : 0,05
Konserve	3,0	1 : 6	1 : 6
Rote Rüben	9	1 : 5	
Kürbis, Melone	11,5	1 : 1,5	
Champignon, Pilz	6	1 : 4,5	1 : 0,5
Pfifferling, Reizker	8	1 : 2,5	1 : 1,5
Haferflocken	8,5	1 : 45	1 : Spuren
Reis, voll	8,5	1 : 40	
glaciert	2	1 : 180	
Maisgries	5	1 : 70	
Teigwaren	4	1 : 90	
Weizenkeimling	19,5	1 : 20	1 : Spuren
Nüsse, Erdnüsse geröstet	18,5	1 : 20	
Haselnuß	15,5	1 : 43	
Kastanien	10	1 : 20	
Mandeln	17	1 : 35	
Brot 100 % schwarz	11	1 : 11	1 : 1,7
Roggen und weiß	2,5	1 : 100	1 : 10

Tabelle 13. Fortsetzung

	mval K$^+$ in 100 g	K mval/ kcal	K mval/ Na mval
Bier	1,1	1 : 45	
Wein, durchschnittlich	2,5	1 : 20	
Beef Tea ungesalzen	50–60/l		1 : 0,3
gesalzen 70 Na	50–60/l		1 : 1,2
Geigy Bouillon Fleischextrakt	37,5	1173 mval Na	1 : 30!!!
Frischaprikose	11	1 : 4,5	
Trockenaprikose	42,5	1 : 6	
Banane	10,5	1 : 9	
Grapefruit	5	1 : 8	
Saft, frisch	3,5	1 : 10	
Dattel (Verlangen!)	20	1 : 14	
Zitrone	3,7	1 : 9	
Saft, frisch	3,5	1 : 7	
Johannisbeeren	6,5	1 : 9	
Pfirsich	4	1 : 12	
trocken	27,5	1 : 10	
Pflaumen	4,25	1 : 11	
trocken	21	1 : 13	
Konfitüre	0,33	1 : 800	
Honig	0,25	1 : 1200	
Zucker raff.	Spuren		
Melasse	30	1 : 6	
Milch Kuh-	3,5	1 : 18	1 : 0,7
Buttermilch	3,5	1 : 10	
Sahne, dick	2,5	1 : 130	
Ei	2,5	1 : 62	
Emmenthaler	2,75	1 : 150	1 : 7!
Parmesan	3,5	1 : 115	1 : 11!
Butter	0,33	1 : 2100	
Fleisch, Rind, roh (Na 3 mval)	11	1 : 20	1 : 0,27
Braten + 1 g Salz/20	11	1 : 20	1 : 1,5
Forelle Na 3,5 mval	8	1 : 11	1 : 0,4
Schellfisch Na 4 mval	8	1 : 9	1 : 0,5
Sardine, ohne Öl	8	1 : 25	1 : 4!
Kaviar	16	1 : 18	1 : 6
Wurst, Schwein 32 mval Na	3,5	1 : 125	1 : 9!
Corned beef 74 mval Na	10	1 : 23	1 : 7,4!
Bündner Fleisch 170 mval Na	25	1 : 8	1 : 7!
Speck, gesalzen 126 Na	9	1 : 85	1 : 14!!
Schinken ger. 120 mval Na	15	1 : 26	1 : 7!
Kakao (Milch)	22,5	1 : 4,5	
Pulver	50–75		
Schokolade	11	1 : 50	
Kaffee, Tee	42, 45		
1 Tasse 150 ml	1		

Berechnung und Beurteilung des Energiequotienten

Als Vergleichsbasis eignet sich das Verhältnis der Aufnahme von etwa 70 mval K^+ bei der Deckung eines Energieumsatzes von 2500 kcal (s. standard. Verbrauchsdeckung, Erhaltungsbedarf).

1 mval K^+ : 35 kcal kann als „*Energiequotient*" der Bewertung zugrundegelegt werden (in mg: 40 mg K^+:35 kcal [rd. 1:1]).

K^+-reiche Energielieferung liegt bei Quotienten von 1: < 35 kcal vor. Ein Quotient von 1:10 bedeutet, daß die – theoretische – Gesamtdeckung von 2500 kcal durch die betreffenden Lebensmittel mit der Tagesaufnahme von 250 mval K^+ (!) verbunden wäre. Ein Quotient von 1:3 gibt an, daß die alleinige Deckung von 2500 kcal aus der betreffenden Speise mit der Aufnahme von 800 mval K^+/Tag in den Bereich der maximalen Toleranz und einer mehr als 10fachen Durchschnittsaufnahme führen würde (vgl. Kartoffeln [1:8], viele Obstsorten [rd. 1:10], Linsen [1:11] und viele Gemüsesorten [1:5–1:2]).

K-arme Energielieferung bedeutet, wenn Lebensmittel, Speisen und Getränke bei einem Quotienten von 1: > 35 und wesentlich darüber liegen. Dies ist bei geringem K^+-Gehalt pro 100 g und hohem Brennwert nicht verwunderlich. Brot von geringer Ausmahlung weist bereits einen Quotienten von 1:100 auf, Konfitüren, Honig und Butter erreichen solche von 1:800, 1:1200 und 1:2100 (!).

Nach – theoretischer – Berechnung wäre die Deckung von 2500 kcal aus den letzten drei Speisen dann noch mit der Aufnahme von 3,2 und 1 mval K^+/Tag (!) verbunden (vgl. Wahl von K^+-armen Nahrungsmitteln).

b) **Das Verhältnis von K^+:Na^+ bei der Aufnahme von K^+ (K:Na-Quotient).** Die Rivalität zwischen K^+ und Na^+ ist ein physiologisches Prinzip, dem man im WElH häufig begegnet. „Wenn die Stabilität des K^+-Haushalts gefährdet ist, kann sich Na^+-Geben als Gefahr für K^+ auswirken".

Die Herstellung einer Beziehung zwischen der jeweiligen Belieferung mit K^+ und mit Na^+ (der K^+:Na^+-Quotient) ist eine unerläßliche Voraussetzung für die Realisierung einer wirksamen K^+-Prophylaxe und Therapie.

Berechnung und Beurteilung des K^+/Na^+-Quotienten

Als Vergleichsbasis werden die Tagesmengen der standardisierten Verbrauchsdeckung an K^+ und Na^+ (in mval) zugrundegelegt.

70 mval K^+:120 mval Na^+ entspricht einem K^+/Na^+-Quotienten von *1 mval K^+ : 1,7 mval Na^+* (abgerundet *1 mval K^+ : 1,5 mval Na^+*). Die Tagesmengen des „Erhaltungsbedarfs" kommem einen mäßig gesteigerten Na^+-Verbrauch ausreichend, ja – angesichts der leistungsstarken renalen Konservierungsmöglichkeit für Na^+ – vielleicht mehr entgegen, als gesteigerten Ansprüchen an K^+.

Ein – für K+ ungünstiger – K+ : Na+-Quotient[69] liegt vor, wenn das betreffende Lebensmittel pro 1 mval K+ mehr als 2 mval Na+ liefert (*K+ : Na+ = 1 : > 2*).

Die – für den K+-Haushalt wünschenswerten Quotienten liegen bei Obst, ungesalzenen Gemüsen und Erdfrüchten überwiegend im Bereich von 1:Spuren, 1:0,01 bis etwa 1:0,25. Kartoffeln bringen z. B. pro 100 g auf 10 mval K+ nur 0,04 mval Na+ mit. Wenn man ihnen aber zum Genuß 1 g NaCl (17 mval Na+) pro 100 g zufügt, wird der Quotient von 1:0,004 in 1:1,7 verwandelt.

Die „unfreundliche Handlung" gegen den K+-Haushalt vollzieht sich meist in der Küche, bei Tisch und bei der Verwendung von Salz zur Konservierung. Grüne Bohnen, die mit 7,5 mval K+ und 0,05 mval Na+ pro 100 g einen Quotienten von 1:0,007 aufweisen, notieren als Büchsenkonserve mit 3 mval K+ (< ½!) und 18 mval Na+ (300fach), so daß der Quotient jetzt 1:6 ausmacht. Wenn man diesen Quotienten der – theoretischen – Berechnung einer Tagesbedarfsdeckung von 75 mval K+ allein aus dieser Konserve zugrundelegt, ergibt sich, daß 450 mval Na+ entsprechend etwa 27 g NaCl (!) mit aufgenommen würden (Bedeutung der Tiefkühlkonservierung).

Der K+:Na+-Quotient liegt bei Brot, welches nicht den hohen K+-Gehalt des Vollkornbrot hat, bei 1:8. Auch hier gilt, daß die Aufnahme von 75 mval K+ (3000 g Brot) mit einer sehr großen Salzmenge verbunden wäre (450 mval Na+ entsprechen fast 30 g NaCl).

Rohes Fleisch, roher Fisch, auch Seefisch[70] liefern entsprechend dem überwiegenden Anteil an IZF (IZF 150 mval K+:15 mval Na+ = 1:0,1) mehr K+ als Na+ (Quotient 1:0,2–1:0,8). Die Zubereitung, die Verfeinerung und die Konservierung verwandeln sie, wie die Tabelle 12 zeigt, in eine Na+-reiche K+-Lieferung, die bei Quotienten von 1:7–1:14 (!) liegen kann.

Konzentrierte Fleischsuppe (beef tea) liefert ungesalzen pro Liter 50 bis 60 mval K+ und 20 mval Na+ (Quotient 1:0,3!). Gesalzen kann sie mit 70 mval Na+ und einem Quotienten von 1:1,1 berechnet werden. Man sieht, daß bei dieser in vieler Hinsicht dem Prinzip des WElH angepaßten Darreichung einer speziellen Verbrauchsdeckung z. B. für Schweiß und andere Verbrauchszuschläge oder Verluste „an K+ gedacht ist".

Anders dürfte es aber um sehr viele Suppenzubereitungen stehen, wenn man die Werte für Bouillonwürfel (Fleischextrakt) nach GEIGY zugrundelegt. Es treffen in 100 g auf 37,5 mval K+ 1173 mval Na+, was rd. 70 g Kochsalz (!) und einem K+:Na+-Quotienten von 1:31 (!) entspricht. Dieser

---

[69] Vergleichsbasis: normaler Erhaltungsbedarf, also nicht zutreffend, wenn besonderer Bedarf an Na+ vorliegt.

[70] Die Annahme, daß Seefisch prinzipiell salzreich sei, beruht auf einem Irrtum. Das innere Milieu wird nicht dem äußeren angeglichen.

Quotient liegt für K$^+$ noch ungünstiger als derjenige in der EZF (5 mval K$^+$, 140 Na$^+$ = 1:28).

Wer sich ausschließlich anhand des K$^+$-Gehalts pro 100 g Lebensmittel über „K$^+$-reiche" Verordnungen informiert (bzw. informieren will), gerät in die Gefahr, eine Reihe von geeignet *scheinenden* Lebensmitteln zu wählen, die wegen ihrer enormen Salz-(Na$^+$)Belieferung nicht in Frage kommen, es sei denn, daß aus bestimmten Gründen gleichzeitig eine massive Gabe von Na$^+$ indiziert ist. Mit 25 mval K$^+$ pro 100 g scheint z. B. geräuchertes Trockenfleisch zunächst an hervorragender Stelle zu stehen. Mit dieser Verordnung ist aber die Aufnahme von 170 mval Na$^+$ = 10 g (!) Salz verbunden.

c) **Gezielte Verordnungen.** Bei der Verordnung von dosierten „K$^+$-Zulagen", von K$^+$-Präparaten, ist stets an die Verteilungsregel zu denken.

K$^+$, das prompt im Harn erscheint, kommt dem Kranken nicht zugute (physiol. Prinzip der K$^+$-Diurese nach Stoßbeladungen). Im klinischen Bereich wird die Kontrolle der Harnbildung (Erfolgskontrolle) viel zu selten – im Vergleich zur weitgehend indifferenteren Plasmakontrolle – durchgeführt. Für die Praxis kann gelten: Jede Stoßbeladung ist suspekt auf Wirkungsverlust.

Nahrung: Anhand von Tabellenwerten ist es nicht schwierig, sich dosierte Zulagen zu berechnen, die der landesüblichen oder persönlichen Gewohnheit angepaßt sind und nicht mit übermäßiger Na$^+$-Aufnahme in Konflikt geraten (Obst, Obstsäfte, Kartoffel, Linsen, Gemüse usw.).

Besondere Erwähnung verdient nach den Erfahrungen des Autors die Verwendung von *Trockenaprikosen*, die pro 100 g die große Menge von 42,5 mval K$^+$ liefern und damit weitere Vorteile verbinden.
Sie sind
– dosierbar und über den ganzen Tag verteilbar („Prinzip des Naschens")
– trotz ihrer Wasserarmut sehr oft gerade zur Speichelanregung (nach Art des Kaugummis) gern genossen, aber stets leicht in Kompottform verabreichbar.

Nach derzeit erhältlichen Angaben ist die Na$^+$-Zugabe bei der Konservierung offenbar zu vernachlässigen (1700 mval K$^+$:11 mg Na$^+$ – GEIGY), aber weiterer Prüfung wert.

Lieferung von rd. 260 kcal vorwiegend aus KH (antiketogen).

Kartoffeln und Linsen sind die billigsten K$^+$-Lieferanten der Speisekammer.

Medikamente. Die Verordnung von K$^+$-Salzen stellt eine andere Art von K$^+$-Prophylaxe und Therapie dar als die Lenkung der Ernährung in die K$^+$-reiche Richtung oder die Verordnung bestimmter K$^+$-Zulagen aus Speisen und Getränken. Sie ist grundsätzlich indiziert, wenn die Durchführbarkeit der gelenkten Ernährung (z. B. Kantinenessen) gefährdet ist und wenn man den Kranken gegen manche Imponderabilien abzüglich der Qualität (Frischbereitung und Konserve) und der Küchenzubereitung (K+ im verworfenen Kochwasser) schützen muß. Sie soll nicht zur „Beschleunigung der K+-Menge/Zeit" verwendet werden (Verteilungsregel), sondern zur Erhöhung der aufgenommenen Tagesmengen und deshalb der physiologischen Aufnahmemöglichkeit angepaßt werden.

Medikamentöse Verabreichung von K+ im Sinne der Bilanzkorrektur oder der Substitution von Mangel setzt eine entsprechende Dosierung[71] voraus und ist angesichts der besseren Verträglichkeit alkalogener Salze mit der Frage nach der Auswirkung auf den SBH verbunden.

K+-Mangel führt häufig zur Alkalose und Alkalose fördert den K+-Mangel.

Die Tatsache, daß die Behebung von K+-Mangel prinzipiell auch nach Aufnahme alkalogener K+-Salze (auch Obst und Gemüsen wirken sich alkalogen aus) zu beseitigen ist, zeigt daß man die Bedeutung der Verabreichungsform nicht zu überwerten braucht. Über Nebenwirkungen von KCl-Präparationen in dünndarmlöslicher Form wurde im ausländischen Schrifttum berichtet (stenosierende Ulzeration im Dünndarmbereich nach Einnahme von solchen Präparationen in Kombination mit Saluretica).

Die konzentrierte Fleischsuppe (beef tea) ist ein Spitzenprodukt der Küche für die dosierbare Verabreichung von Wasser und Salz mit erheblichen K+-Mengen.

Die Erprobung am Krankenbett hat uns gelehrt, daß es für die dosierte Verabreichung von Wasser und Salz (daneben auch K+) für die Deckung von Verbrauchszuschlägen, Verlusten oder Mangel kein geeigneteres „Medikament" auf der Speise- und Getränkekarte gibt als echte, konzentrierte, fettarme Fleischsuppe, zu deren Zubereitung sich folgendes Rezept bewährt hat:

Für 1 Liter fertige Bouillon wird 1 kg eines von äußeren Fettauflagerungen befreiten und nicht allzu fetten Rindfleischs (z. B. Rose) im Fleischwolf zerkleinert oder in kleine Würfel geschnitten. Um eine klare Suppe ohne ständige Abschöpfarbeiten zu erhalten, vermengt man das zerkleinerte Fleisch innig mit einem Eiklar. Mit 1 Liter Wasser kalt ansetzen (zur Anfärbung kann man die dunkle Schale einer Zwiebel beigeben). Sehr langsam im Lauf von 60–90 min zum Kochen bringen und dann noch weitere $1^1/_2$ Std mäßig kochend erhalten. Wasser nachgeben, und zwar soviel, wie für das Endergebnis, nämlich 1 Liter Suppe, nötig ist. Durch ein feines Haarsieb oder Tuch unter leichtem Nachpressen abseihen. Sollte sich Fett abgesetzt haben, dieses im erkalteten Zustand abnehmen. Die Farbe der Konzentration ist hell (vgl. „beef tea").

---

[71] Medikationen, die weit unterhalb der bilanz- und bestandskorrigierenden Dosierung liegen, sind deshalb im vorliegenden Rahmen nicht zu besprechen.

Von der Mehrzahl der Testpersonen wird dieses Konzentrat nach Zugabe von 3 g NaCl pro Liter als „gut gesalzen" empfunden. Der Na^+- und K^+-Gehalt bei verschiedenen Salzzugaben ist in der folgenden Tabelle 14 aufgeführt:

Tabelle 14

1 kg Fleisch mval[a]	ungesalzen mval/l	nachgesalzen mit			zum Vergleich Haldansche Lösung[b] 3 g NaCl + 1,5 g $NaHCO_3$
		2 g NaCl/l 34 mval Na/l	3 g NaCl/l 51 mval Na/l	4 g NaCl/l 68 mval Na/l	
Na^+ 30	20	55	70	90	70
K^+ 85	50–60	50–60	50–60	50–60	∅
Prädikat:	$1/_7$ isoton, vorwiegend H_2O. Na:K 1:3. Sehr hypotone Verluste und reichl. K^+ (Kleinkind).	$1/_3$ isoton $Na^+ < H_2O$ mit Na:K = 1:1 Verbrauchs- und Verlustdeckung für Schweiß, GIT	$1/_2$ isoton, $Na^+ < H_2O$ Na:K = 1:0,8	$2/_3$ isoton, $Na^+ < H_2O$ Na:K = 1:0,5 Substitution EZF	$1/_2$ isoton, $Na^+ < H_2O$

[a] Alle Angaben sind approximativ (Ausgangsmaterial!)
[b] mit Geschmackskorrigens, z. B. Himbeersirup.

3.4. Die prinzipielle Vorzugsstellung von Suppe und fertigen Präparationen (Formuladiät, Oralgemische) für die dosierte Verbrauchs- und Verlustdeckung

Suppen und Oralgemische (Formuladiäten) ermöglichen die bilanzgerechte Dosierung und haben außerdem die Vorteile der idealen Verteilung über den Tag (und die Nacht) und der Verabreichung nach der Saug-Schluck-Methode.

Die meisten Indikationen der Deckung von Verbrauchszuschlägen, vor allem für Schweiß, aber auch für die Harnbildung und sehr viele intestinale Verluste, liegen im Bereich einer $1/_3$–$1/_2$ isotonen Partnerschaft zwischen Na^+ und H_2O.

Die Frage „Was soll der Schwitzende bekommen?" ist rasch beantwortet: „Suppe".

Auf der einfachsten Stufe stehen die Suppen oder Lösungen, auch aus Suppenwürfeln, die nur {$Na^+ < H_2O$} liefern und mit dem iz. Elektrolytensemble, die ihr fehlender oder minimaler K^+-Gehalt zeigt, wenig zu tun haben. Sie beschränken sich auf den Na^+-Haushalt.

Der Vorteil von Präparationen, welche K^+ mitliefern, besteht in der gleichzeitigen Sorge für den K^+-Haushalt, der sich für eine Vernachlässigung zugunsten von Na^+ bitter rächen kann.

Das „Spitzenprodukt", die konzentrierte Bouillon, ist bei 2 g Salzzugabe der standardisierten Verbrauchsdeckung bei erhöhten K^+-Gehalt angepaßt und bringt daneben eine weitere Menge iz. Elektrolyte. Wer die Auswirkung dieser Luxusform einer Salzverabreichung bei bedrohlichem Na^+-Mangel am Krankenbett kennt, versteht die Formulierung, die im Volksmund gebraucht wird „so etwas erweckt Tote zum Leben"[72]. Offenbar geben Fälle eines dringenden Na^+-Bedarfs den Anlaß, so wie es die Geschichte, auch aus der Praxis von JUSTUS VON LIEBIG, berichtet. Es wäre reizvoll, die „Ehrenrettung" der Fleischsuppe in der Elektrolytära und die polemischen Auseinandersetzungen um die mangelhafte Energielieferung (als kcal) zwischen LIEBIG u. VOIT zu beschreiben. Man müßte bei dieser Gelegenheit auch dem Kultivator der kulinarischen Künste, BRILLAT-SAVARIN, die gebührende Anerkennung zollen.

3.5. Saug-Schluck-Methode (Trinkhilfe nach Baur) als Anpassung an eine verminderte Toleranz des GIT und der Nieren

Der Gastrointestinaltrakt ist ein regulatorischer Stützpunkt des WElH dessen Ausschaltung man in historisch-strategischer Formulierung mit dem Verlust einer Festung vergleichen kann (s. III).

Der parenterale, in der Regel intravenöse Zugang stellt einen „shunt" het, der die gesteuerte Resorption, den Portalkreislauf und damit das Differentialkreissystem und die Schleusenfunktion der Leber umgeht und über den Lungenkreislauf in den arteriellen Kreislauf führt.

Dem derzeitigen Stand der Perfektion des Infusionsprogramms verdanken heute täglich Hunderte von Kranken ihr Leben, das sonst infolge der Unzugänglichkeit des physiologischen Aufnahmeweges verloren gewesen wäre.

Oft genug wird uns keine andere Wahl gelassen. Der Entschluß zur parenteralen Verabreichung sollte aber in jedem Fall unter Berücksichtigung des Verzichts auf die Vorteile der oralen Aufnahme gefaßt und laufend hinsichtlich der partiellen oder totalen Wiedereinschaltung des GIT in seine Funktion überprüft werden. Verfrühte Resignation ist häufig die Folge einer Überschreitung der Toleranz des GIT hinsichtlich der Menge der Aufnahme pro Zeiteinheit.

---

[72] Eine „weckende", d. h. schlafbekämpfende Wirkung gaben viele Testpersonen an.

Die Verteilung der Aufnahme, besonders aber einer erhöhten Verbrauchsdeckung auf die üblichen „Mahlzeiten", stellt bei verminderter Toleranz des GIT – sowohl hinsichtlich der Aufnahme als auch der Verdauung (Auslösung von Durchfall) – einen „Stoßbetrieb" dar, der untragbar ist.

Praktische Beispiele

Ein großer Teller Suppe – unter freundlicher Aufmunterung oder gar unter unfreundlichem Zwang – rasch genossen, löst Erbrechen und als bedingten Reflex bei Anblick des nächsten Tellers bereits Brechreize aus. Auf kleine Portionen und 2 Std verteilt, kommt es weder zu Erbrechen noch zu Durchfall, auch wenn eine Gefährdung in dieser Richtung besteht.

Die Anforderungen, die man einer Methode stellen muß, welche das Äußerste an Anpassung an einen Toleranzverlust des GIT realisieren läßt, sind:

a) Verteilung auf kleinste Schluckmengen über Tag und Nacht (in Annäherung an das Schlucken von Speichel, das auch bei notwendiger Umgehung des GIT weitergeht). Selbst die Aufnahme von 2,5–3,6 (!) l/24 Std fordert nur eine Leistung von rd. 100–150 ml/Std bzw. 1,5–2,5 ml/! im Durchschnitt. Der Fließbetrieb kann auch bei entsprechenden Pausen von „Stoßbeladungen" freigehalten werden.

b) Freier Zugang für den Kranken, d. h. Ausschaltung bzw. erhebliche Reduktion der pflegerischen Belastung durch die Art der Zuteilung. So-

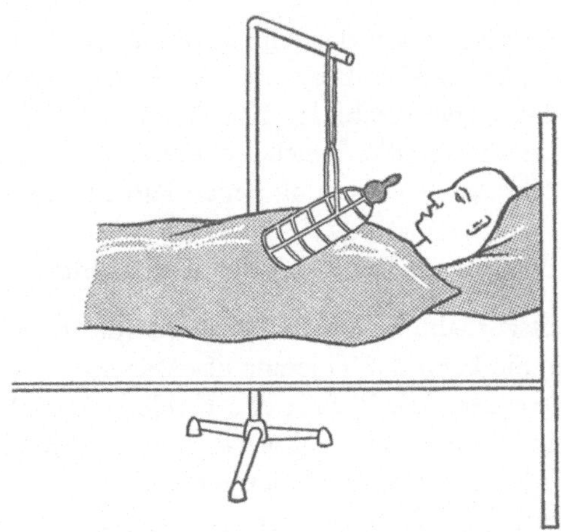

Abb. 22. Die Trinkhilfe besteht aus einer graduierten Kinderflasche (200 ml) und einem Sauger. Die Flasche ist von einem Geflecht umgeben (auswechselbar und mittels Aufhängevorrichtung am Bettgalgen oder Infusionsstativ befestigt). Improvisationen (z. B. Körbchen aus gebrauchten Infusionsschläuchen) aller Art sind möglich. Die Befestigung kann auch am Bettuch erfolgen

wohl in der Anstaltspflege (administrative Aufteilung der Arbeitszeiten) als auch in der Hauspflege (Angehörige berufstätig) würde eine „Dauer-belieferung" des Kranken auf unüberwindliche Schwierigkeiten stoßen.

c) Dosierbarkeit und einfache Registrierbarkeit.

d) Sicherung gegen Verschmutzung und Verschütten.

Ausweitung der Indikation auch auf die verminderte excretorische Leistung der Nieren.

Das abgebildete *Modell der „Trinkhilfe"* erfüllt die gestellten Forderungen und hat sich darüber als vorteilhaft erwiesen, wenn es darum geht, die Aufnahme eines vermehrten Trinkvolumens an eine *renale* Unverträglich-keit auf Stoßbeladung anzugleichen. Die Gefahren einer ungenügenden Verteilung über den Tag (und die Nacht) sind für insuffiziente Nieren noch größer als für den insuffizienten GIT und sie können von den Nieren und dem GIT (z. B. bei Azotämie) gleichzeitig ausgehen.

Umschalten des „Stoßbetriebes" auf „Fließband"

Die Einzelaufnahme kann auf Schluckmengen von 10 ml reduziert und damit der laufenden Berieselung durch die Speichelsekretion angepaßt werden, die auch nach chirurgischen Eingriffen am GIT – solange sie nicht durch H_2O-Mangel behindert wird – weitergeht und toleriert wird. Die Limitierung ist einfach.

Zusätzliche Vorteile des Saugaktes

a) Der Saugakt vermindert die Aspirationsgefahr.

b) Der Saugakt ist bei Kranken, deren Schluckakt gestört ist, oft noch erhalten (Beobachtung bei cerebralen Ausfällen).

d) Der Saugakt fördert die Speichelsekretion und die Mundreinigung und stellt eine wirksame Vorbeugung gegen Parotitis und Soor dar.

Bessere Lenkung der Aufnahme

Die Flüssigkeitsaufnahme kann in beliebige oder regelbare Fraktionen aufgeteilt werden. Sie kann der Toleranz des Magen-Darm-Kanals und der Nieren angepaßt werden. Die Zufuhr von Kohlenhydrat, Eiweiß, Fett und Alkohol stellt kein Problem dar (vgl. Oralgemische, Mixgetränke, Suppen und Haldan'sche Lösung). Die Registrierung der Bilanz wird erleichtert und gesichert (z. B. kein Verschütten). Zur Anwendung eignen sich alle ver-ordneten Flüssigkeiten einschließlich der oralen Präparationen.

Der Kranke hat einen *bequemen und freien Zugang* zu Flüssigkeiten; er wird an das Trinken erinnert (Geriatrie!) und er erhält, was ihm ärztlich zugeteilt wird. Er wird von jeder Adaptierung an die pflegetechnische Zeiteinteilung unabhängig. Die Möglichkeit, einem Kranken in seiner

Wohnung die benötigte Verteilung der Flüssigkeitsaufnahme auch dann zu sichern, wenn die Angehörigen berufstätig sind, hat sich in der allgemeinen Praxis bewährt.

Die *Dosierung* ist auf geringsten Aufwand reduziert.
Zusätzliche Vorteile:

1. Die *Zubereitung* ist an den Arbeitsrhythmus der Pflege und Küche anzupassen.
2. Die *Kontrolle* (*Bilanzierung*) ist auf das einfachste Maß, auch im Privathaushalt reduziert.

Die einzelnen Fläschchen sind gegen Verschütten und Verschmutzung geschützt. Thermosfläschchen sichern die Möglichkeit der Warm- und Kühlhaltung. Zusätzliche Vorteile: Die einfachen Modelle sind billig.

Die Saug-Schluck-Methode hat sich seit ihrer Einführung durch H. BAUR 1957 im klinischen Betrieb (Innere und Chirurgische Fachabteilungen, Geriatrie) und in der Praxis sehr bewährt. Sie hat oft genug gezeigt, daß man bei vorsichtigem Einschleichen innerhalb von wenigen Tagen eine vorher für unmöglich gehaltene Toleranzsteigerung des GIT erreichen kann.

3.6. Die Methode der Sondenernährung

Die Saug-Schluck-Methode ist geschaffen, um die orale Aufnahme mit ihren physiologischen Begleitfunktionen auf Fließbetrieb umzustellen. Wo diese „Passage aus erster Hand" nicht realisierbar ist, leistet der – meist nasogastrisch – gelegte „Sondendauertropf", wie die hervorragenden Erfolge beweisen, für die Erhaltung des GIT als Zugang dasselbe. Die Umgehung der Schluckbehinderung muß allerdings gewisse Schwierigkeiten, auch pflegerischer Art, in Kauf nehmen, z. B. die Sorge für die ständige Reinhaltung, die periodische Auswechslung und Einführung bei Vermeidung eines falschen Weges und die möglichen mechanischen Auswirkungen (Druckschäden, Blutungen).

Die Versorgung des WElH über den Weg der Sondenernährung

Das Prinzip der wünschenswerten Erhaltung des regulatorischen resorptiven Differentialkreislaufs des GIT („Festung des WElH") gilt ebenso für die Versorgung des Kranken über die meist nasogastrisch gelegte Sonde. Die im vorangehenden Abschnitt erwähnten Erfordernisse sind nicht immer leicht zu erfüllen. Die Saug-Schluck-Methode verbindet die „Umlegung auf Fließband" mit der Möglichkeit, die Aufnahmetoleranz schrittweise zu heben und damit zum physiologischen Modus zurückzufinden. Sie kann die Umgehung von Schluckbehinderungen durch die Sonde (und den „Magendauertropf") nicht ersetzen, kann aber manche Indikationsstellung der Sonde, die von der Insuffizienz des GIT ausgeht, vorteilhaft ablösen.

3.7. Die Infusionstherapie

Die parenterale Steuerung des WElH als Bestandteil der Infusionstherapie
Die Bezeichnung der Homoeostase des WElH als „Fließgleichgewicht" zeigt die vitale Bedeutung der Infusion bei Sperre der oralen Aufnahme.

Technische Voraussetzungen

Die Infusionstherapie dient der lebensrettenden und -erhaltenden Realisierung der Indikation: Geben von Stoffen des WElH. Sie ist ein Teilgebiet der gesamten Infusions- und Transfusionstherapie, deren technischer Anwendungsbereich sich heute von der ersten Hilfeleistung im Notfall bis zur Ausrüstung der Intensivpflegestationen erstreckt. Eine an die verschiedenen Anwendungsbereiche angepaßte Darstellung der technischen Voraussetzungen würde den Rahmen dieses Buches überschreiten.

Der Grundsatz „Man kann nicht am WElH des Kranken vorbeihandeln" gilt für den unmittelbaren Zugang in den intravasalen Bereich der EZF in besonderer Weise. Die ersten Anfänge der Infusionstherapie waren mit speziellen Problemen des Mineralhaushalts verbunden. Heute spielt die adäquate Steuerung des WElH im Rahmen aller parenteralen Versorgungsfragen eine Schlüsselrolle, weil sie die physiologische Auswirkung dieser Maßnahmen zu gewährleisten hat. Für die Steuerung des gefährdeten WElH und die gezielte Soforthilfe bei akut bedrohlichen Mangelkatastrophen stehen entsprechende Lösungen in fertigen Gebinden einschließlich Infusionsbestecken zur Einmalverwendung zur Verfügung.

„Elektrolytkonzentrate" zur individuellen Steuerung der Therapie
Die persönliche Note der Elektrolyttherapie findet bei der Arbeit mit Elektrolytkonzentraten ihren wünschenswerten Niederschlag. Sie eignen sich zur zusätzlichen – aber natürlich an die Toleranzgrenze gebundenen – Ausstattung von Trägerlösungen. Man kommt so mit weniger fertigen Varianten aus und kann im Sinne des „Zug um Zug"-Verfahrens gleitend steuern. Mit großer Verantwortung ist die Verhütung von Unfällen durch menschliches Versagen verbunden, da sich die hohen Konzentrationen absolut tragisch auswirken müssen (z. B. K^+-Konzentration). Nicht alle Konzentrate sind einmolar. In jedem Fall ist die sorgfältige Beachtung der Etikettierung erforderlich.

Die Anpassung des Infusionsregimes an das Prinzip des WElH
Der Wunsch des Arztes nach Vereinfachung des Infusionsprogramms ist berechtigt, solange es nur um das Geben von H_2O, Na^+ oder K^+ geht. Die Grenzen, welche der Vereinfachung gezogen sind, liegen einerseits bei der Unmöglichkeit, alle Indikationen in einer „Allzwecklösung" zu

vereinigen und andererseits bei der gegebenen Notwendigkeit einer „multiplen" Sorge für den WElH und den Stoffwechsel. Einer einfachen, aber bilanzgerechten (!) Kalkulation der jeweiligen Auswirkung des Gebens als osmotisch freies H_2O, als Na^+, K^+, Säure oder Base steht nichts im Wege; sie ist sogar nicht nur für die Elektrolyttherapie, sondern auch für die Versorgung des WElH neben der parenteralen Ernährung, der osmotischen Therapie als Volumenersatz und als indizierte Diurese, der Bluttransfusion und aller anderen parenteralen Maßnahmen dringend nötig.

An erster Stelle steht das Prinzip der Elektrolyttherapie, nach welcher die Auswirkung der Verabreichung von Stoffen des WElH durch die Situation im WElH bestimmt wird. Es ist dasselbe H_2O, welches das Leben bei H_2O-Mangel rettet und bei Überladungsgefahr bedroht und auch beendet. Jede gezielte Indikation für die richtige Lösung stellt automatisch eine Kontraindikation für eine falsche Lösung dar. Die grundsätzliche Anwendung der Nomenklatur der Störungen des WElH nach dem therapeutischen Bedarf stellt die Identität zwischen der Benennung der Situation und derjenigen der Indikation her.

Aus leicht verständlichen Gründen ist die Beachtung der im 2. Absatz skizzierten Grundregeln der Prophylaxe und Therapie für den Erfolg der Infusionstherapie von besonderer Bedeutung. Verstöße gegen diese Regeln können die Infusionstherapie angesichts der Wehrlosigkeit des Niederdrucksystems des Kreislaufs zur „intravenösen Vergewaltigung" werden lassen.

Zur Vermeidung längerer Wiederholungen sei lediglich auf die speziellen Beziehungen hingewiesen, die sich zur Infusionstherapie ergeben:

a) Verbrauchssenkung vereinfacht die Probleme der Beladung des intravasalen Raumes.

b) Auf keinem anderen Weg ist die Auslösung von lebensgefährdenden Überladungen aller (!) Haushaltssparten des WElH so häufig wie durch die Infusion.

c) Die Infusionstherapie versetzt uns in die gleichzeitige Abhängigkeit von Serumwerten und Bilanzkontrollen. „Gezielt in die Körperflüssigkeit, aber getroffen in den Harn", ist ein unerwünschter Effekt, gegen den der Kranke zu schützen ist.

d) Nichts kann sich gefährlicher auswirken als die unbeirrbare Ausführung einer Planung, deren falsche Voraussetzungen erst im Laufe der Infusion zu entdecken sind. Die Hinweise im Text des 2. Teils werden diese Regel untermauern.

e) Die „multiple" Sorge beginnt schon bei der Anionenwahl von Lösungen und umfaßt sämtliche Stoffe des WElH gleichzeitig.

Beziehungen des Infusionsregimes zur parenteralen Ernährung

Die unlösbare Verflechtung zwischen der Aufrechterhaltung der Ordnung des WElH und dem Stoffwechsel, die in allen Kapiteln dieses

Buches ihren Niederschlag findet, ist für dieses Teilgebiet der Infusionstherapie von besonderer Bedeutung. Die Umschaltung der gesamten Aufnahme auf den intravenösen Zugang muß häufig mit der gleichzeitigen Erfüllung der Postulate seitens des WElH und seitens des Stoffwechsels verbunden werden[73].

Die Darstellung der Grundlagen der parenteralen Ernährung liegt außerhalb des gegebenen Rahmens. Einige Gesichtspunkte seien unter Beifügung von Hinweisen auf die Gewinnung weiterer Informationen genannt:

a) **Kohlenhydrate.** Für die *Wahl bestimmter Kohlenhydrate*, wie Glukose, Fruktose, Invertzucker, Sorbit und Xylit sind von Seiten des Stoffwechsels verschiedene Faktoren maßgebend, z. B. die Stoffwechselsituationen des Kranken, spezielle metabolische Eigenschaften, wie antiketogene Wirkung, Rolle in den Prozessen des KH-Stoffwechsels und chemische Stabilität, z. B. Vermeidung der Maillard'schen Reaktion bei der Kombination mit Aminosäuren (näheres s. Supplementum 10, der Zeitschrift für Ernährungswissenschaft, Verlag Steinkopff 1971).

Für die Dosierung (Konzentration, Tempo und Tagesmengen) spielt neben der Verträglichkeit für die Venenwand die Begrenzung bzw. die mögliche Überforderung der tubulären Rückresorption eine wichtige Rolle.

Eine unmittelbare Auswirkung auf den WElH liegt vor, wenn höhere Konzentrationen bzw. raschere Verabreichung von KH zu einer osmotischen Umverteilung der ez. Flüssigkeit oder zur Auslösung einer osmotischen Diurese führen, weil ein Teil des mit verabreichten H_2O in diesem Fall nicht als „osmotisch freies H_2O" der Verbrauchsdeckung zur Verfügung steht. Die erwünschte Erzielung solcher Wirkungen, z. B. mit hochkonzentrierten Sorbitlösungen, bedarf der diesbezüglichen Einkalkulierung in die H_2O- und Na^+-Bilanz. Die generelle Notwendigkeit, die Harnbildung bei allen Maßnahmen der parenteralen Ernährung, der Volumensubstitution und der osmotischen Therapie zu überwachen, wurde in III begründet.

b) **Die parenterale Verabreichung von Aminosäuren.** Der unmittelbare Übergriff von Störungen des Eiweißstoffwechsels auf den WElH vollzieht sich über den Verlust von Sicherungen der Homoeostase und über die Steigerung des H_2O-Verbrauchs als Lösungsraum für die Harnbildung bei vermeidbaren Zuschlägen zur Solutabilanz (s. III). Die optimale Erfüllung der Postulate der Stoffwechsellehre ist deshalb für die Wirksamkeit der Elektrolyttherapie so wichtig wie für die Ernährung.

---

[73] In diesem Zusammenhang sei auch auf die möglichen Inkompatibilitäten zwischen Infusionslösungen und „mitinfundierten" Medikamenten hingewiesen. In Zweifelsfällen ist die Beziehung von pharmakologischen Auskünften dringend zu empfehlen. Im erweiterten Sinne des Wortes gehören hierzu auch die Unverträglichkeit bestimmter Konzentrationen für die Venenwände und die Auslösung schwerer Reaktionen auf paravenöse Extravasate bestimmter Lösungen, z. B. von Tris.

Von der Ernährungslehre sind die Forderungen nach Vermeidung von Imbalanzen, nach Nährlösungen, die alle essentiellen und semiessentiellen sowie nicht essentielle Aminosäuren in optimalen Verhältnissen enthalten, und notwendigen Vitaminen anzumelden, um den laufenden Bedarf zu decken, Verluste zu substituieren und disponibles Baumaterial zur Verfügung zu stellen.

c) **Energieverbrauchsdeckung (kcal).** Die Sicherung einer ausreichenden Energieverabreichung ist eine „conditio sine qua non" für die erwünschte Auswirkung der Verabreichung von Eiweißbausteinen. Sie ist auf parenteralem Weg mit den Problemen der Fettinfusion verbunden.

Wichtige Beiträge liefert eine – auf die renale Tendenz abzustellende – Heranziehung der bereits erwähnten Polyole Sorbit und Xylit, sowie die Gabe von Aethylalkohol im Rahmen der metabolischen Verwertungsrate und unter Berücksichtigung von Unverträglichkeiten.

Einen Fortschritt brachte die Einbeziehung von Zuckeralkoholen als Nahrungs-KH. Sie ermöglichen die Hitzesterilisierung von Lösungen, in denen auch Aminosäuren enthalten sind, ohne das Auftreten der sogenannten Bräunungsreaktion (Maillard-Reaktion), bei welcher Verluste auftreten und unerwünschte Produkte anfallen.

Sorbit und Xylit haben sich als in großem Umfang verwertbare Nahrungs-KH erwiesen, die unabhängig von Insulin verwertet werden und eine gute antiketogene Wirkung entfalten. In höherer Konzentration (z. B. 20–40%) wird Sorbit für die induzierte osmotische Diurese verwendet, wenn man die durch die nebenhergehende metabolische Verwertung weniger brüsken Wirkungen wünscht, als diejenigen von Mannit, die nicht mit in den Stoffwechsel einhergehen.

Bilanzmäßig betrachtet, bedeutet die Einbeziehung von Alkohol (Aethanol) in die Energiebelieferung eine „wasserschonende" Maßnahme. Bei einer Oxydationsrate von 100–200 mg/kg/Std können 14 g Aethanol (7,1 kcal/g) einen stündlichen Basalbedarf von 200 kcal decken (Verabreichung von 1 Liter 5% Lösung innerhalb von 3–4 Std).

Indikationen, Lösungstypen und Anwendungsbeispiele

Auf die Frage „Was gibt man bei . . . ?" kann in der folgenden Übersicht unter „*Indikationsgruppen*" nachgeschlagen werden. Die Herausstellung bestimmter „*Lösungstypen*" soll die Beurteilung der zahlreichen Lösungsvarianten nach einem im bezug auf H_2O, Na^+, K^+ und den SBH einheitlichen Prinzip erleichtern (Konzentrationsangaben häufig approximativ, man vermeide Pseudogenauigkeit).

Die Beschränkung auf die „*Massenstoffe*" *des WEIH* entspricht der Abfassung dieses Buches. Sie bedeutet keine rangmäßige Zurücksetzung von anderen Elektrolyten, wie z. B. Mg^{++}, Ca^{++} und Phosphat.

Die Verwendung der Kurzsymbole für die jeweilige Partnerschaft zwischen Na^+ und H_2O dient der Ersparnis einer platzraubenden Formulierung, die auf die Vergleichsgrundlage der physiologischen Konzentration von 140 mval Na^+/l EZF (entsprechend dem Na^+-Gehalt eine etwa 0,85% NaCl-Lösung) hinweist. Zur Definition „osmotisch freies H_2O", s. S. 31, 204).

Für die Anionenbesetzung bedeutet „HCO_3^- (pot.)", daß es sich um HCO_3^- oder um Anionen handeln kann, die sich potentiell, d. h. über die metabolische Umsetzung als Basen auswirken.

In diesem Sinn ist auch der Quotient Cl^-:HCO_3^- (pot.) zu verstehen. Seine Lage bei 2:1 bedeutet z. B. bei 75 mval (Na^+ + K^+), daß ungefähr 50 mval Cl^- und 25 mval HCO_3^- (pot.) vorliegen.

Die Empfehlung bestimmter Infusionsmengen pro Zeiteinheit kann immer nur gewisse Richtlinien liefern. Als Faustregel kann für viele Lösungen gelten, daß die Infusion von 250 ml/Std/Erwachsener (1 l in 4 Std), ein tolerables Tempo darstellt. Die Tolerabilität des Infusionstempos hängt im Einzelfall von der Sicherung des kleinen (!) intravasalen Raumes ab. Sie kann auch – und besonders – bei Mangelzuständen vermindert sein. Die dramatischen lebensrettenden Erfolge der Infusionstherapie bedürfen der Sicherung durch die laufende Erfolgssteuerung.

Indikationsgruppe

Standardisierte Verbrauchsdeckung des WElH (Erhaltungsbedarf), gezielte Deckung von Mehrverbrauch oder Verlust im $^1/_3$ isotonen Na^+–H_2O-Verhältnis mit reichlich K^+.

Die Bezeichnung „standardisierte Verbrauchsdeckung" wird für eine schematische Dosierung der Aufnahme nach dem „Erhaltungsbedarf" gebraucht. Unter bestimmten Voraussetzungen ist damit eine Sicherung für den Kranken und eine Erleichterung für die Verordnung verbunden.

Die folgende Übersicht leitet aus den Werten für den „Erhaltungsbedarf" die Zusammensetzungen entsprechender Lösungen ab:

	H_2O	Na^+	K^+
Erwachsener, etwa 1,7 m²/Tag	2500 ml	120 mval	70 mval
Dosierung m²/Tag („Erhaltungsbedarf")	1500 ml	70 mval	40 mval
Konzentration entsprechender Infusionslösungen (vgl. Indikation A in Absatz 3)	pro 1000 ml	40–50 mval	25 mval

Die Bezeichnung „Erhaltungsbedarf" trifft auf die oben angegebenen Mengen nur dann zu, wenn bei dem betreffenden Kranken zwei Voraussetzungen erfüllt sind:

1. daß der Verbrauch und etwaige Verluste nicht höher liegen und
2. daß die homoeostatische Kapazität der Nieren für die korrekte regulatorische Abfertigung etwaiger Überschüsse voll ausreicht.

Nur unter diesen Voraussetzungen treffen auch die häufig gebrauchten Bezeichnungen „Basistherapie", „Basislösungen", „Äquilibrierende Lösungen" zu, wenn man den Weg der „standardisierten Verbrauchsdeckung" beschreitet.

Entsprechende Lösungen enthalten:

Na^+ 40–50 mval/l
Osmotisch freies H_2O etwa $^2/_3$ der Lösungsmenge
K^+ etwa 25 mval/l
Anionenbesetzung: Cl^- : HCO_3^- (pot.) = 2:1. Häufig: Zufügung von 50 g KH/l als Ketonschutz und Lieferung von 200 kcal.

Die Vorteile der standardisierten Verbrauchsdeckung für den Kranken und den Arzt sollten deshalb allgemein bekannt sein: Wir versetzen das Fließgewicht des WElH in seinen – physiologischen – mäßigen Überschußbereich, der auch für die Deckung mäßiger Verbrauchszuschläge oder Verluste ausreicht. Gleichzeitig übertragen wir auf die konservierenden und excretorischen Leistungen der Nieren den korrekten Bilanzabgleich – und damit viele Detailberechnungen – die sonst zu unserer Aufgabe gehören würden.

Die standardisierte Verbrauchsdeckung darf trotzdem nicht für eine „Blindlenkung des WElH" gehalten werden. Sie setzt die *laufende* (!) Kontrolle der Bilanzen, besonders der Harnbildung, voraus.

Die standardisierte Verbrauchsdeckung muß immer – auch im Bereich der Praxis – mit irgendwelchen gezielten Maßnahmen verbunden werden. Es wäre z. B. wenig sinnvoll, in einem überheizten Krankenraum die klimatische Korrektur (Thermo-Hygrometer) und die damit verbundene Senkung eines Luxusverbrauchs zu unterlassen, weil man „den Kranken auf die standardisierte Verbrauchsdeckung gesetzt hat" und „weil diese ja gewisse Zuschläge ausgleicht". Je nach der Art der vorliegenden Grundkrankheiten sind die genannten Voraussetzungen für die Gültigkeit des „Erhaltungsbedarfs" in der überwiegenden Mehrzahl der Fälle erfüllt.

Das Übergreifen von Krankheiten auf den WElH und das weitere eigengesetzliche Fortschreiten der Störungen des WElH bis zur fatalen Gefährdung des Lebens wäre oft zu verhüten, wenn die Deckung des Erhaltungsbedarfs *rechtzeitig* gesichert würde.

Wenn man die im eigengesetzlichen Ablauf von Elektrolytstörungen auftretende sekundäre Funktionsbehinderung der regulatorischen Bilanzabfertigung durch die Nieren als verhütbaren Verlust lebenswichtiger Sicherungen definiert, ist das Wort „Erhaltungsregime" im doppelten Sinne gültig: „Man bedient sich – zur Vereinfachung der Dosierung – der homoeostatischen Mechanismen, um dem Kranken ihre Funktion zu *erhalten*".

Die erhebliche, über dem obligatorischen Minimum liegende Dosierung von Na^+ macht die Lösung für die gezielte Deckung zahlreicher Arten von Mehrverbrauch (z. B. Schweiß) oder von Verlust (GIT) geeignet, besonders wenn dabei ein für K^+ relativ günstiger Faktor K^+/Na^+ (hier etwa 1:2) erwünscht wird. Wegen seines hohen K^+-Gehalts ist dieser Lösungstyp bei unsicherer oder gestörter renaler K^+-Excretion kontraindiziert.

Pädiatrische Variante

Für den Säugling und das Kleinkind liegt die Na^+-Dosierung dieses Lösungstyps zu hoch. Sie wird auf etwa 25 mval Na^+ reduziert (s. Tab. in III).

Gezielte Soforthilfe bei H_2O-Mangelkatastrophen, Substitution von osmotisch freiem H_2O, ausschließliche Deckung des H_2O-Verbrauchs, streng salzarmes Infusionsregime

A) Typ „osmotisch freies H_2O".

Als osmotisch freies H_2O wirken sich Lösungen aus, deren Isotonieträger (50 g KH/l Lösung), metabolisch vollständig umgesetzt wird und die sonst keine Stoffe enthalten, welche H_2O als Lösungsraum für die Harnbildung beanspruchen (Infusionstempo: nicht > 200 ml/Std/Erwachsener).

Beispiele für die Anwendung

a) **Gezielte Soforthilfe bei H_2O-Mangelkatastrophen.** Das angegebene Infusionstempo erlaubt bei „Dauerberieselung" eine Verabreichung von etwa 5 l/24 Std. Solche Mengen sind zur Abwendung der ersten Gefahr nur selten nötig und bedürfen der laufenden Kontrolle der Harnbildung auf die unerwünschte Auslösung einer osmotischen Diurese (Osmolarität) durch die großen mitverabreichten KH-Mengen. Auch nach pulmonaler Überladung muß gefahndet werden. Die Kontrolle der Hypernatriämie gibt Aufschluß darüber, ob tatsächlich ein reiner H_2O-Mangel besteht, oder ob (bei rascher Behebung der Hypernatriämie) ein „gemischter" Mangel, auch an Na^+ mit gleichzeitigem Substitutionsbedarf an Na^+ vorliegt.

Bei entsprechender Harnbildung muß zum Ersatz des K^+-Verlustes infolge H_2O-Mangels bald mit K^+-Zugaben begonnen werden.

b) Für die kurzfristige **„Schaltung auf Existenzminimum"** bei Nahrungskarenz nach F. L. GAMBLE werden mit 700 ml dieses Lösungstyps/m² oder rd. 1,2 l/Erwachsener/Tag, verteilt auf 2 Infusionen zu je 4 Std, bei einer Beigabe von 50–100 g KH/l, gleichzeitig etwa 60–120 g KH als Ketonschutz verabreicht. Die Ergebnisse von GAMBLE wurden mit Glucose gewonnen.

c) Die gezielte salzfreie Deckung des laufenden H_2O-Verbrauchs ist – unter Einhaltung strengster Limitierung und sorgfältiger Verteilung über 24 Std – indiziert, wenn ein nicht auf H_2O-Mangel beruhender Ausfall der Nierenfunktion, eine akute Glomerulonephritis oder eine andere Situation der Na^+-Unverträglichkeit vorliegt.

B. Typ: $^1/_6$ isoton $\{Na^+ < H_2O\}$

Als Verabreichung von „*ganz überwiegend osmotisch freiem H_2O*" wirken sich Lösungen aus, die nicht > 25 mval Na^+/l enthalten und im übrigen den unter A genannten Voraussetzungen entsprechen.

a) **Pädiatrische Anwendung**: Beim Kleinkind und Säugling entspricht der geringe Na^+-Gehalt etwa der Anwendung von $^1/_3$ isotonen Lösungen beim Erwachsenen (vgl. pädiatrische Variante der Basislösungen).

b) **„Streng salzarmes Infusionsregime"**: In 2 l dieser Lösung sind nicht > 50 mval Na^+ (entsprechend: nicht > 3 g NaCl) enthalten[74]. Die Indikationen von Seiten der Grundkrankheit erstrecken sich von der Deckung eines vorwiegenden H_2O-Verbrauchs oder -Mangels bis zur Berücksichtigung einer gestörten renalen Na^+-Excretion bzw. einer vermehrten renalen Na^+-Konservierung, z. B. der Ödemkranken (ohne Na^+-Mangel!), bei Hypertonie, bei excretorischer Niereninsuffizienz mit H_2O-Bedarf.

Im ersten postoperativen Stadium kann diese Na^+-arme und K^+-freie Lösung der salzarmen Deckung des H_2O-Verbrauchs dienen (von etwa 700 ml/m²/24 Std aufwärts je nach Verbrauchszuschlägen).

Der geringe Na^+-Gehalt dieser Lösung bietet aber bei entsprechender Indikation die Möglichkeit einer im Sinne des Na^+/K^+-Quotienten günstigen Verabreichung von K^+.

Standardisierte, aber nicht K^+-freie Verbrauchsdeckung, gezielte K^+-freie Deckung von Mehrverbrauch oder Verlust in $^1/_3$–$^1/_2$ isotonem $\{Na^+ < H_2O\}$-Verhältnis

A. Typ: $^1/_3$ isotones $\{Na^+ < H_2O\}$ (etwa 40–50 mval Na^+/l)

Entsprechende Lösungen sind K^+-frei und gleichen sonst dem in der 1. Indikationsgruppe dargestellten Typ. Die K^+-freie $^1/_3$ isotone Lösung ergänzt die Möglichkeiten einer Verbrauchs- und Verlustdeckung von Na^+ und H_2O durch ihre Verwendbarkeit bei unsicherer K^+-Excretion, z. B. im ersten Stadium der postoperativen Phase, wobei eine reduzierte Gesamtmenge von 750–1000 ml/m²/24 Std oder rd. 1,3 l–1,7 l/Erwachsener/Tag knapp den obligatorischen H_2O-Verbrauch deckt und relativ reichlich Na^+ liefert.

---

[74] Vgl. die Definition „streng salzarm" auf Seite 182.

Häufig wird man mit dem K^+-freien Typ der sogenannten „Basislösung" die Zeit bis zur Gewinnung einer genügenden Einsicht in die Nierenfunktion überbrücken, um dann entsprechend der Bilanzlage mit K^+ auszustatten oder auf die K^+-haltige Basislösung überzugehen.

B. Typ : $^1/_2$ isoton $\{Na^+ < H_2O\}$ (etwa 60–70 mval Na^+/l)

Mit diesem Na^+-Gehalt und einer entsprechenden Redukticn des osmotisch freien Wassers auf etwa die Hälfte der Gesamtmenge nähert sich dieser Lösungstyp bei K^+-freier Zusammensetzung den Anforderungen, die $^1/_2$ isotone bis isotone Verbrauchszuschläge und Verluste von Na^+ und H_2O stellen, wenn die Excretion von K^+ unsicher ist. Da sich bei dieser Na^+-Konzentration die Wahl der anionischen Zusammensetzung schon erheblich auf den SBH auswirkt, können sie mit HCO_3^- auch zur Korrektur von Azidosen Verwendung finden, z. B. zur Substitution basischer Sekrete aus dem GIT (s. Indikationsgruppe).

Die Beigabe von Na^+ in $^1/_3$–$^1/_2$ isotone Konzentration, z. B. 60 mval Na^+/l in Lösungen zur Induktion einer osmotischen Diurese, z. B. mit hochprozentigen Sorbitlösungen oder mit Mannit entspricht im allgemeinen der Deckung des zu erwartenden renalen Mehrverbrauchs.

Gezielte Soforthilfe bei Volumenmangelkatastrophen infolge EZF-Mangel (gezielte Deckung von isotonem $\{Na^+$–$H_2O\}$-Verbrauch oder -Verlust)

Lösungstypen : $\{Na^+H_2O\}$ in ungefähr isotonem Verhältnis (rd. 120 bis 155 mval Na^+/l, kein osmotisch freies H_2O).

A. Typ: *„physiologische" Kochsalzlösung,* 0,9 g NaCl/l (je 155 mval Na^+ und Cl^-).

B. Typ: *Isoton $\{Na^+$–$H_2O\}$ mit* 120–150 *mval Na^+/l und angenähert isotonischer Besetzung* bzw. Anpassung an die Indikationen von Seiten des K^+- und SBH (Cl^-:HCO_3^--Verhältnis).

Cave: Heute noch weit verbreitete und geförderte Konfusion der Indikation für die sogenannte „physiologische" NaCl-Lösung.

Beispiele für die korrekte und lebensnotwendige Anwendung der dargestellten Lösungstypen

a) Gezielte Soforthilfe bei akuten $\{Na^+$–$H_2O\}$-Mangelkatastrophen. Man kann die Behebung eines oligurisch-azotämischen Na^+–H_2O-Mangels beschleunigen, wenn man mit der zügigen Infusion von 50–100 ml (selten mehr, z. B. in der 1. Std 150–200 ml), einer hypertonen *3% (!) Kochsalzlösung beginnt* $\{Na^+ > H_2O\}$, je 513 mval Na^+ und Cl^-/l (!).

Den wesentlichen Anteil an der Substitution leistet – wenn keine ausgesprochene Basenmangelacidose vorliegt – die Infusion von isotoner 0,9% NaCl-Lösung, deren Geschwindigkeit in der 1. Std auf 500 ml/Std verdoppelt werden kann.

Die Steuerung der Substitution muß nach den Kreislaufzeichen erfolgen, einerseits nach RR, Pulsfrequenz und peripherer Durchblutung und andererseits nach dem stündlichen Harnvolumen, das in diesem Fall das wichtigste Kriterium liefert. Nur selten benötigt man mehr als 4–8 Std oder mehr als 2–3 l isotoner Lösung, um das lebensbedrohliche Bild dramatisch zu wenden und auf orale Aufnahme (z. B. gut gesalzene echte Fleischsuppe) überzugehen[75].

Die Kontrolle der Serumwerte für Na^+ liefert Beiträge zur Überwachung, Anhaltspunkte für die Kalkulation, aber keine bindenden Grundlagen für die wirkliche Dosierung.

b) Substitution von EZF als Substrat bei Volumenmangel anderer Art. Die Differenzierung der Typen von Volumenmangel wurde in II dargestellt. Die wichtige Rolle der EZF $\{Na^+\!-\!H_2O\}$ als Substrat des Plasmavolumens und des halben Blutvolumens macht es leicht verständlich, daß isotone Salzlösungen in Ermangelung adäquater Substitute für die lebensentscheidende *Überbrückung* (!) der ersten Gefahr mit dramatischem Anfangserfolg verwendet werden können, besonders, wenn sie zusätzlich mit Wirkstoffen zur Gefäßabdichtung (z. B. Rutin, Ascorbinsäure) ausgestattet sind.

Im Falle der korrekten Substitution von Plasma einschließlich der kolloid-osmotischen Sicherung (Plasmaeiweiß, Kolloidersatzstoffe) bedeutet die mitgelieferte isotone $Na^+\!-\!H_2O$-Lösung das Substrat des Plasmavolumens.

c) Gezielte Deckung von isotonem $\{Na^+\!-\!H_2O\}$-Verbrauch oder Verlust. Zur Deckung von Mehrverbrauch und Verlusten in isotoner Konzentration können isotone Lösungen „Maß für Maß" verwendet werden, wenn die Deckung des H_2O-Verbrauchs zusätzlich erfolgt. Als häufigstes Beispiel solcher Verluste sind Darmfisteln und Durchfälle mit sehr hoher Na^+-Konzentration zu nennen (s. Indikation Acidose). Wenn man aber die Deckung des Gesamt-Verbrauchs – wie das für die Kalkulation des Infusionsregimes zweckmäßig ist – mit einkalkuliert, darf man den laufenden Verbrauch des Kranken an H_2O nicht vergessen. 3 Liter einer $^1/_2$ isotonen $\{Na^+\!-\!H_2O\}$-Lösung/24 Std stellen nach Abzug von 1,5 l osmotisch freiem H_2O noch 1,5 l isotoner $\{Na^+\!-\!H_2O\}$-Lösung zur Verfügung.

---

[75] Wenn eine weitere Substitution durch Infusion nötig ist, wird sie durch ein verlängertes isotones Infusionsregime erzielt. Dieses liefert – nach Abzug des laufenden H_2O-Verbrauchs – reichlich überschüssiges Na^+ zur Behebung eines noch so großen Na^+-Mangels.

Standardisierte und gezielte Deckung von K^+-Verbrauch und -verlust, gezielte Soforthilfe bei K^+-Mangel, Restitution von Bestandsminderung

a) Beachtung der Kontraindikationen, der Limitierung und der Verteilung. Bei ungenügender renaler Excretion von K^+ ist die Infusion von K^+ mit der Gefahr eines plötzlichen Herztodes verbunden (K^+-Intoxikation). Die Faustregel, K^+ nur zu verabreichen, wenn eine Harnbildung von 1 l/24Std vorliegt, bedeutet keine absolute Sicherung, z. B. wenn eine schwere, aber noch polyurische Niereninsuffizienz, eine NNR-Insuffizienz, ein Hypoaldosteronismus oder die Anwendung von Aldosteronantagonisten vorliegen (vorsichtshalber Serumkontrolle).

Der Zugang über den intravasalen (extracellulären) Raum mit seiner niedrigen K^+-Konzentration von 4–5 mval/l und der toxischen Auswirkung von Erhöhungen über 7–8 mval K^+/l kann – vom erwünschten Ziel der Hebung auch des großen cellulären Massenbestands her betrachtet – mit der Passage eines engen Flaschenhalses verglichen werden.

Glücklicherweise genügen relativ kleine Tagesmengen zur Behebung akuter Mangelzustände, meist auch zur Verbrauchs- und Verlustdeckung und – ebenso glücklicherweise – werden Konzentrationen toleriert, die wesentlich höher als 5 mval/l liegen. Die folgende Limitierung für den Erwachsenen sollte aber als äußerster Grenzbereich nicht überschritten werden[76].

Maximale K^+-Konzentration von Lösungen 35 (–40!) mval/l, minimale Infusionszeit 4 Std pro 1 l = maximale K^+-Verabreichung nicht > 10 mval/Std für den Erwachsenen bei Verwendung der Standard-Infusionsbestecke.

b) Prophylaxe oder Mangelbehebung? Die Förderung einer *anabolen Situation im Stoffwechsel* ist an die Disponibilität von K^+ gebunden. In diesem Sinne ist die Sorge für K^+ bei der Infusion von KH und bei der parenteralen Aminosäuretherapie ein Bestandteil der Prophylaxe.

Umgekehrt kann die Tendenz der Zellen, K^+ aufzunehmen, einen Beitrag zur Auslösung von hypokaliämischer Mangelentgleisungen liefern. Wenn es um die Behebung von störendem Mangel geht, muß man daran denken, daß mitinfundierte KH, die rasch zu Glykogen aufgebaut werden, die Behebung des extracellulären Mangels verzögern können. In der Tat sind während solcher Infusionen Senkungen des Serumspiegels möglich. Auch aus diesem Grund ist die laufende Kontrolle von [K^+] während der Mangelbehebung angezeigt.

Die „Rivalität" zwischen Na^+ und K^+ macht es empfehlenswert, *prophylaktisch* immer an K^+ zu denken, wenn größere Mengen an Na^+ zu verabreichen sind.

---

[76] Es sei denn bei Ausnahmesituationen unter laufender Bilanzkontrolle und (!) unter laufender Kontrolle der Kranken, der Serumwerte und des EKG sowie Bereithaltung sofortiger Gegenmaßnahmen bei Überladungszeichen.

In Übertragung auf die *Behebung von K+-Mangel* ergibt sich die Konsequenz, die K+-Verabreichung nicht mit vermeidbaren Na+-Beladungen zu verbinden. Man würde damit der wünschenswerten Beseitigung der Hypokaliämie mit jenem Mittel entgegenarbeiten, das in der Soforthilfe bei K+-Indikation eingesetzt wird.

c) Kurze Beurteilung von verschiedenen K+-Konzentrationstypen und Beispiele für die Anwendung.

A) **5 mval K+/l.** Die isotone Konzentration bringt in 3 l Lösung/24 Std. den minimalen laufenden Verbrauch nicht. Man sieht in diesem Fall, wie wenig „physiologische" Konzentrationen in die Bilanz angeglichen sind (vgl. umgekehrt den meist zu hohen Na+-Gehalt der isotonen Kochsalzlösung).

B) **10–15 mval K+/l.** Im Sinne der Versorgung des K+-Haushalts wirkt sich dieser Konzentrationstyp in isotonen {Na+–H_2O}-Lösungen vorwiegend prophylaktisch aus (einseitiges Geben von Na+ als Benachteiligung von K+). Als Deckung von Mehrverbrauch an K+ kann die Konzentration von 10–15 mval K+/l zusammen mit $^1/_3$ isotonen {Na+ < H_2O}-Lösungen bei Mehrverbrauch an Schweiß, bei osmotischer Diurese und bei hypotonen Verlusten aus dem GIT fungieren. Noch stärker kommt diese K+-Konzentration in $^1/_6$ hypotonen Na+-Lösungen oder in osmotisch freiem H_2O zur Geltung.

C) **25 mval K+/l.** a) Diese Ausstattung der *standardisierten Verbrauchsdeckung* (sogenannte Basislösungen, deren Zusammensetzung in der 1. Indikationsgruppe beschrieben ist) liefert K+ in einem relativ günstigen K+: Na+-Quotienten von etwa 1:2. Sie vermag mit 2,5 l Lösung/24 Std und > 60 mval K+/24 Std auch gewisse Verbrauchszuschläge zu decken. Durch ihre Annäherung an die maximale tolerable Konzentration kann diese Lösung auch zur Mangelbehebung eingesetzt werden.

b) Die gezielte Deckung von Verlusten aus dem GIT mit hypo- oder isotonen {Na+–H_2O}-Lösungen und 25 mval K+/l entspricht – mit seltenen Ausnahmen – einer adäquaten Sorge, auch für K+.

D) **35 mval K+/l (maximale K+-Konzentration, s. o.).** a) Die *gezielte Verlustdeckung* von subazidem Magensaft und Darmsekreten aus dem distalen Bereich kann so hohe Konzentrationen fordern (Voraussetzung: Analyse! auch für Na+).

b) *Gezielte Soforthilfe bei K+-Mangelkatastrophen. Lösungen mit 25–35 mval K+/l und nicht zu hohem Na+- und KH-Gehalt.* Die maßgebenden Faktoren der Soforthilfe sind nur in Ausnahmefällen maximale Konzentrationen und maximales Tempo.

Ein Kranker, dem in 2 × 4 Std 50 bzw. 70 mval K+ (aus 25 mval/l bzw. 35 mval/l) in den intravasalen und extracellulären Raum infundiert werden, erhält ungefähr die gleiche Menge von K+, die sich normalerweise dort befinden soll (deshalb Serumkontrolle in mehrstündigen Abständen ratsam).

Die gefährlichen Auswirkungen der K⁺-Mangelsyndrome fordern selten mehr als 100–120 mval K⁺/Std zu ihrer dramatischen Wendung.

Nachdrückliches Geben von K⁺ ist besser als gehetztes. Zum Nachdruck gehört die multiple Sorge für die Hebung der Kapazität nach Behebung des lebensbedrohenden Zustands. Im weiteren Sinn des Wortes gehört dazu auch die Geduld, mit der man sich bezüglich der endgültigen Restitution der Bestandsminderung wappnen und auf die Dauerprokura einstellen muß.

Die mit einem K⁺-Mangel häufig verbundene extracelluläre (!) Alkalose ist durch die Substitution von K⁺ allein, d. h. ohne ansäuernde Maßnahmen, zu beheben. Die Vermeidung der Auslösung einer Alkalose durch übermäßige Basenverabreichung gehört aber zur Prophylaxe von K⁺-Mangelkatastrophen.

Gezielte Prophylaxe und Therapie metabolischer Acidosen

a) *Bilanzmäßige Betrachtung.* Die kurze Übersicht über das verfügbare Infusionsprogramm hält sich an die Brønstedt'schen Definitionen von Säuren und Basen und die Nomenklatur der Störungen nach dem Hergang.

Definitionsgemäß entstehen Acidosen entweder durch den Verlust von Basen oder durch Beladung mit Säuren.

Die *respiratorische Acidose* ist die Folge einer Retention von CO_2, die sich über H_2CO_3 bei der im Körper vorliegenden Reaktionslage als Säurebeladung auswirkt. Sie kann bilanzmäßig nur durch die Beseitigung der Ventilationsstörung behoben werden, was alle respiratorischen Hilfsmaßnahmen einschließlich der künstlichen Beatmung umfaßt. Nur in Ausnahmefällen ist eine Basenverabreichung angezeigt.

Bei den *nicht respiratorisch entstandenen Acidosen* erhebt sich die grundsätzliche Frage, welche Bilanzlage durch die Basenverabreichung geschaffen wird.

Die bilanzmäßige Rolle von mitverabreichtem Na⁺

Die Gabe von Anionenbasen (HCO_3^-) und Anionen, die sich durch ihre metabolische Umsetzung als Basen auswirken (Kurzbezeichnung als „potentielle HCO_3^--Verabreichung") ist mit der Verabreichung einer äquivalenten Menge von aproten Kationen (praktisch überwiegend Na⁺) verbunden, die bilanzmäßig eine sehr verschiedene Rolle spielen können.

Wenn Basenverluste, z. B. aus dem GIT oder infolge einer Störung der renalen Säuremechanismen (Azidogenese, nicht renale Säureretention) vorausgingen, waren diese in der Regel auch mit dem Verlust von aproten Kationen (überwiegend Na⁺) verbunden. Dann liegt eine bilanzgerechte Substitution von Basen und Kationen vor.

Wenn Säurebeladung vorausging (z. B. Diabetes, Schock, renale Säure-retention), müssen die mit den Anionen infundierten Na$^+$-Mengen im Falle einer ungenügenden renalen Excretion eine Überladung mit EZF und eine hypervolämische Gefährdung auslösen.

Die Verabreichung der Base „Tris" ist mit keiner Lieferung von Na$^+$ verbunden (als Substitution oder Beladung). Sie ist aber auch an die genügende renale Excretion gebunden.

b) *Verschiedene Lösungstypen und Beispiele für ihre Anwendung.*

A) **NaHCO$_3$$^-$.** HCO$_3$$^-$ wirkt sich im EZF-Bereich durch Akzeption eines Protons als Anionenbase aus. Na$^+$ wird als aprotes Kation mitgelie-fert.

Konzentration von HCO$_3$$^-$ etwa 30–50 mval/l

Wenn eine isotone {Na$^+$–H$_2$O}-Lösung mit etwa 100 mval Cl$^-$ und etwa 50 mval HCO$_3$$^-$ besetzt ist (Cl$^-$:HCO$_3$$^-$ wie 2:1), ist sie der Beschaffenheit der EZF hinsichtlich des Na$^+$:Cl$^-$-Verhältnisses (1,4:1) angenähert. In NaCl-Lösungen liegt das Verhältnis bei 1:1. Man sollte damit nicht die Vorstellung einer „ansäuernden" Wirkung des – in Wirklichkeit aproten – Anions Cl$^-$ verbinden.

Bei intakter Homoeostase des SBH stellt die Korrektur von NaCl in einem isohydrischen Verhältnis von Cl$^-$ und HCO$_3$$^-$ kein Problem dar. Wenn aber eine acidotische Gefährdung besteht oder wenn basische Verluste zu decken sind, ist es sinnvoll, von vornherein nicht mit äquivalenten Na$^+$- und Cl$^-$-Mengen zu infundieren. Diese Feststellung gilt sinngemäß für alle Arten von Anionen, die sich über die metabolische Umsetzung als „potentielle" HCO$_3$$^-$-Gaben auswirken.

Höhere HCO$_3$$^-$-Konzentrationen

Mit der Steigerung der HCO$_3$$^-$-Konzentration auf 100 oder sogar 150 mval/l (isotone NaHCO$_3$$^-$-Lösung) gelangt man in den 4–6fachen Bereich der physiologischen Konzentration. Damit ist eine sehr potente Basenverabreichung verbunden, die bei acidotischen Katastrophen, welche mit Na$^+$-Mangel verbunden sind, als gezielte Soforthilfe eine rasche Wendung herbeiführen kann.

Im allgemeinen stellt die Verabreichung von insgesamt 300–500 ml der isotonen Lösung/Erwachsener/24 Std bei Reduktion des Infusionstempos auf 100 ml/Std bereits eine hohe Dosierung dar, die wegen der Gefahr der Auslösung einer Alkalose oder eines K$^+$-Mangels sorgfältiger Kontrolle bedarf.

Weniger „aggressiv" und nicht auf den EZF-Bereich beschränkt sind die unter B beschriebenen Lösungen.

B) **Lösungen mit Lactat-, Malat und Acetatanionen.** Für die Mitverabreichung von Kationen (Na$^+$) und ihre substitutive oder beladende Auswirkung gilt das S. 158 Gesagte.

Das gemeinsame Wirkungsprinzip der genannten Anionen besteht in der Akzeption von Protonen (H^+) bei ihrer oxydativen Dekarboxylierung im iz. Bereich. Diese Auswirkung ist an die ungestörte intermediäre Umsetzung gebunden.

Lactat. Die Verwendung von Lactat-Ionen hat sich bis zu einer isotonen Dosierung von je 150 mval Na^+ und $Lactat^-$ bewährt. In dieser Konzentration ist mit einem sehr wirksamen Protonenentzug zu rechnen. Tagesmengen von 500–1000 ml/Erwachsener ergeben bei einem Infusionstempo von 100–200 ml/Std häufig eine ausreichende Dosierung. Das Mitgeben von K^+ ist zu empfehlen.

Häufig findet man in Lösungen anstelle von 50 mval HCO_3^- die gleiche Konzentration von Lactat, auch in Kombination mit anderen potentiell basisch wirkenden Anionen.

Die Voraussetzungen der metabolischen Umsetzung und damit der alkalogenen Wirkung von Lactat sind gestört bei bestehender Lactatacidose (Hypoxie, Schock) und u. U. bei Leberfunktionsstörungen.

Malat und Acetat. Die Verwendung dieser Anionen in einer Konzentration von etwa 50 mval/l verbindet mit der Zielsetzung des Protonenentzugs die Ausnützung spezieller Auswirkungen auf den Stoffwechsel, z. B. der katalytischen Auswirkung des Malats im Tricarbonsäurecyclus, der günstigen Beeinflussung von Lactatacidose und diabetischer Ketoacidose, sowie der Förderung der NH_3-Entgiftung bei Leberfunktionsstörungen. Der Angleich der Anionenwahl und bestimmter Kombinationen an die jeweilige Stoffwechselsituation des Kranken entspricht dem Prinzip der multiplen Elektrolyttherapie, die zugleich mit der Verabreichung des Fehlenden für die stoffwechselabhängige Erhaltung der Homoeostase sorgt (vgl. parenterale Ernährung und multiple Sorge).

Die Anwendung von THAM („Tris")

Wirkungsprinzip

Die Molekülbase Tris – (hydroxymethyl-*a*mino-*m*ethan) = THAM entzieht bei ihrer Protonisierung unter der in den Körperflüssigkeiten herrschenden Reaktionslage H^+ und entfernt diese Wasserstoffionen bei ihrer renalen Ausscheidung in protonisierter Form (als $THAM-H^+$). Dieses Wirkungsprinzip entspricht bilanzmäßig dem Entzug von Protonen ohne die Mitverabreichung von Na^+ (Indikation: Säurebeladungsacidose).

Die Bezeichnung „Trispuffer" stammt aus der Verwendung im chemischen Bereich. Im physiologischen Milieu der Körperflüssigkeiten wirkt Tris nicht als Puffer sondern ausschließlich alkalisierend.

THAM „normalisiert" durch seine alkalisierende Auswirkung die pH-Lage dann, wenn der pH erniedrigt ist und wenn seine Anwendung nicht bis zur Auslösung einer Alkalose überdosiert wird.

THAM passiert in ungeladener Form die Zellmembranen und wirkt sich deshalb sowohl im IZF wie im EZF-Bereich aus.

THAM steigert bei ausreichender Nierenfunktion die Diurese.

Die Mitverabreichung von Na^+ (etwa 30–60 mval/l), ist zur Verbrauchsdeckung dieser osmotischen Diurese sinnvoll. Da der Protonenentzug bilanzmäßig über die Niere abgefertigt werden muß, ist THAM zur Kontrolle einer renalen Säureretentionsacidose nicht geeignet (Kontraindikation: Niereninsuffizienz). Unter THAM kommt es zu Hyperkaliämie (Kontrolle!) und Hypoglykämie. Cave: Atemdepression.

Die mächtige antiacidotische Wirkung von THAM ist vom Prinzip her (Alkalisierung als Entzug des physiologischen Atemreizes, zusätzliche zentrale Auswirkung?) mit der Möglichkeit einer zentralen Depression der Atmung bis zur möglichen Auslösung einer zentralen Atemlähmung verbunden. Daraus folgt nicht nur eine starke Einschränkung der Verwendbarkeit zur Notfallkorrektur respiratorischer Acidosen, sondern auch die Notwendigkeit, bei der Anwendung und Dosierung bestimmte Vorsichtsmaßnahmen einzuschalten.

Indikationen für THAM (Tris-Lösungen)

Gezielte Soforthilfe bei akuten, lebensdrohenden Säurebeladungsacidosen, z. B. im Schock, bei Verbrennung, akuter Pankreatitis, Peritonitis und chirurgischen Komplikationen.

A) Tris-Lösungen in isotoner Konzentration (300 mval/l 36,3 g Tris/l). Die gezielte und gesteuerte Korrektur einer lebensbedrohenden metabolischen Acidose setzt angesichts des bestehenden Sicherungsverlustes und der häufigen Verflechtung mit andersartigen Störungen des SBH die Verfügung über die volle Ausrüstung zur laufenden Kontrolle des gesamten SB-Status (pH, P_{CO_2}, Standardbicarbonat) und die Möglichkeit zum sofortigen Einsatz einer künstlichen Beatmung des Kranken voraus. Nur unter diesen Bedingungen kann eine Übersteuerung und die Auswirkung einer Atemdepression oder Atemlähmung verhütet und eine etwa bestehende respiratorische Acidose in die Korrektur einbezogen werden.

Die Dosierung von Tris nach der Rechenregel: negativer Basenüberschuß (mval) $\times$ kg KG = ml Trislösung mit 300 mval/l muß die mögliche Verwechslung eines negativen Basenüberschusses bei kompensierter respiratorischer Alkalose sorgfältig ausschließen! Sie darf nie als „vorbestimmte" Menge gelten, weil die laufende Kontrolle entscheidet, was der Kranke wirklich benötigt und verträgt. Die Zug-um-Zug-Regel wird zum Gesetz.

Die benötigten Tagesmengen an isotoner Tris-Lösung liegen oft bei 500–1000 ml, die maximale Tagesmenge bei 2 l (!) Erwachsener (1 l/m²).

Eine Infusionsgeschwindigkeit von 250–500 ml (maximal)/Std ist mit rascher Alkalisierung verbunden (75–150 mval Tris/Std).

B) **Tris in 1/10 isotoner Konzentration (30 mmol/l 3,6 g Tris/l).**
Für die gezielte Soforthilfe bei akuten metabolischen Azidosen, die in
Ermangelung der oben genannten Ausrüstung durchgeführt werden muß,
bedeutet der Zusatz einer im Verhältnis zur isotonen Konzentration 10
mmol geringeren Menge von Tris zur kombinierten anionischen Zusammensetzung antiacidotischer Lösungen eine Verringerung der Gefahr,
nicht aber die Befreiung von der sorgfältigen laufenden Überwachung des
Kranken mit den vorhandenen Mitteln (z. B. der stets möglichen Kontrolle der Atemfrequenz und -tiefe).

Gezielte Soforttherapie metabolischer Alkalosen

A) **HCl (in Ausnahmefällen).** Bei akuten lebensbedrohlichen alkalotischen Katastrophen wurden mit Erfolg über den Cava-Katheter einige
100 ml einer isotonen Glucose- oder NaCl-Lösung infundiert, der auf 1 l
100–200 ml Normalsalzsäure beigegeben waren. Die Verabreichung dieser
n/10 oder n/5 HCl-Lösung ist äußersten Notfallsituationen vorbehalten.

B) **NH_4Cl (Ammoniumchlorid).** Ammoniumchlorid wirkt sich als
Einschleusung von H^+ in Form der Kationensäure NH_4^+ aus. Die zur
Substitution von HCl-Verlusten (aus dem Magen) erwünschte Verabreichung des aproten Anions Cl^- ist gleichzeitig gegeben.

Das Freiwerden von NH_3 (vgl. $NH_3 + HCl$) bedeutet wegen der toxischen Auswirkung der damit verbundenen Erhöhung der NH_3-Konzentration auch im intracellulären Bereich (Gehirn) einen unerwünschten Bestandteil des Wirkungsprinzips. Die Gesamttagesdosis und das Infusionstempo werden dadurch limitiert. Vom Stoffwechsel her ist der Bedarf an
einer zusätzlichen Forderung der NH_3-Entgiftung anzumelden. Isoton besetzte NH_4Cl-Lösungen (je 155 mval NH_4^+ und Cl^-, rd. 18 g $NH_4/Cl/l$) sollen
bei sehr langsamer Infusion (rd. 100 ml/Std) nicht in Tagesmengen von
> 250 mval verabreicht werden.

Wenn die Umsetzung von NH_3 seitens der Leber behindert ist, ganz
allgemein bei Hyperammoniämie, und bei Störungen von NH_4Cl kontraindiziert.

C) **Arginin-HCl (Argininhydrochlorid).** Lösungen mit 50 mmol
Argininhydrochlorid/l 15 mval K^+/l 85 mval NH_4^+/l (oder bei Kontraindikation ohne NH_4Cl) und KH, z. B. Sorbit 50 g/l mit Erhöhung der
Argininhydrochloridmenge haben sich bewährt.

Bei einem Infusionstempo von nicht > 250 ml/Std/Erwachsener ist die
Steuerung der verabreichten Menge nach der laufenden Kontrolle des
SB-Status dringend erwünscht. In Ermangelung der entsprechenden Ausrüstung kann die Tagesmenge von 500 ml (mit NH_4Cl) bzw. 1000 ml (ohne
NH_4Cl) als wirksame Belieferung mit K^+ angesehen werden.

Die Aminosäure Arginin eignet sich zur Verminderung der NH_4Cl-

Gabe, weil sie keine Aminosäureimbalanz macht (keine essentielle Aminosäure) und weil sie intermediär die NH_3-Entgiftung fördert.

Argininhydrochlorid wirkt sich beim Eintritt der Aminosäure in den Stoffwechsel im äquimolarem Verhältnis als Verabreichung von HCl (H^+) aus, z. B. bei einer Konzentration von 50 mmol Aminosäurehydrochlorid/l entsprechend der Verabreichung von 50 mval H^+ (Protonen).

Wegen der häufigen Verflechtung von Alkalose mit Ketose ist der antiketogene Effekt einer KH-Zugabe unter Vermeidung einer Maillard'schen Reaktion erwünscht.

Die K^+-Zugabe ist wegen der häufigen Kombination von Alkalose mit K^+-Mangel indiziert, soweit keine Unsicherheit über die renale Excretion besteht.

Sachverzeichnis